焦点解决
短期心理治疗

SOLUTION-FOCUSED
BRIEF THERAPY

许维素

著

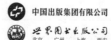

中国出版集团有限公司

世界图书出版公司

北京　广州　上海　西安

图书在版编目（CIP）数据

焦点解决短期心理治疗 / 许维素著 . — 北京：世界图书出版有限公司北京分公司，2024.1
ISBN 978–7–5192–9657–5

Ⅰ . ①焦… Ⅱ . ①许… Ⅲ . ①精神疗法 Ⅳ . ① R749.055

中国版本图书馆 CIP 数据核字（2022）第 121343 号

书　　名	焦点解决短期心理治疗 JIAODIAN JIEJUE DUANQI XINLI ZHILIAO
著　　者	许维素
策划编辑	王　洋
责任编辑	王　洋
装帧设计	人马艺术设计·储平
出版发行	世界图书出版有限公司北京分公司
地　　址	北京市东城区朝内大街 137 号
邮　　编	100010
电　　话	010–64038355（发行）　　64033507（总编室）
网　　址	http://www.wpcbj.com.cn
邮　　箱	wpcbjst@vip.163.com
销　　售	新华书店
印　　刷	三河市国英印务有限公司
开　　本	787mm×1092mm　1/16
印　　张	21.75
字　　数	297 千字
版　　次	2024 年 1 月第 1 版
印　　次	2024 年 1 月第 1 次印刷
国际书号	ISBN 978–7–5192–9657–5
定　　价	69.80 元

作者序

　　焦点解决短期心理治疗（solution-focused brief therapy,
SFBT）至今也发展三十年了。特别是这十多年来，随着SFBT在
世界各地的应用，关于SFBT的相关文献与研究大幅增加，这成
了SFBT实务工作者美好的专业支持。本书的所成正是受惠于这
些可贵的知识资源。

　　心理咨询是一项相当专业的工作。在心理咨询的理念与助人
伦理之下，SFBT深受社会建构论的影响，彰显后现代的精神，
与非后现代的咨询派别有着迥异的工作哲学与方法。

　　本书的第一、二章，简要介绍了SFBT的重要精神与理念、
工作方向、咨访关系、咨询历程及特征、代表咨询技术，以期读
者能认识SFBT的整体运作。在心理咨询领域中，人们相当看重
情绪与创伤的议题，SFBT治疗师亦然。然而，不少接触SFBT的
助人工作者，对于SFBT在情绪与创伤议题的工作，常会有诸多
困惑与误解，因此，本书的第三、四章企图说明在SFBT的运作
基础下，治疗师如何协助当事人处理与情绪、创伤有关的议题。
因为近年来咨询专业工作者非常看重当事人文化脉络的重要性，
所以第五章尝试将SFBT的工作理念与华人文化观点进行联结，
以期说明SFBT适用于华人文化之因，进而提高SFBT在华人文化

中的应用性。本书的第六章则介绍了SFBT应用于团体咨询的基本工作模式，希望能为团体带领者提供另一种咨询取向的选择。

本书的顺利出版，要特别感谢"世图心理"的诸多支持与协助。同时，也要谢谢江苏师范大学心理咨询中心敬丹萤老师负责辛苦、繁杂的校对工作。希望通过本书的内容，读者可以对SFBT有更多的认识与喜爱，也希望本书汇整的知识能成为助人工作者实用的专业支持，造福更多有需要的人。

许维素

2022年3月

C 目 录
ONTENTS

第一章　焦点解决短期心理治疗的工作哲学

一、焦点解决短期心理治疗的兴起与发展

　　焦点解决短期心理治疗，是后现代咨询取向代表派别之一，深受社会建构论（social constructionism）影响，强调正面性、整体性，以及尊重人性尊严的信念。SFBT继承了百年来心理治疗领域对于人类知觉、心性与行为的探索，同时勇健、审慎地颠覆过往看待问题的视角，大幅改变了人们对弱点、失误及病理诊断的重视，不以探讨问题历史、颠覆来访者的思维言行等作为主要的咨询方向，而转以"建构解决之道"（solution-building）作为咨询历程的焦点（许维素，2014）。

　　SFBT相信，来访者的未来愿景会影响其当前的选择，也相信解决之道的相关资源，如优势（strengths）、复原力（resilience）、成功经验，以及有效用之处（what works）等，早已存在于来访者身上。在会谈中，咨询师会依据来访者当下所欲愿景或偏好未来（preferred future），确认每次的咨询目标，积极辨认与善用来访者的优势、例外（exception）与过去的成功经验，推进具体行动、促发进展，以及稳定改变，让来访者能逐步

地建构解决之道。为了协助来访者建构属于自己的解决之道，咨询师需尊重来访者对世界和个人经验的主观知觉（perception）及参照架构（reference frame），通过与来访者建立合作的、建构式的对话（conversation）历程，确认、扩大与转移（shift）来访者的知觉，积极发展"解决式谈话"（solution-talk），并使来访者能朝健康适应的方向迈进（Corey，2013；Froerer & Connie，2016）。

SFBT的兴起主要源于Steve De Shazer、Insoo Kim Berg以及不同专业背景伙伴组成的工作团队的积极提倡。这个工作团队由于无法认同当时心理咨询主流取向及其操作方式，所以在历经多年的实务与研究之后，于1978年在美国威斯康星州密尔沃基建立了"短期家族治疗中心"（Brief Family Therapy Center，BFTC），正式建立了SFBT（De Shazer et at.，2021；Franklin et al.，2016；Trepper et al.，2010）。从Steve De Shazer 开始发表SFBT的相关论点开始至今，SFBT的发展已经有三十多年的历史。De Shazer 阅读兴趣甚为广泛，SFBT也因此受到诸多思潮的影响，包括Gregory Bateson早期沟通学与系统观点、Milton Erickson催眠治疗取向、Palo Alto的心理研究机构（Mental Research Institute，MRI）策略学派、东方佛教与道教思想等，又与社会建构论对语言的见解（如Wittgenstein的主张）链接最深。

在SFBT的发展过程中，Steve De Shazer和Insoo Kim Berg带领的这个工作团队发现了一个关键之处，即来访者前来咨询时，其对咨询的期待与心理咨询专业工作者的观点差异很大。这个工作团队希望能"真正听到来访者的声音"；为了解来访者想要从心理咨询中获得什么样的具体介入，他们决定仔细探究来访者主观认为的会谈效果、来访者所定义的目标与进展，以及这些因素与咨询次数、咨询师与来访者互动之间的关联性。这个工作团队发现，通过单面镜后观察、对咨询现场或咨询录像进行讨论等方式，咨询师能够再次确认来访者当时在咨询室内实际说过的话语。经研究，这个工作团队变得更加关注咨询师正确捕捉来访者语言的能力，强调咨询师需要练习贴近来访者的表述，避免将来访者的语言自动转换为咨询师个人偏好的方向，或自行归类至其他理论观点。显而易见，SFBT兴起与茁壮的独特之处在于：它不依赖特定的理论观点，也不是先有某种理论假设再加以验证，而是通过临床实务与研究历程相结合的方式，不断地对"咨询对话的过程以及咨询有效性两者间的关系"进行检视与实践，进而强调咨询师的核心专业能力是"能真正倾听来访者"（De Jong，2019；Trepper，at al.，2010）。

随着SFBT的发展，欧洲短期治疗协会（European Brief Therapy Association）于1994年成立，北美地区的焦点解决短期心理治疗协会（Solution-Focused Brief Therapy Association）亦于2002年成立。这两个相当具有代表性的专业协会，对SFBT在世界各地的推广做出了巨大贡献。近年来，这两个专业协会引领的SFBT专业团队，通过梳理SFBT大师（如Steve De Shazer和Insoo Kim Berg等人）的咨询录像带及其逐字稿，对照其他不同咨询流派的咨询历程，对咨询沟通语言进行"微观分析"

（microanalysis）的心理语言学研究，使得SFBT在咨询对话中的语言使用方式更显独特，其咨询效益更为显著。例如，在SFBT的会谈中，会有更多探讨来访者优势的正面对话。相较于其他派别，咨询师的回应中保留更多来访者原有的语言表达，出现更多提问，咨询师也会运用意义共构的过程，促使来访者发展解决之道的建构（Bavelas，2011；Kim & Franklin，2015）。微观分析的成果对SFBT产生疗效的机制做了最佳的说明，也更支持了SFBT的治疗信念：改变的机制发生在来访者与咨询师之间的治疗对话中，而有效的治疗改变应聚焦于可被观察的咨询对话之上，这乃是可通过来访者在咨询室内的具体言行得知的（Froerer，Kim & Cziffra-Berg，2018）。

关于SFBT的疗效，包含元分析（meta-analysis）在内的各项研究（Franklin，et al.，2016；González Suitt，Franklin & Kim，2016；Zhang，et al.，2017）皆强有力地支持了SFBT的有效性与实用性。甚至，美国"药物滥用及心理健康服务部的实证导向方案与实务国家数据库"（Substance Abuse and Mental Health Services Administration's National Registry of Evidence-based Programs and Practices）与"青少年司法和犯罪预防示范项目指导办公室"（Office of Juvenile Justice and Delinquency Prevention Model Programs Guide）皆已认可SFBT是一个具有实证研究支持（evidence-based）的心理咨询流派（Bavelas，et al.，2013；Kim & Franklin，2015）。这对于SFBT的发展是巨大的鼓舞。

由于SFBT高度的应用价值以及令人惊艳的发展，SFBT的相关著作、研究被多元应用于诸多领域。SFBT的传播之所以如此广泛，是因为它是一个具有时间敏感度的短期咨询取向。对于期待咨询能立竿见影的来访者或特定机构来说，"短期奏效"的SFBT深具吸引力（Hsu & Wang，2011；Lightfoot Jr，2014）。SFBT限时（time-limited）导向的特征，推动咨询师优先开发来访者的优势力量，着重激励来访者善用胜任能力，从而使咨询变得更具效能。SFBT强调"不做没有必要的咨询"、尊重来访者对于会谈次数的决定，并视每次咨询为最后一次咨询，因此，SFBT的咨询无所谓咨询开始阶段或结束阶段，而大大加快了咨询会谈的节奏。显而易见地，SFBT的治疗风格可谓咨询师的心理意向（mind set），这样的哲学态度与工作模式，使得SFBT拥有独特的重要信念、咨询关系与工作方向（许维素，2014；David & Osborn，2000）。

二、焦点解决短期心理治疗的重要信念

"以解决之道为焦点"（solution-focused）的SFBT，咨询的基调是"建构解决之道"（solution building），而不是所谓的问题解决（problem solving）。SFBT会谈不侧重过去历史，不是去探究问题是如何形成的、问题的本质是什么，以及如何让问题消失，而是在咨询中积极发展"解决式谈话"，着重辨认存在于现在与未来的潜在解决之道，并对其进行强化或构建（许维素，

2014）。SFBT创始人之一的Insoo Kim Berg（2006）宣称，SFBT
会谈基于一个富有"尊重"（respect）意味的假定：来访者对于
自己的问题，拥有内在资源，足以构建出属于他们的独特的、高
度个人化的解决之道（Bannink，2010）。深受社会建构论影响
的SFBT，其重要的信念，至少包含以下几点。

（一）优势与未来导向的多元解决之道

SFBT认同社会建构论一项观点，即：来访者所认为的问
题，常发生在来访者与他人的社会互动之间，是在相关社会脉络
（social contexts）中被知觉与定义的，或者会受到各种社会与文
化脉络的塑造与影响。例如，父母担忧孩子，认为孩子考试只有
九十分是不够优秀的，父母的这一认知常与考试制度及人们对社
会价值的感知有很大的关联。也就是说，所谓的问题不见得是客
观现实，也不见得存在于来访者的内在；而所谓的解决之道亦
然。生活中不同的社会脉络都会影响来访者的生活和主观感受，
来访者的解决之道也常是一种具有地域特征的、私人性的、意义
建构的活动，不会是客观的、标准的行为。每个人都是独一无二
的，每个人所需要的解决之道，只要适合这个独特的个体，就无
所谓好坏、对错。

除了社会建构论，"系统观"也对SFBT的治疗理念产生了
重要影响。SFBT认为，在来访者的日常生活中，所有与之互动
的人、事、物，如交谈对象、陪伴者、环境氛围、物理空间等，
都对来访者的系统建构与行为改变具有高度的影响力；来访者的

问题或对困境的反应，也是来自其与环境系统的交互作用的。这样的观点，有别于传统心理咨询理论对于来访者问题症状、内在成因、解决之道等采用线性因果的看法。就系统脉络的观点来看，来访者生活中的顺境与逆境是同时存在的，系统脉络的任何微小改变，都将引发系统内其他相关元素的连锁反应。所以，当来访者能够开始建构解决之道或产生任何正面改变时，其他系统脉络都将在其带动下产生连锁的改变，也包括来访者原先认为的问题系统脉络（De Shazer et al.，2021）。当然，这并不意味着SFBT咨询师会阻止来访者谈论问题，而是指咨询师抱持着这样的观点：当会谈能朝向且聚焦在来访者期望的目标、既存优势与顺境、微小的变化等主题时，来访者的生活脉络将发生改变；或者，当咨询师能关注来访者表达出的愿景与现状间的差异、例外经验与现状间的不同，并从这差异对照中积极找出适合来访者独特经验的实用观点与有帮助的资源时，甚至可能通过"小改变带来大改变"。因此，在会谈中，关于来访者对问题或关于困境造成的影响等描述，SFBT咨询师仍然表示尊重并予以接纳，并将其视为一种自然现象，但是不会深入探究问题的成因或相关历史，以免占据会谈中关于建构解决之道或如何创造改变的对话时间（洪菁惠、洪莉竹，2013；De Shazer，1985）。

SFBT也认为，来访者当前的问题与所谓的解决之道，会持续在变化的系统脉络中，不断建构、影响来访者关于未来的系统脉络。每一个人都有其独特的经验与特定的社会脉络，所以SFBT相信，启动咨询服务的来访者会是最了解自己的人，也具备足够的能力来分辨：从过去到未来，对自己而言，何为问题、何为咨询目标、何为进展，哪些有用、哪些无用。不仅如此，SFBT也相信，来访者能够判定咨询适合何时开始、何时结束，以及如何发展等。对于来访者所认为的问题，SFBT咨询师会积极倾听，努力了解来访者的问题及其"界定"（define）方式，而非依赖所谓专业的问题分类或先前相关的工作经验来予以判断。虽然来访者在描述问题时不见得会主动提及他想要的改变，但是SFBT认为，来访者在描述问题的同时，往往预设了该问题存在着对应的解决之道，因此来访者足以判定，在什么样的情况下，问题不复存在或已得到了解决。所以，何谓解决之道，不是由咨询师选择之，而是由来访者决定的（Lee，2003）；来访者才是拥有资源的那个人，才是懂得设定咨询目标、能够达成其愿景的"知者"（knower）（Blundo & Simon，2015）。

解决之道，反映着来访者生命中有功能、能满足的部分。要寻找解决之道，咨询师不应该从缺乏解决素材的问题成因下手，而应注重来访者问题以外的例外经验，或开发来访者已经拥有的力量、优势，以及希望（Osborn，1999）。SFBT咨询师视前来咨询的来访者为具有资源的，甚至认为他们是带着答案而来，只是他们还不明确自己知道而已。有时，在会谈一开始，来访者还会被问题带来的负向认知蒙蔽，并不明确自己的胜任之处，也难以评估未来成功的可能性。因此，在会谈中，SFBT咨询师会努力探寻来访者的例外经验，寻找来访者在过去或类似情境中，曾经有效处理问题或使问题的严重程度得到减轻的种种方法，进而，与来访者共同探讨如何再次运用这些被遗忘的策略突破现状，或者再次创新组合这些已经熟练的方法来减降问题带来的负面影响。尤其，SFBT咨询师更会聚焦于来访者对现有优势、资源及策略的运用，使其朝着达成个人目标或偏好未来的方向前进。也就是说，SFBT的咨询效益，不是将咨询师认定的目标或方法直接提供给来访者，而是帮助来访者回想、辨认、重组这些珍贵的知识与资源，并将其释放、启动，以建构解决之道（许维素，2017；Berg，2006；De John & Berg，2012）。

当然，生活的问题不见得总能被解决，人们仍然可以尝试建构解决之道；虽然人们在困难的处境下并不总能完成自己想做的事情，但是人们依然拥有解决问题的资源、潜能、智慧和优势，也仍能怀有改善生活的意愿并为之努力。因此，SFBT认为：一个人虽然会被过去影响，但不会被过去决定；人们拥有天然的复原力，也会持续运用这种复原力来帮助自己。对于来访者所处的特定困境（如慢性病）及其已然产生的种种影响，SFBT咨询师好奇并关心的是：一直以来，来访者是如何应对（coping）这件事并支撑自己生活下来的。通过探讨来访者的应对机制，咨询师试图使来访者更能掌握 "先让情况不要变得更糟" 的策略，同时探索自己是如何产生种种与痛苦、失能或问题 "共处" 的意愿与能力。优势导向的SFBT坚信，所有人与环境都有未被充分运用的资源，或者被错用、被遗忘的能力，而且，人们总是有能力通过个人的经验，使改变持续发生的。来访者不会一直处在同样的困境之中，他们总有一些不那么糟糕的例外经验，总有一些短暂的时刻是他们有效应对困境的证明。这些例外经验特别能代表来访者已经拥有的坚韧和力量，也能反映出他们用来克服困难的优势与资源。所以，咨询师有义务帮助来访者不断觉察自己独特的优势和力量，探究如何增加这些例外经验的出现，如何增加有效应对问题的次数，以能以正面循环的形式带动所处系统发生改变（许维素，2017；Lee，2003）。

由此可见，所谓解决之道，指的不一定是使问题消失，也不一定与来访者和咨询师确认的问题有着直接的因果关系。个体之所以产生问题，常是因为其解决或应对的方式不合适，所以咨询师需要重视的，不是问题的成因，而是其解决之道。来访者的解决之道，来自其生活与生命中的各种经验，常包含个人想要的目标、偏好的未来、优势与资源以及具体的行动等。由于每个来访者都是独一无二的，每一位来访者的解决之道也是多元化的、无标准答案的，且可能是：减轻问题造成的影响、懂得启用与善用资源、增加例外经验在生活中的所占比例、与问题共处、不再视问题为生活的主轴，或者懂得自问自答、懂得自助等（许维素，2017；De John & Berg，2012；Lee，2003）。例如，对于拥有罹患某些身心障碍小孩的父母而言，觉察到支撑着他们自己走过困境的力量，发展出养育孩子的资源，以及能再次拥有生活的乐趣，可能是这些父母应对长期辛苦生活的重要解决之道。甚至，McKergow（2021）还表示，或许可以将人们所谓的心理疾病，视为在特定领域里出现的较为持久的、不愉悦或不适宜的失调，或者是来访者所遭遇的一种暂时性的困扰。McKergow认为焦点解决短期心理治疗正是通过在会谈中关切来访者和所属世界互动的细节、谈论其日常生活的变化迹象，来帮助罹患心理疾病的来访者增强"延展世界"（stretching the world）的能力，拓展其胜任领域，并带出改变。这样的观点正是将心理疾病从关于内在的故事，转变为关于社会互动的故事，并将咨询的焦点放在关于如何开创来访者社会互动的可能性上。

　　所以，为了建构解决之道，SFBT咨询师更关注来访者能够胜任之处，更看重其未来的可能性与各种潜力，并且努力与来访者共同讨论如何找到"可以取代其不想继续的认知、感受、行动或互动模式"的其他方案，而不是以其过去的失误、阴暗的历史或痛苦的创伤作为咨询停留的焦点。SFBT坚信：人们都会为自己做出最好的选择；拥有选择权，人们将拥有实践的力量，也会因此产生希望感与正面情绪。当来访者能在咨询中更多地谈论解决之道而非问题时，他将更能正面发展更多处理问题的主动性，拥有更高的赋能感（empowerment），如此一来，来访者通往达成目标的成功之路也将更平顺。通过建构解决之道的咨询历程，来访者将能真正了解自己的愿景，更加懂得善用生活经验与资源，为自己做出选择，并有效行动。在此同时，来访者也会降低对咨询师给予建议的期待，逐渐提高自己处理问题的主控权（mastership），持续学习负起自身的责任，并且成熟地发展出"我是谁"的意识以及"自我决定"（self-determination）的能力（许维素，2017；De John & Berg，2012）。

（二）知觉转移的疗效

社会建构论深信："现实（reality）是一种发明，不是一种发现。"人们对于世界都有一套"知识"（knowledge）体系；这些知识体系是以个人、社会文化为基础的，是相当多元且复杂的。人们会依据自己对于世界的"知识"做出选择，进而创造自己的现实。即使在同一个社会群体中，人们对特定现象有共识定义（如行为表现、发展与疗愈等）的"客观现实"，每一个人的"现实"也会有个体差异，因为每个人所持有的观点与组织观点的方式是不尽相同的。因此，人们的这些"现实"与"知识"，无法被任何一种普遍性的定律解释，也无法呈现出所谓绝对的真理。这些现实与知识常与个人的生态系统和社会网络有关，是通过社会互动产生的，并且同时存在于个人对社会所建构的观点里。简言之，人们对于事件赋予的意义，并非独立存在的，而是在其所生活的社会里发生的，深受社会脉络的影响（Goldenberg & Goldenberg，2000；Lee，2003）。

受到社会建构论的影响，SFBT认为，所谓的现实是在社会关系及个人信念的基础上，被创造与建构出来的（David & Osborn，2000）。SFBT的一些观点也与社会建构论的观点相呼应：来访者在这个世界上的经验，是由自己建构的；这一建构经验的过程，是一个心理上的历程，在很大程度上受到各种社会关系的影响；同样的道理，对于所谓问题以及解决之道之界定，往往也受到人们对于问题及解决之道各自赋予的特定意义或假设的影响。因此，SFBT创始人之一Steve De Shazer（1997）表示，尽管SFBT咨询师不把咨询的焦点停留在问题的起源上，但是仍需要十分关注来访者在其"知觉"（perception）中对问题与解决之道所持有的假定与信念（McKergow，2019）。知觉指个人通过想法、感觉、行动与经验，形成对自我、生活、生命的觉察。通过知觉，人们拥有了思考、感受等能力。来访者对某一事件的主观知觉，可被视为来访者个人经验以及对该事件的参照架构两者之间的交互影响，其至少包括：对问题性质的诠释、曾经尝试克服困难的方法、期待生活发生的变化，以及"已经做了什么"和"还没有做什么"等（De Jong & Berg，2012）。

　　SFBT尊重来访者的知觉，坚定认为没有任何一个人对真理具有独占权，因此，咨询师不能对来访者阐述的主观性及公平性事先预设内容，也不能将自身对"真理"或"客观性"的解释强加在来访者身上。依据社会建构论的观点，咨询师不再是一个有权力的旁观者、专家或指导者等角色，而是一位"参与者"，是与来访者一起寻找可使用的解决方法的人，也是和来访者共同合作建构现实的人。社会建构论还强调，来访者和咨询师需为平等的互动、合作的关系，如此，来访者才能拥有改变的机会，能在困境中创造出新的解决方法，也才能使自己的生命发展出更具力量的故事（Goldenberg & Goldenberg，2000）。为使咨询师与来访者能以平等合作的方式互动，社会建构论坚称，咨询师应重视来访者的个人经验与等主观知觉，倾向位于一种不预设、不知道的未知（not knowing）位置，采取一种和来访者合作对话的形态，借由对话过程去引导、澄清、了解来访者对问题及解决之道赋予的意义，同时帮助来访者转换其现实，从而产生"知觉转移"（perception shift）的治疗效果。

知觉转移常发生在社会关系中，也会发生在咨询对话的这个社会互动里（Bannink，2015a）。在SFBT的咨询对话过程中，咨询师不会视来访者等于其问题，而是将来访者与问题分开，视来访者为自己生命的专家。咨询师十分尊重来访者对事件的诠释，尝试站在来访者的立场，理解来访者所知觉到的情境，关注来访者对于世界的推论及其个人参照架构，是如何与生活脉络中的经验互动的。如此，咨询师才能"脉络化"地理解来访者，并且在来访者的知觉及参照架构中进行咨询工作。当然，咨询师对来访者的接纳和理解，并不意味着盲目同意或依循来访者的看法，而是指咨询师将来访者在其身处情境中的各种认知、正负面情绪与应对行为等，皆视为于来访者的生活或生命脉络中，具有特定意义与重要理由的各种反应（Bannink，2015a；De Jong & Berg，2012；Nelson & Thomas，2007）。此外，为了产生"知觉转移"的效果，SFBT咨询师还会积极探问来访者的例外经验、应对资源等，帮助来访者拓展原来只关注于困境的知觉，使来访者转而开始能察觉到自身相关优势的存在。与此同时，咨询师还会询问来访者，他希望在问题解决之后，可以拥有怎样不同的生活。秉持着"来访者希望达成的目标与期望拥有的行动模式，一定具有其个人意义或'重要理由'（good reasons）"之重要信念，在符合咨询伦理的前提下，咨询师会尊重来访者对改变的内容、方式与过程的想法，并以此作为咨询工作努力的方向（许维素，

2014）。也就是说，在这个协助来访者逐步厘清其愿景、接纳其既有优势，以及讨论改变、资源与解决方案的咨询过程中，咨询师将推进来访者开拓自己的主观现实，扩展原有的情绪、想法及行为方式，从而促成知觉转移疗效的出现。

四十年来关于心理咨询疗效的相关实证研究发现，"来访者"这个因素是咨询历程之所以能发生改变的关键因素，甚至胜于咨询师。因此，Bannink（2015a）强调，并非所有咨询取向都以来访者的缺陷为工作焦点，咨询专业应发展出脱离传统医疗模式的工作取向，在开展咨询工作时应致力于突显"来访者"这个在心理咨询中最为有效的成功因素，并加强围绕在来访者的资源、经验、想法、改变偏好倾向（propensities for change）等方面的知觉。与此相呼应，SFBT也提醒着人们，传统的重视病理之咨询取向，常使咨询师不容易看到来访者的个人独特性、生活脉络或社会环境，也不容易在来访者的文化、年龄、种族、社区、宗教等社会脉络中理解来访者；来访者常因此被简化，无法以整体性的方式被认识，这也容易造成负面评价、歧视与成见，或者出现标签化、污名化等伤害，而使来访者更加"卡在"他的问题里（Blundo & Simon，2015；Murphy，1997）。

由前述可知，社会建构论的观点是SFBT实务工作中很有效用的后设架构（meta-frame），可以帮助咨询师了解来访者行为中的价值与动机，也可以用来检视咨询师与来访者的咨询对话是如何对来访者建造新的现实产生影响的（Lee，2003）。来访者改变的能力，极大地与来访者看待事情的视角变化有关，所以帮助来访者进行知觉转移，是SFBT重要的工作方向（Bannink，2015a）。这正如David与Osborn（2000）所强调的，心理咨询需要为来访者提供一个正面的、未来导向的选择，远离过去病理学的问题思考取向，不去探究坏的、不良之处，而让咨询师以合作的姿态，邀请来访者一同寻找好的、有资源的、有用的例外经验与目标，以建构其所欲解决之道，并让来访者在知觉转移的历程中发现"问题不再是个问题"。

（三）基于共同理解的焦点解决谈话，是核心治疗工具

就社会建构论而言，每个人的见解都是"真的"，无论是对问题、优势的看法，还是对解决之道的主张。人们的这些见解来自日常人际互动的社会脉络，深受人际"沟通"历程的影响；人们通过语言论述的过程，建构了个人的现实。也就是说，语言论述本身就是意义建构的场域，个人的知识会驱使人们对自己的经历，予以建构、创造、支配及赋予意义，并以个人叙述故事的形式来组织自己的经验，进而获得一种掌控感，以及具有持续性的生活方式（Goldenberg & Goldenberg，2000）。SFBT相信，每个人都基于自己的重要信念去建构其主观世界，而这些重要信念，通过"故事叙说"以及"人际对话过程"而显现其存在。来访者的语言表述历程，正是来访者参与咨询的一种方式；催化来访者开展语言表达本身，就是帮助来访者重新拾回对其世界意义、假设、观点等个人知识建构的一种权力的彰显（洪菁惠、洪莉竹，2013）。因此，在咨询中，SFBT咨询师以非常尊重的态度专注

倾听来访者对其所关注议题的主观描述，包括其所使用的语言、叙说方式与故事结构。来访者对问题以及解决之道的观点，皆存在于来访者个人独特化的语言、经验与脉络的知觉当中。这些观点并无对错之分，皆能反映来访者所建构的世界。因此，Steve De Shazer（1997）强调，对于咨询对话中来访者表达的每个字句，咨询师需全然地接受，不与来访者争辩，也不进行任何评价或理论解析（McKergow，2019）。

然而，如同哲学家Wittgenstein对语言的观点，每种语言都拥有其 "语言游戏规则"（language game）。人们对语言的使用，在不同的人际情境中有不同的原则，或者，有时对话的双方对于同一个词汇也可能有着不同的理解，因此人际语言有其复杂性，没有所谓的普遍性。在对话中，每个人所产生的现实不尽相同，而且每个人的现实也不是靠自己独立创造而来的，在人际情境中，每一个人都有自己的背景、经验、学习、假设，以及带入对话中的意义建构与交换历程，因此，人们的对话也会因参与者、时间、地点等脉络的交互作用而有所变化。语言的意义是人们在使用语言的过程当中（meaning as use）决定的，是在社会脉络的人际对话里，通过对语言意义的解构、建构、重构的过程，一同协商出来的意义共构（Goldenberg & Goldenberg，2000）。

由于每个人对现实所形成的观点或假设都来自人际互动，而语言沟通又是人与人之间达成一致意见的过程，所以语言沟通成了人们对现实进行诠释的基础。在咨询这种人际沟通中，要想产生 "知识"，单靠咨询师或来访者来启动沟通过程是难以成功的，"共识"需要双方通过对话来一起产生。其中，咨询对话的"共同理解基础"，如同建筑的地基，指的是来访者与咨询师之间的治疗性对话中每一时刻的内容，都是在双方的交流中一起建构的，并且为双方所拥有的共识。这也是SFBT咨询师会尽量保留来访者的表达与用词，随时与来访者确认自己所理解的内容是否符合来访者知觉的原因，也是SFBT咨询师相当重视会谈脉络经营的理由（De Shazer et al.，2021）。SFBT坚持，咨询对话以及寻找解决之道的过程，都是由咨询师与来访者在合作关系中共同创造的，且此合作协力过程是通过咨询室里每一时刻"可以明确辨认的互动"（如双方的语言表述）以及对话形成的"共同理解基础"（grounding）发展而来的。当咨询师与来访者在咨询对话中不断积累、不断修正"共同理解基础"时，咨询对话也将更具有脉络性，也会对咨询师发展后续的咨询对话产生影响（Bavelas，2011）。

"对话"（conversation）是心理咨询的基本工具。如果说语言的运作以及如何精准使用语言，是SFBT重要的基础元素，那么咨询对话就是SFBT治疗历程的必备核心。对话是共同建构的历程，这是指沟通中说话者与倾听者是相互合作以产生共同信息的历程，而对话中这些共同信息将会带来社会互动与意义结构的转移与改变。要在咨询对话中发生这样的转移与改变，咨询师需要善用沟通语言中的转化性与衍生性。对SFBT而言，咨询对话正是大量运用"改变的语言"（a language of change），并采取以来访者为中心的信念，以来访者的目标为会谈方向，以期产生解决之道。往往，当咨询师持续邀请来访者谈论更多他对未来的愿景或解决之道时，来访者常会因为自己厘清了前进的方向，而大大增强了改变的意愿（Bavelas，2011）。在此产生改变的过程中，咨询不仅是寻找处理策略的头脑风暴而已，更是"以可能性（possibilities）为焦点"的"提问问句"为主要介入工具的。在包含咨询师提问、来访者思索与回答的对话历程中，来访者将逐步发展出关于解决之道的语言模式来取代关于探讨问题的语言模式。比如来访者可能会说"未来，希望自己在面对压力时能平稳应战"，而不是说"过去，我遇到压力时老是用逃避模式在处理"。这是因为，解决之道旨在使个体主动采取某一新行动，而非停止旧有行为。因此，SFBT创始人之一Insoo Kim Berg认为，建构解决之道有很多可能的路径，但是最具生产力的方式是：帮助来访者细化并表达出（refine and articulate）他自己所认为的解决之道，包含所欲的结果、前进的节奏、具体的行动等（Berg，2006）。

为帮助来访者建构其改变，为帮助来访者创造新的意义与现实，SFBT咨询师除了要能了解来访者的叙述方式（如对一些描述性词汇的定义与运用、讲述情节的方式与故事结构等），还要对来访者的语言历程进行解构，包含会在咨询中重复使用来访者的某些重要词汇与观点，精心地将其编入对话过程并带来改变（Corey，2013；Kim，2006）。例如，咨询师会摘取来访者叙述中的词语，重新建构（reframing），以突显来访者表述中含有正面的希望所在，如优势力量、难能可贵或重视、在乎之处等，从而让来访者对现状产生不同于前的视角，并能在后续语言中显现出转变。又如，咨询师会以"目前一时卡住""在这阶段常见的挣扎"的一般化（normalizing）语言，来松动来访者对"困难永远存在"的担忧，促使来访者对其所处困境与当下的自身反应产生常态化的理解与接纳，并进一步拥有承担困境的意愿，或对未来的可能性改持开放的态度（Fiske，2008）。

显然，SFBT视"语言—谈话"为一种治疗工具。SFBT希望在咨询中发展出以正面、希望、未来为导向的"焦点解决谈话"（solution-focused talk），并在符合来访者特定生活时空维度的历史脉络与文化框架之中，去发现、确认、扩大与转移来访者的各项知觉，使得来访者的负向思维习惯，能转换至解决导向的思考，从而帮助来访者对问题产生新的诠释，改变旧有的行为，形成新的解决方案与行为模式。咨询师与来访者共构"焦点解决谈话"的过程，正是"问题的定义"以及"可能的解决之道"两者之间的重要桥梁（Bayard，Rambo，Richartz，2015；Froerer，Kim，& Cziffra-Berg，2018）。当然，由于改变是不可避免的、随时在发生的，而且，来访者在咨询室内外的社会互动以及实际生活里的具体行动结果，也会直接带来来访者的转变，所以来访者对个人经验的描述，如对问题、目标、进展等的界定，都会是暂时性的、阶段性的。所以，在从"问题式谈话"转变为"焦点解决谈话"的过程中，咨询师需配合来访者当场的语言表达方式，进入其目前的知觉与情绪脉络，并在当下语言的使用及回应上，让来访者觉得咨询师不仅理解其真实痛苦，还对其愿景、目标、胜任力、成功、转变等方面采取开放、好奇的态度。如此一来，咨询师才能帮助来访者在"认可目前知觉"以及"开发未来可能性"之间，继续发展具有动态平衡的咨询对话（Froerer & Connie，2016；Nelson & Thomas，2007）。

三、焦点解决短期心理治疗咨访关系的特征

（一）重视合作

关于咨访关系的建立与发展，SFBT强调的是咨询师与来访者双方合作、相互协商；这也是相互尊重的重要基础。咨询师与来访者通过建构式对话（constructive conversation）历程，一同发展出具有"共同理解基础"的咨访关系，并建立起双方的合作式咨询联盟（cooperative therapeutic alliance），这是鼓励来访者产生改变的重要因素（Blundo & Simon，2015）。

在会谈中，SFBT咨询师除了持续肯定来访者拥有的优势、复原力、胜任力，也会欣赏来访者描绘愿景与目标的能力。这份合作关系将支持来访者滋生希望，帮助来访者维持追求目标的动力与能量，同时厘清与确立可达成目标的路径。虽然，在咨访关系中确实存在地位阶层高低的议题，但是SFBT咨询师会努力创造平等的互动，营造一个可以开放对话的正面氛围，使得来访者觉得能在咨询中自在地进行探索、自然地吐露更多，也愿意与咨询师共同创作新的生命脉络与生活故事（De Shazer et al.，2021）。

SFBT咨询师会在考虑来访者及其社会脉络的价值与信念的基础上，主动负起建立合作式咨访关系的责任。然而，SFBT并不认为咨访关系是为来访者带来改变的核心，而相信来访者自身的动机才更为关键。通过咨询对话，来访者本人需要用心思索其愿景、目标、例外经验、行动计划等，并将之以语言的方式描述出来，如此才能大幅提升自己改变的动力与促发改变的可能性。简言之，SFBT认为，来访者与他自己的关系，要比咨访关系更为重要（许维素，2017）。

（二）坚持未知之姿

为建立与经营合作关系，SFBT咨询师会致力于保持"身后一步引导"（leading behind one step）的"未知"姿态。所谓"未知"姿态是指：咨询师对于来访者的理解与解释，不受专业知识或过去经验的局限，也不会预设地提出来访者应该改变的方向或行动的建议。De Jong与Berg（2012）曾提醒咨询师，需要时时觉察自己对来访者有无评价，如有，则需改持"来访者行动背后会有个好理由"的信念，来终止内心的评判。因为，SFBT强调，在相同的处境中，每一个人都会有不同的经验，每一个人对同样处境的理解也有所不同。来访者所表述的，是他从自己的立场出发所感知到的主观知觉，咨询师有义务站在来访者这一边，随时准备与他合作（Blundo & Simon，2015）。

当然，SFBT咨询师的未知之姿，并非无知，而是"晚点"才知。也就是说，咨询师需要时常提醒自己，不要以为自己立刻就理解了来访者所说的话，而是要与来访者再次确认其意义为何。SFBT咨询师总是带着建设性的耳朵（constructive ear）倾听来访者的诉说，不断展现着真诚、开放、信任与欣赏的沟通态度，自然流露着"虽不一定能帮上忙，但会尽力"的主动参与态度，也会处于共同建构对话的位置，运用暂时性、阶段性、去绝对性、去病理化的语言，不评价、不指导地传递着"对于你刚才讲的，我想要了解更多"的信息，持续表达着自己的尊重与好奇（许维素，2017）。

由于SFBT视来访者为独立完整的个体，鼓励来访者重视与信任自己体验生活的方式，并在尊重来访者的价值体系与参照架构的基础上，协助来访者使用自己的语言，逐步建构出对未来愿景、例外经验、改变进展的具体描述，思考并说出自己"愿意"及"能够"实行的解决方案；来访者的这些改变，将能迁移至其他各领域，来访者也可借此拓展其胜任能力的范畴。在SFBT的对话互动中，来访者被鼓励表达、被好奇探问、被肯定尊重的"构建描述"（build description）的过程本身，为SFBT疗效之一，也是对来访者知识建构主体位置的一种重视，以及对其自尊与价值的一份尊重（洪菁惠、洪莉竹，2013；McKergow，2021）。

（三）合作式的个人中心取向

SFBT是一种合作式的个人中心实务工作（collaborative person-directed practice）。持续展现专注倾听、理解支持态度的咨询师，会邀请来访者自己界定其生活中的问题，也会尊重来访者对其历史或重要议题愿意暴露的内容或分享的程度。SFBT咨询师对于来访者这个人，包含他的经验和期盼，持续怀抱着一份如刚接触时的"初始之心"（beginner's mind position），尊重来访者以"第一人称"视角出发的语言描述与知觉，希望尽可能多地了解来访者的思维历程与生命定位等参照架构。同时，SFBT咨询师会持续提醒自己需要在来访者的参照架构中工作，协助来访者觉知、拓展与转移知觉才是咨询工作的重点，而不是企图颠覆、拆解、重筑来访者的世界（McKergow，2021）。

依照社会建构论的观点，SFBT咨询师对自己的角色设定是：与来访者这个"人"一起工作，合作协力地描绘出来访者真正想要的偏好未来，共同建构出来访者更为满意（better）的愿景蓝图。也就是说，咨询师是与来访者"一起"（with）工作，而非"对（to）他"或"为（for）他"工作；咨询师会努力将双方置于平等地位，而非以权威或过度照顾的方式与来访者进行工作。十分尊重与信任来访者的SFBT咨询师，不仅会与来访者同步，也会与来访者保持足够的距离，好让来访者能投入自助式的改变，并能收下推动进展的个人功劳、接纳出现改善的成就感。所以，SFBT提醒咨询师需致力于倾听来访者所言、贴近来访者的主观现实、尊重来访者愿意前进的方向与速度，但在此同时，不能强势鼓励来访者接受任何正面的思考，或努力说服来访者采取任何积极的行动，或比来访者更为乐观、热心，或如来访者生活中其他人那样对其怀有正面改变的期待，因为这将会使咨询师远离来访者目前的知觉与参照架构，并落入"强迫解决"

（solution-forced）取向的专家陷阱（洪菁惠、洪莉竹，2013；许维素，2014；De John & Berg，2012）。总而言之，SFBT咨询师需要在尊重、好奇的未知之姿，促使来访者发生知觉转移，以及维持中立位置之间取得平衡（De Shazer，et al.，2021）。这样的专业姿态与技能，无形地存在于会谈过程中，是不容易被清楚发现，也是不容易通过培养获得的。这样的专业姿态与技能，不仅表现出SFBT所看重的个别化服务的专业价值，也会持续影响来访者对咨询师的信任程度，以及左右来访者投入咨询历程的意愿（Bavelas，et al.，2013）。

（四）与咨访关系的形态同步

懂得如何以来访者的眼光看待咨访关系是很重要的。SFBT咨询师从会谈开始，就会观察在来访者眼中，来访者认为与咨询师的 "互动关系"，是属于参观（visit）形态、抱怨（complain）形态，还是消费（consume）形态。

若来访者认为自己是在被强迫的情况下前来咨询的，常没有意识到问题的存在，认为问题出在他人身上，或不期望困境能有所改变，而无法与咨询师形成关于前来咨询的目标共识，那么，来访者与咨询师是处于参观型的咨访关系形态。若来访者能够了解问题的严重性，但认为解决问题的责任在于他人，即使自己有过一些例外经验或曾接近过目标，也认为自己无力改变，此时，来访者与咨询师则处于抱怨型的咨访关系形态。若来访者已经意识到问题的严重性，表示愿意采取行动，在会谈中，也能初步确认咨询目标与例外经验，则可认为其与咨询师处于消费型的咨访关系形态。

然而，第一次会谈的情况并不能决定后续会谈的成果，而且，在咨询师看来，参观型、抱怨型关系形态都是"潜在的"消费型关系形态。当咨询师能理解来访者的困难、能欣赏其优势，或者能帮助来访者觅得可开始启动追求的目标时，来访者对于咨询的投入状态将会有所改变。当次会谈中出现的咨访关系形态，除了会让咨询师考虑如何推进会谈进程之外，也会让咨询师在会谈结束时斟酌如何提供回馈（end-of-session feedback），以期能持续协助来访者积累改变的信心与动力（De John & Berg，2012）。

（五）阻抗之死

SFBT创始人之一Steve De Shazer（1985）曾以"阻抗（resistance）之死"一词，来表示SFBT不以"阻抗"的观点看待来访者看似不愿意参与咨询的态度。Steve De Shazer认为，咨询工作中的僵局，并非源于来访者无法接受咨询师的诸多专业努力，而是因为咨询师难以成功地倾听与理解来访者。对于来访者所谓"阻抗"的表现，SFBT认为是来访者保护自己的一种方法，咨询师需提醒自己的是，目前的对话内容与方式并非来访者想要或接受的，咨询师得谨慎处理、放慢脚步，或者温和地邀请来访者说明其当前表现之"重要的理由"。

换言之，SFBT相信没有所谓"阻抗的来访者"，认为来访者都是愿意与咨询师合作的，只有咨询师自身才会有着和来访者合作困难的可能性。SFBT提醒咨询师，要致力于辨识并找到来访者愿意合作的方式，以能和来访者建立咨访关系，如此才能真正显现出所谓的专业性。当来访者感觉到是自己在决定会谈的方向并拥有可贵的平等合作关系时，通常会更愿意投入咨询，而所谓的"阻抗"也就不复存在了（De Jong & Berg，2012）。

在必要的时候，咨询师可以直接与来访者确认对咨访关系或咨询成效的期望与达成度，并直接询问来访者如何修改会谈的主题与速度。一如SFBT所强调的，人们只有将自己置于消费者的位置、而非配合的角色时，改变才会发生，特别是心理咨询的成功，尤其需以来访者自己所做的决定与努力为基础。所以，咨询师永远不要比来访者更热切地希望任何特定改变的发生；甚至，在发现咨询无效时，也正是咨询师需再次思考要如何让此机会成为和来访者再次营建合作互动的契机（许维素，2017；Blundo & Simon，2015）。

（六）发挥团队精神

SFBT视来访者为"自身生命与生活的专家"，是咨询历程的决定者，也是真正创造成功的主体。SFBT并不认为咨询师是一位"治愈"（cure）或"修理"（fix）来访者的专家，而应该是一位温暖、友善的"邀请来访者反思的专家"，也是一位创造改变环境脉络却不主导改变内容的专家。所以，咨询师与来访者是一个咨询"团队"，双方相互合作、一起探究资源及实验行动，以完成来访者所期望的咨询目标（许维素，2014；Ratner，

George & Iveson，2012）。

当咨询师必须和各专业人员共事，或与来访者生活中的重要他人（significant others）合作时，SFBT咨询师会尽力突显每一方的优势，还会放下自己是唯一专家或管理者的位置，视各个角色为合作团队而非被管理者，位于向各方求知探问的身后一步的引导立场，以期能积极与来访者、来访者的重要系统或其他专业助人工作者，共同创造一个欣赏式、实验式、行动式、发现式的信任环境。进而，团队中每一个人的自发想法与尝试行动，将会自动出现，很多新发现与新体验亦会随之浮现，特别是，团队的自主行为、共同行动、责任均摊与团队建设，都会呼之欲出，如此方能真正实践SFBT这一社会正义与胜任导向的实务工作（许维素，2014；Blundo & Simon，2015）。

四、咨询的主要工作方向

紧扣"建构解决之道"及发展"解决式谈话"的主轴，SFBT咨询历程的主要工作方向至少包含以下三点（许维素，2014；Bavelas，et. al，2013；De Jong & Berg，2012；Trepper，et al.，2010）：

（一）通过勾勒未来愿景，形成良好构成目标

未来导向是SFBT的重要特征之一。SFBT相信，未来可以被

创造，人们对未来的愿景，将会影响当前的行动。在SFBT会谈中，咨询师会邀请来访者说明愿景与目标；通过"模拟预演"愿景发生或体验目标达成的历程，让来访者再次恢复对未来正向可能性的信心并拥有正面情绪，"希望"（hope），也会自然而然地出现在咨询之中。

一般来说，来访者在一开始进入会谈时会先诉说问题与痛苦，包括：如何被问题影响的动荡不安、目前的情况如何令其纠结难受，或者因为距离想要的生活越来越远而产生的担忧失望。其实，来访者这样详细描述问题的目的是：想要生活有所改变！来访者目前不甚满意的一些议题，不见得是对现实不切实际的期待，反而有可能是追求更高目标及营造美好生活的重大动力。当咨询目标对来访者是重要的，是来访者所希望拥有的时，该目标将能激发来访者产生改变的动力与解决困境的决心，进而促使来访者联想起过去美好的例外经验或部分愿景已经发生之处，以及开始出现朝向目标的一小步实验行动。这将加速整体咨询的进展（Blundo & Simon，2015；Iveson，2019）。

SFBT强调，成功的心理咨询取决于：对于来访者前来咨询的期望，咨询师可以知道多少。一旦得知，咨询的任务即去寻找能够尽快完成来访者这些期望的有效方法及可能路径。因此，Iveson与McKergow（2016）表示，在会谈开始之后，咨询师常思索如何将咨询技术进行多元组合来推进的会谈方向，如：来访者对咨询工作的最大期望（best hopes）是什么？当这最大期望实现时，来访者如何能发觉？在实现这最大期望的方向上，来访者已经做了哪些有帮助的事情？这些思索与对会谈方向的推进，将能展现出来访者想要的未来美好生活，且在此美好生活中，问题已然被自行解决，或者以不同的形式出现，或者不再是被关注的主轴。这样的工作过程，符合短期咨询"知道何时是终点"（knowing when to end）的理念，即以来访者期望的终点站，有方向性地倒回来引导当前咨询对话的开展（许维素，2014）。

在具体操作上，为了理解来访者对咨询的期望，SFBT咨询师需要持续邀请来访者使用自己的语言，详细描述何谓"更好"（better）及其微小的征兆，不管是在过去、现在，还是在未来的生活里。例如，SFBT咨询师在会谈开始时除了会澄清与确认来访者前来咨询的最大期望之外，也会引导来访者用语言表述：如果可能（suppose），希望问题解决时的偏好未来为何。之后，咨询会以来访者的真实生活（real life）为对话焦点及采取行动的基础，协助来访者逐步明确在生活中的实际目标，并积极地激发其各种潜能与可能性，包含帮助其发现个人与社会的资源与解决方案（Blundo & Simon，2015；Iveson，2019）。有时来访者一开始提出的愿景令人匪夷所思、不可置信，但是随着会谈的进行，来访者的愿景、期许与目标，也常会随之开展或出现变化。因此，咨询师需要一直饱含尊重地尝试理解来访者当前目标的独特意义，而非将其视为阻抗、不合作的标志，或者与来访者争辩、分析（McKergow，2019 & 2021）。

SFBT咨询师十分看重来访者对其未来愿景与个人目标的主导地位，包括在选择与执行行动中的主导地位。Tylor（2009）提醒，在询问来访者的"希望"时，要通过使用"行动"的词汇来探究与理解。此"希望"也包括在会谈时段之外，来访者在日常生活中愿意朝向他的 "希望"所采取的实际行动，或者与这"希望"一致的具体行为步骤。因此，在符合咨询专业伦理的情况下，SFBT咨询师常会依据来访者一开始论及的种种，整理出几个重点议题，邀请来访者选择当次会谈先行讨论的焦点，之后，再逐步引导来访者从描述问题的诉苦、抱怨立场，转向开始勾勒偏好未来的位置，从而开始建立"良好构成目标"（well-formed goal）。良好构成目标的标准包含：是"正面所欲"的目标（以"希望出现什么"，而非"不要什么"的语言描述），是清楚明确、具体可行、有行为描述的目标，是个人意愿与能力所及的目标，是具有人际情境互动性与符合来访者生活脉络的目标，以及是可以立即开始的行动。因为，当来访者对于偏好未来与目标愿景的描述越具体详细、越在来访者能力所及的范围内、越能在来访者的生活中被发现、越具有现实性时，来访者完成目标的可能性就会越大。日后，咨询师也更容易以此来帮助来访者评估目标达成的程度，以及了解进展是否已经发生或如何发生（Iveson，2019）。也就是说，在理解来访者想要的目标时，越具体越好，邀请来访者如同描述录像机拍摄下的情景一般描述，有人物、有情境、有言行等动态内容，之后，再将其目标细节与现今生活予以对照、寻找异同，进而探究目前可以开始趋近目标的一小步；这样的过程将能发挥预演效益、激发行动灵感，从而提高其实现目标的可能性。所谓的可能性，当然不会是一些 "不可能任务"，而是在拓展来访者知觉之后，对于来访者而言，是可行的方向（McKergow，2021）。

需特别强调的是，SFBT并不会忽略来访者提出的问题，只是更看重来访者的目标；往往，在了解来访者目标的同时，会一定程度地了解来访者的问题，但是在了解来访者的问题时，不一定能了解其目标。通过形成来访者咨询目标的过程，表达信任来访者有创造自己所欲生活的建构能力，同时引导来访者从一个被问题困扰、无力解决的自我认定状态，转向进入期待改变的、富有希望与能量的自我假设中。正如SFBT创始人之一Insoo Kim Berg（2006）所提醒的：咨询是否能有成果，取决于咨询师是否能持续关注 "对来访者重要之处"；当咨询目标是来访者所追求的时，来访者会更具改变的决心与动力，也会更负责任地采取实际的行动（Berg，2006）。

（二）例外中的既存资源与优势善用

来访者遭逢的困境，不会一直以同样的程度出现在生活中，也不会一直发挥着相同的影响力；来访者对于困境的处理，有时不佳，有时则会出现可被接受或够好的结果与方法。问题未如预期发生时、较不严重时等 "例外" 时刻，包括来访者在预约初次会谈后出现的 "咨询前的改变"（pre-session changes），都能证明，来访者具有优势、力量、资源并能够使其发挥作用，也证实了改变是能够发生的，变化是一直在出现的，以及所谓正面与反面经验，是具有 "同时性" 而并存的。所以，SFBT坚信，来访者拥有个人能力和过去经验，来帮助自己解决困难并创造更美好的生活。所谓个人能力如：照顾他人的能力、工作能力、设身处地的能力、面对压力的能力、幽默风趣的能力、追求幸福的能力等。过去经验则特别指的是：来访者曾经思考或行动过，且有助于解决目前困境的记忆，可为过去的成功纪录（Lee，2003）。

　　SFBT的创始人之一Insoo Kim Berg（2006）强调：不管来访者的问题有多么艰巨和持久，在其生活中，总有一些他较为满意或平顺的时期，来访者也总有执行了一些解决方案的时候，这些都值得咨询师好好地放大端详。SFBT相信，当咨询的重点聚焦于"例外"时，快速的改变是可能发生的。对"例外"的探讨，在帮助来访者更加意识到过去有效方法的同时，把来访者对问题严重性的注意力导向探索：过去如何能解决种种挑战、目前的情况何以没有变得更糟，以及现在还拥有什么解决的可能性。由于遭逢困境的来访者常不容易看到"例外"的存在，SFBT咨询师需要积极辨识与发现来访者的例外经验，追溯来访者能让这些例外经验发生的成功要素或资源优势，或者探问与深究来访者曾经解决相同议题或类似挑战的其他有效的方法；进一步地，协助来访者有意识地促使这些例外再次发生，或者运用所知的优势资源与成功要素来发展出其他策略，作为解决之道的前身。往往，来访者的生活同时存在着所谓"好的"与"不好的"模式，着重于协助来访者"多做""好的模式"将能创造出正面连锁循环，至少能让陷于困境的来访者，再次联结到他的资源并能再次顺利开展他的日常生活。显而易见地，"多做对的，就没空做错的"。

学习适合的新方法，需要时间去探索与练习；通过例外发生的历程与细节，复习旧的有效方法或将已有的资源进行整合，将能减少摸索尝试的时间，并能确保一定程度的成效。如此，也会使得来访者改变的出现，变得较为容易和轻松些（许维素，2017；Murphy，1997）。

赞美（compliment），是突显来访者例外所在并帮助来访者善用例外经验的重要元素。对来访者的赞美，不是咨询师在会谈最后提出的或偶尔为之，而是在整个会谈过程中，持续展现出的一种合宜的欣赏态度，在适当时机具体地肯定来访者。例如，SFBT咨询师会就来访者的胜任能力与成功经验，以请教的态度提出赞美及"振奋性引导"（cheer leading）（即"你是怎么做到的？"）；或者，通过别人的角度，邀请来访者反观自己的优点、资源、有效的言行举止及其对他人的影响。探讨例外或运用赞美，常带动来访者的知觉与思维产生转变，使来访者不会一直陷在负面情绪中，也会使会谈过程较为轻松愉快，促使来访者讲述更多，更为投入于咨询。往往，来访者在认可个人优点与资源，大为提高自我价值、自信与希望感的同时，更容易回溯这些例外经验是如何产生的，也更愿意面对问题并开始思考什么才是有效的解决方案。甚至，咨询师持续给出各种形式的赞美及其内容，将逐渐影响来访者看待自己与所处情境的眼光，也会促使来访者产生类似被催眠的放松效果而进入一种心向——对未来改变可能性的细微讯号更较为敏锐，对各种解决之道的可贵线索更为开放（Thomas，2016）。

　　当然，对于来访者的赞美，咨询师不应该是为了可怜、同情或讨好来访者，而应基于会谈现实中所看到、听到的事实。咨询师也需要将例外经验与来访者的目标进行联结，例如，这些例外经验可能可以如何帮助来访者达成目标。或者，咨询师也需要确认来访者对这些例外经验的知觉，例如，来访者确实期望这些例外经验能更多地出现，或是愿意多加使用例外经验中涉及的有效策略，而非被咨询师过多鼓励所致。因而咨询师需要提醒自己，在赞美来访者时，不应期待来访者马上接受，或者强迫来访者立刻正面思考，也不适合过于积极地指导来访者直接复制例外经验。例外能否发挥价值，皆需来访者予以认同并加以使用；对于来访者应对困境的方法与速度，咨询师亦需要尊重。当来访者能够开始察觉到自己与所处系统已有的优势，或者愿意开始关注内外在细小的、正面的各项资源时，也就已经是一个重要的、难得的进展了（Metcalf，1995；Thomas，2016）。

　　由此可知，如何达成目标、趋近愿景，全靠来访者懂得在日常生活中运用其个人优势与社会资源。SFBT咨询师会积极协助来访者通过例外经验的探讨，采取一些立即可行的行动实验，尝试增加这些"小美好"事件发生的次数，而逐步建构出适合来访者的生活与社会脉络的解决之道，让其美梦成真。即使，关于例外的线索十分微小或仅为短期所有，咨询师仍需深究之，以期能鼓励来访者有意识地继续练习观察各项例外发生的要素，或逐渐明了掌握各项优势资源发挥作用的原则。对于身陷危机的来访者，坚持探究来访者例外经验中如何能支撑自己走到现在的应对

（coping）历程，将能先行发挥稳定来访者的效益，并渐进地培养来访者"接受限制但不放弃希望"以及"够好即足矣"（good enough）的生活态度（许维素，2017；Blundo & Simon，2015）。

（三）实验性行动持续滚动进展

来访者之所以前来咨询，是因为想要有所改变，并常期待自己能尽快不再需要心理咨询服务。日常生活中存在着不间断的挑战；当人们期望改变能够发生，且希望去创造改变时，人们便可以继续前进。SFBT咨询师的责任之一，是创造来访者对于"改变可能性"的"期待心理"；如果来访者能开始期待改变的出现或相信改变能够发生，将能激发来访者的希望感与乐观性，来访者的行为也容易随之显现具体的变化（许维素，2017）。所以，SFBT创始人Insoo Kim Berg强调，SFBT看重"改变"，而不是"依从性"（compliance）（Berg，2006）。

改变是随时在发生的，一如"人生无常"的理念。同样的道理，更好的改变，也是可能会发生的。所谓的问题，其实都包含着解决之道的一个"开端"（beginning）。确认此开端的起点，并向上建构时，解决之道就会变得容易建立；任何微小改变，都可能成为建构解决之道的开端启动点，即使是面对十分困难的问题（Berg，2006）。改变之处，是SFBT咨询师会着重切入的另一个焦点。在此推进改变的过程中，SFBT咨询师对来访者的态度是：信任来访者是想要改变的、有能力改变的、会尽全力去做出改变的。咨询师不仅会尊重来访者所期待改变的方向，也会尊重来访者愿意采用产生改变的有效方式与前进速度。

　　改变，包含了弹性与选择。所谓更好的改变是来访者能在实际环境里，采取行动，发挥影响力，并在生活系统中拥有合理的控制感。当来访者变得更好时，周围的人是能够明确辨认出来的，也会被来访者所影响，因而出现人际间的正面连锁效益。帮助来访者产生改变或提升生活质量最有用的方式是"行动"。SFBT相信，个体对个人知识世界的建构，是通过对日常生活现象与目的进行探索与实践而得的。因此，在SFBT会谈中，咨询师在探索来访者期待生活中能有怎样的改变之际，也会邀请来访者开始思考如何可以找到替代选择与行动方案。当然，咨询师还会持续鼓励来访者考虑自身及所处环境的价值观，让来访者论及的各个行动，能够具体化、现实化、情境化、脉络化，好让来访者在日常生活中能真正落实执行，并产生实际改变。

　　为了打断原有问题循环模式并发展新的解决之道，在每次会谈结束时，咨询师会汇整会谈中来访者提出的目标、例外等讯息，考量目前的咨访关系形态，给予来访者具实验性质的任务提议。这些提议的任务即邀请来访者于两次会谈中开始尝试进行一些行动，如：在生活中观察例外为什么会发生或思辨何谓想要的日子、先多做曾经有用或目前有效的方法、尝试向目标迈进一小步的策略，或者采取不同于之前的创新行为等。这些会谈结束前的提议任务鼓励着来访者在日常的生活脉络里，自己负责实验，通过行动，直接找出适合自己的、可用的解决之道。当然，若来访者没有执行这些提议任务，咨询师并不会追究，也不规定来访者非要执行不可，因为提议任务之目的，只是激发来访者不再卡在原地、能够开始采取行动而已。有时，来访者没有执行提议任务，可能是因为生活的瞬息万变，导致在咨询中讨论出来的内容已不再适合离开咨询室后的来访者及其生活脉络。若来访者在提议任务之外执行了其他行动或出现微小变化，咨询师则会更为好奇并给予肯定，因为来访者的自发性及创造力，将更值得成为来访者自助应对力量的源泉。

由于SFBT相信，在前一次会谈中，来访者的知觉与世界观已被拓展，但是这种拓展对于来访者的影响究竟是什么，尚无法确认；来访者能辨认及欣赏的改变，对来访者的目标达成与能量鼓舞才更具意义。所以，在后续会谈的开场，咨询师都会主动探问两次会谈之间"有什么较好的事情发生?"（What's better?），这样便能具体了解之前会谈的影响与效果（McKergow，2021）。SFBT会将改变的"功劳"（credit）归于来访者本人所付出的努力，也希望能鼓励来访者继续通过实际行动持续创造改变，所以咨询师会协助来访者不断地觉察任何进展的发生，同时理解和掌握可带来进展的原则与方法，继而能懂得维持进展与拓展改变。当一个新进展能够维持并可累进另一个新进展时，来访者对于咨询的投入会持续增加，其面对和解决问题的勇气与方法也会被大为强化，而且种种可贵的改变与进展，也更有可能像滚雪球一样快速滚大并被持久内化。简言之，改变的发生，就一个系统的观点而言，小改变正是大改变的一个部分；SFBT期望会谈能帮助来访者产生"小改变造成大改变"的"滚雪球效益"。

当来访者尝试行动的结果不尽如人意时，咨询师除了先了解行动的过程、接纳来访者的反应之外，也会探讨来访者维持住现状或能推迟事情恶化的应对机制，甚至会鼓励来访者从所谓的失败和错误中深刻学习，如此一来，来访者将能对自己与现实的资源与限制，形成新的、合理的认识，继而能修正后续的目标与行动。即使来访者的情况有所反复，优先探究之前的进展是如何发生的、两次反复中间如何能出现平稳的时期，或者辨认再次反复时的微小改善等，都能减少来访者过于挫败或放弃继续努力的可能性，还能鼓励来访者在各次复发中渐渐体认到：如何自助地掌握维持自己稳定的有效原则与方法（许维素，2014；Lee，2003）。

"有效就继续做，无效就做点儿不同"是SFBT的一项重要理念。对于来访者采取的行动，是以"实验精神"来推进的。这样的实验历程，让来访者通过实际行动获得可贵的"顿悟"，包括：什么是真正适合自己的方法，目前的自己能够做到的程度是怎样的，目前的现实环境为何等。SFBT会谈中关于这些行动实验后再次反思的对话过程，将能逐步培养来访者的自我反思与自我监控的习惯，慢慢增进来访者实际解决生活问题的能力，使得来访者自我赋能地学习到适合自己的自助原则，并强化"和问题共处"的承担力与应对策略。当然，当咨询师协助来访者继续维持、内化与迁移这些咨询所得，将其应用于其他生活领域时，将加快来访者后续新旧议题的突破速度，缩短整体咨询所需时间；当来访者对于改变的满足度与稳定度在七八成时，咨询师便可如庆祝毕业典礼般地预备结案了（许维素，2017）。

五、焦点解决短期心理治疗的独特美学

（一）"以问题为焦点"对"以解决之道为焦点"

在社会建构论思潮下萌芽并茁壮的SFBT，迥异于"以问题为焦点"（problem-focused）的心理咨询取向。后者视咨询师为专家角色，咨询过程聚焦于诊断来访者的病症与缺失，停留在探讨来访者固着的问题形态、问题的成因与过去的一切的层面。而"以解决之道为焦点"的SFBT视来访者为自身的专家，避免病理标签化，咨询过程聚焦于改变何以发生以及可能性之所在，深入探讨的是来访者想要的未来愿景、拥有的资源、例外的正面经验，以及正面、具体、可评估、可立即执行的行动（Murphy，1997）。针对以问题为焦点的咨询取向以及以解决之道为焦点的咨询取向，Sharry（2007）提出两者主要的差异可如表1-1具体所示：

表1-1　"以问题为焦点"对"以解决之道为焦点"

	以问题为焦点	以解决之道为焦点
看待来访者的角度	＊视来访者是"生病的"或有问题的 ＊来访者是学习者，咨询师是专家 ＊解决问题的方法来自来访者之外 ＊视来访者的不合作行为是阻抗，是有意为之的	＊视来访者是目前被特定议题困住的人 ＊来访者是自己问题的专家、教师，咨询师是促进员 ＊解决问题的方法来自来访者本身 ＊视来访者的不合作行为是咨询师的错误沟通导致的

	以问题为焦点	以解决之道为焦点
咨询焦点与目标	＊咨询的过程是自由发展的、无时间限制的 ＊咨询焦点放在来访者的过去历史与固定不动的问题上，或为弱点、限制与不足之处 ＊咨询师寻找的是原因与持久的特质 ＊咨询目标是由咨询师设定的，且是抽象的、反省性高的，或为教育导向、自我觉察导向的	＊咨询是有结构的、有时间限制的 ＊咨询焦点放在来访者的效能、力量、过往成功经验，以及未来可能改变与解决之处 ＊咨询师寻找的是例外与可能的解决策略 ＊咨询目标是来访者想要的，且是正面描述、可评估、可执行、符合来访者价值与能力的

　　SFBT在执行与应用上，看重现在与未来，强调"有效就继续做"，其去病理化及建构解决之道的思维，明显地与分析问题根源或修通过去历史的咨询取向距离最远。由于SFBT跟随来访者对咨询方向的选择，依循来访者对改变速度的决定，看重来访者对问题及解决之道的评估，极为尊重来访者"语言描述"（description）的内容、方式，以及愿意表露的程度（包含情绪的展现），因而也有别于咨询师着重于分析、诊断或主导咨询方向的流派（Bannink，2015a；Bavelas et al.，2013；Iveson & McKergow，2016）。

　　相对来说，SFBT最接近以胜任（competency-based）或复原力为导向（resiliency-oriented）的流派，也与动机式咨询（motivational enhancement interviewing）、积极心理学（positive psychology）享有优势导向相同的咨询要素。SFBT与同为后现代派别的叙事治疗（narritive therapy）拥有许多相似处，如都采取去病理化的姿态，以来访者为中心营造对话空间，将来访者视为一个整体，并且认为来访者的情绪、认知、行为等，是需要在情境脉络中去理解各要素之间的互动意义的，这样，来访者才能寻求生命的其他可能性、创建有意义的现实世界（Bavelas et al.，2013）。

（二）焦点解决短期心理治疗的工作美学

McKergow（2019 & 2021）以个人热爱SFBT的立场，汇总性地提出他眼中SFBT的工作美学，即：短期奏效（brevity）、来访者自主（client autonomy）、全然接受（radical acceptance）、停留于来访者表达的语言层次（staying at the surface），以及珍视微小差异（valuing small differences）。这些工作美学的观点，也可作为对SFBT特征整合性的描述。

对照典型心理咨询的特征，McKergow（2019）突显的SFBT工作美学，如表1-2所示。

表1-2　SFBT工作美学与典型心理咨询特征的对照

SFBT的工作美学	典型心理咨询的特征
短期，无须进行不必要的次数	治疗必须是长期的
尽可能地尊重来访者的自主性	权力与力量在咨询师身上
全然接纳来访者的语言描述	读懂来访者的弦外之音
停留于表面——来访者表达的语言层次	深入探究
看重微小的改变	看重巨大或戏剧性的转化

就 McKergow（2019）运用SFBT的经验以及他对SFBT的工作美学的观点，SFBT的短期奏效，不在于会谈次数的计算，而在于如何考虑在短期的时间内达成满意的咨询成果。由来访者决定会谈次数，深具个体性与弹性；有时，这份尊重，就会带动来访者的投入，让会谈的次数变得更少。当然，如果在几次会谈内仍然无法为来访者提供任何协助，则需在咨询伦理下考虑转介。

在较少的次数中希望能达成一定疗效，这里存有的一个信念是：希望咨询师能尽快地离开来访者的生活。因为，所谓一般的日常生活，是起起伏伏的、是"够好即足矣"（good enough）的，很难是所谓完美无缺的、毫不费力的。在每天的生活中，人们无时无刻不在做出决定（如三餐、职业），做决定的历程会受到很多因素的影响，也包含着选择空间与现实限制。最终，来访者需要在没有专业人士持续协助的情况下，懂得自行运用自身的优势力量与生活中可及的支持与资源，来应对、经营与处理生活中的种种挑战。

McKergow（2019）还提及：SFBT十分尊重来访者在会谈中的各项决定，包括对咨询最大的期望、如何发生改变、产生进展的方式与速度、何时停止会谈等。在SFBT会谈中，于心理咨询的伦理与规范下，咨询师与来访者之间一如成人与成人的合作伙伴关系，对于咨询的投入与进展，皆负有责任；咨询师不会将来访者视为脆弱的受害者，反而视其为能决定如何寻求支持的主动者。SFBT咨询师需要非常自律、专心地倾听来访者的诉说；对于来访者所说的内容，咨询师是全然接受的、认真对待的，并不臆测是否有其隐含的弦外之意。尊重来访者的自主性，以及尊重来访者表达的语言层次，是同时存在的态度，而此二者之间，也会相互影响、相辅相成。随着咨询对话的开展，来访者的诉说将会变得更为丰富；许多新的觉察、意义建构与创意，也会在相互应答的过程中一一浮现。

此外，McKergow（2019）提醒：微小进步的迹象是非常宝贵的，因其代表着来访者正在运用自己的优势力量解决问题，也代表着潜在的、即将发生的正面改变，甚至能显示出来访者已经在迈向美好生活的道路上。巩固并扩大这些微小改变，让来访者觉察到改变是如何发展的，以及意识到自己如何在推动改变，将能有助于来访者迁移这些进展并将其应用于不同生活层面，而带出生活各领域的涟漪效益，渐次建构出新的正面循环。微小改变究竟会如何给来访者带来生活的连锁变化，常是变化万千、不可预测的，甚至可能带来可观的巨大改变。

一如Lubin等人（2019）认为的，SFBT是实用的、最少理论化的、成果导向的，其重要基础为：来访者所渴求的未来、来访者的优势与资源，以及极简哲学（如"少即是多"）。SFBT看似简单但不简易、看似简易但不容易，期望咨询师"保持简单"的SFBT，正是一个未来导向、目标导向、短期导向、优势导向以及来访者中心导向的咨询派别（David & Osborn，2000；Lipchik，2002）。

第二章 焦点解决会谈历程

一、建构解决之道是具有治疗性的对话历程

SFBT的会谈是建构解决之道的对话历程。咨询师会邀请来访者仔细勾勒想要的愿景或问题不存在的偏好未来，积极发现来访者过去的成功经验与例外时刻，鼓励来访者肯定、认同与善用已有的资源与优势，引导来访者对应其问题与目标，发展出不同的、有效的、适合自己的特定方式，逐步建立起足以胜任与应对的能力，持续推进建构解决之道的历程。在此过程中，SFBT咨询师全程采取尊重的、含有希望的、不预设的正面姿态，专注倾听来访者这位自己生命专家的观点与诠释；以理解的、共情的、欣赏的态度弹性运用咨询技术；有意识地将自己置于开放、中立的位置，不对来访者任何表述的内容予以评价，持续同步来访者决定的会谈方向与改变速度（Iveson & McKergow，2016）。

Tylor（2009）认为，SFBT的会谈对话是一种"融合性叙事"（convergent narrative）。在这个述说故事的叙事历程中，咨询师优先协助来访者确认他们的"希望"（hope）之所在；接着，依据来访者希望的方向，让来访者移至愿意行动的位置；之

后，帮助来访者确认出有效的行动，鼓励来访者朝他们希望的方向继续移动。亦即，SFBT是帮助来访者将"你想要的"（what you want）以及"你所做的"（what you do）聚集在一起，并能一致地发挥相互有效支持的作用。其中，"你"是指来访者本人和（或者）其他想要改变发生的单位；"想要的"是指在咨询的脉络下，针对问题的特定情境，来访者希望改变之事或期望咨询能够帮忙之处；"所做的"则是指来访者过去已经做过的事情，或者未来可能会做的行动。Tylor（2009）表示，SFBT咨询过程会协助来访者"轻柔地"将过去、现在、未来的藩篱打开，参考过去、想象未来，而让来访者能开始落实一些"微小的"行动，让来访者与其问题拉开一点点距离，并能够朝向可能的解决之道的方向，一小步、一小步的"移动"；当然，所谓的"移动"，除了是指会谈话题的变化移动之外，更是指朝向来访者的希望与目标前进（Tylor，2009）。

换言之，SFBT的会谈对话方向，是往来访者最重视之处推进，如：希望未来可以发生怎样的变化，期盼自己在认知、情绪、行为及其三者互动上出现何种转变，以及期望如何运用资源、优势来达成目标等。这样以来访者的目标作为会谈方向，将能促使来访者以新的、不同的方式，重新看待自己和谈论目前所处的情境（Ratner，George & Iveson，2012）。因为，通过会谈对话的持续，来访者会在会谈室内以及在两次会谈之间"重新述说"（re-tell）自己的故事；一如众人传话时，每次传话的内容常会有所变动一样，来访者在重新述说自己的故事时，也常会越发地丰富、具体并富有变化。由于来访者是"整个人"与周遭环境在进行整体的互动，当来访者的述说有所不同时，也彰显了其改变的发生，包含主观知觉的转变或对环境的处理方式的改变等（Tylor，2009）。

通过来访者讲述故事来提供协助的心理咨询，不同的流派有着多种理念与不同的作法。对于生活点滴的故事，来访者常会有所选择，而且，SFBT认为，人不等于故事，故事不等于人，故事只是一个过程、一个工具，用来帮助人们对自己的生活与生命，主动创建或重新建构出各种意义。在会谈中，SFBT咨询师主动参与来访者故事的改写与重述，并借此推动他们的成长。但是，SFBT是以来访者选定的目标为本，尽可能让来访者本人重述自己的故事，而不同于另一些心理咨询取向——以故事为本，在来访者的故事中是由咨询师来设定目标的（Goldenberg & Goldenberg，2000）。认同社会建构论的SFBT咨询师在发展会谈对话的过程中，会通过鼓励来访者参与对话的过程，探讨来访者的语言模式及其对事件赋予的意义，协助来访者检视自己所诉说的故事是如何影响当前的生活形态的，进而逐渐促使来访者改变对问题的原有看法，并在获得赋能感的同时，重新述说出含有正面意义的生命故事（Froerer，Kim，& Cziffra-Berg，2018）；当更多的可能性能够进入来访者过去与现在的故事时，来访者关于现在与未来的可能性将变得更多，对自我的了解与塑造（self-understanding and self- shaping）也将有所转变（Iveson & McKergow，2016）。

二、焦点解决短期心理治疗的咨询技术

为使咨询对话朝建构解决之道的方向推进，SFBT提供了一系列技术，来帮助来访者投入具有治疗性的对话当中（Lee，2003）。其中，咨询师提出 "以解决之道为焦点"的问句，特别能给予来访者开放的空间来进行反思，并为自己发展解决方案。由于每位来访者都是独特的，每位来访者在各次会谈时的状态也有所不同，因而咨询师需配合每位来访者的独特性以及会谈当下的状况，弹性组合应用心理咨询基本技术与SFBT核心技巧（Lee，2003；Kim & Franklin，2015）。

（一）基本咨询技术

1. 倾听

倾听（listening）是每一位咨询师都需要拥有的重要核心能力，尽管不同取向的咨询师各有其倾听时的侧重点。由于SFBT有别于传统心理咨询思维，秉持的信念为来访者是拥有智慧、优势、力量、能创造改变的生命专家，对于来访者的述说，咨询师除了持续展现尊重、好奇、怀有希望的支持与接纳态度之外，还会特别专注倾听与"注意"（noticing）的是：对来访者来说，什么是"可能性的征兆"（hints of possibility）。"注意"是能反映出来访者个人的兴趣、信仰或假设之处，因其可能开启某些建构解决之道的对话。而"可能性"则指：来访者想要有所不同之处、已有过的成功经验，或者已经试着改善所处情境的行动（De

Jong & Berg，2002）。

由于SFBT咨询师不认为自己能预先知道解决方案，也不同意通过分析肇因来建构解决之道，因而，并不会依据特定的心理学或咨询理论的观点，将来访者的表述予以"转译"，或根据这些"转译"的内容，来决定后续的介入技巧。亦即，在倾听的过程中，SFBT咨询师会搁置对来访者形成任何分析和假设，致力于仔细扫描、捕捉与倾听来访者的发言与知觉，以能全神贯注地理解来访者所使用的词汇、意义与述说方式，是如何展现他们的愿望、重视与优势之处的（Lee，2003）。

2. 自然共情

人本学派大师Carl Rogers认为咨询师需具备的一项重要特质是"共情理解"能力。这是指，咨询师要能够与来访者同在，并进入来访者的主观世界，深入地了解他的感受。

SFBT咨询师会在所有会谈过程中，专心倾听来访者述说的一切，并对来访者"整个人"的"整体知觉"予以理解和接纳。亦即，SFBT咨询师并不特别着重针对来访者负面情绪予以反映，而更重视咨询师"整个人"展现"自然共情"（natural empathy）的专业态度与能力。

自然共情是：咨询师能够进入来访者认知、情感、行动，以及三者互动等主观知觉世界，持续表现对来访者整体知觉的共情、接纳与理解；对于来访者的负面情绪，咨询师会予以重视并将其反映出来，但又不会陷在来访者的困难与负面情绪里，是以一种真实自然的方式表达关心。其常见的方式如："哇！真的？

当然！难怪！这真的会对人影响很大。"或者，以非口语的态度，如身体、声音、表情等媒介，表现着温暖、关怀、倾听、理解的态度，建立起一个支持性的正面气氛，帮助咨询室内的对话继续发展（De Jong & Berg，2012）。

SFBT强调自然共情，突显了SFBT重视来访者总体的知觉，将情绪视为来访者知觉中的一环，而非独立于来访者整体之外的。如此，将能避免创造出一个视负面情绪为来访者困境肇因的对话脉络，避免阻碍咨访关系与建构解决之道的后续发展（许维素，2017；De Shazer & Miller，2000）。

3.呼应关键词、归纳与简述语意

重视语言运作效益的SFBT咨询师，会依据"语言匹配"（language match）的原则，在来访者叙述问题时，常会"呼应来访者关键词"（echoing clients' key words）以突显。这些关键词可能是对来访者有特别意义的词汇，也可能是来访者特有的用字方式，或能引起来访者情绪反应的词语。此外，当咨询师发现来访者对某件事的描述对来访者很有意义，但是对于咨询师却是模糊不清或模棱两可时，不冒失的解决方法就是，仅重复或回应来访者所用的关键词，并请来访者澄清其含义（De Jong & Berg，2012）。

归纳（summarizing）在SFBT会谈中，亦是不可或缺的技术。在获得来访者描述部分故事的细节之后，咨询师有时会使用归纳技术来汇总并提取来访者当前的表述及知觉，同时与来访者确认所接收到信息的正确性，如此将能继续累进会谈的理解基础，决定下一个技巧的选用。在使用归纳技术时，想发挥语言匹配效益的SFBT咨询师仍会尽量采用来访者说法与思绪的重点与字词，并大为突显来访者的关注焦点与优势力量，并避免使用超越来访者知觉与参照架构的解释（explanation）或自我揭露（self-disclosing）技巧，目的在于让来访者持续感受到咨询师尊重的倾听、平等的对待以及接纳的理解。具有反思效益的归纳技术，需以开放的精神去描述和提供，才会提高来访者吐露更多的意愿，进而影响来访者后续如何描述经验的决定（许维素、郑惠君，2006）。

简述语意（paraphrasing）的方式和目的则与归纳类似，是简述和澄清来访者的话语，反馈来访者话语中的意义与本质，引发来访者觉察自己表述中的重点与在意之处。SFBT咨询师在使用简述语意时的语句，会比使用归纳时更为简短扼要，但仍会尽量保留来访者原来的用词。精熟的SFBT咨询师使用简述语意的次数，会比归纳更多（De Jong & Berg，2012）。

4. 开放式问句

SFBT会谈，大多是由一连串开放式问句（open questions）贯穿而成。这些开放式问句容易引发来访者主动诉说对他重要的信息。除了代表性问句之外，SFBT也常运用一般咨询的基本开放问句，如了解人、事、时、地、物、感受、想法、行为等背景的"什么"（what）问句，以及了解过程与方法的"如何"（how）问句。

当咨询师由衷地、好奇地使用开放式问句询问时，须以一种需要来访者多说一点儿的态度，邀请来访者说明一些相关的资料，如来访者的背景，对事情的评估，对相关人、事、物的喜好等。如此一来，咨询师便将控制权和责任，转至来访者手中，给予来访者更多选择权来决定如何描述主观知觉的内容与形式，这也是一种尊重来访者及提高来访者自我决定意识的方式。SFBT咨询师特别需要判断在合适的时机，提出合宜的、包含来访者关键词的开放式问句，以促使来访者聚焦、停留于个人参照架构中，提供更多具体细节的描述，并发挥确认、扩大与转移个人知觉的效果。当然，咨询师都要能避免陷入来访者关于困境的、重复的、无数的细节中；要避免这种倾向的一个方法，即非常留意来访者所说过的话语，并且以"可能性的征兆"为锚，来获得相关的细节（De Jong & Berg，2012）。

（二）代表性技术

1. 赞美

赞美（compliment）是依据事实，以非评价式的语言来肯定来访者的优势、行动或进展，特别是有助于目标达成者。赞美能让来访者更有意识地采取有效行动，同时又能提升其自尊心与赋能感。最有效的赞美是用结合振奋性引导的提问方式，或通过他人角度的思索，让来访者在回答中自然地认可个人已有的优势。咨询师会持续给予来访者赞美，特别是在会谈开场时，通过赞美来访者的爱好、专长等，来建立正面关系与气氛，以及在会谈结束进行回馈时，再次整体赞美并鼓励来访者尝试新的行动任务。

例如：

"你很喜欢跑马拉松啊？哇！跑马拉松需要很有意志力吧？"

"你这次是怎么能在这样生气的情况下，就立刻离开教室，没有像之前一样和他起了冲突？"

"在孩子最近一直出事的这段时间，你先生会特别感谢你做的是什么？""他会说你已经做了什么，是帮助到孩子的？"

2. 一般化

一般化（normalizing）是指，对于来访者问题式谈话中的负向反应，咨询师在接纳共情之时，加入考虑个体发展任务或多数人于同一情境的常态反应，以阶段性、暂时性的语言，促使来访者将遭遇的困扰，视为生命历程中可被预期的挑战，或者更能接受自身情绪具有特定脉络的意义，而能"去病理化"地减少自责或羞耻感。

例如：

"在面对失业找工作的这种阶段，多数人的压力都是很大的。"

"当孩子处于青少年时期，父母真是特别辛苦的，因为青少年开始有自己的想法与意见了。"

"是啊，小孩常是需要通过犯错的历程，来不断学习、不断成长的。"

3. 重新建构

重新建构（reframing）是指，咨询师就来访者对特定主题的叙说，配合着来访者的主观知觉与社会脉络，以一个新的正面观点，突显来访者已经存在的优势、意图、努力、应对或关注点，从而让来访者扩大知觉，认可此正面价值或独特意义。

例如：

"从你生气爸爸妈妈为什么不能理解你的说法中，我看到好像你也很期待他们是能够理解你目前的困难处境的。"

"原来，你一直不说话，是在保护自己，不希望再有机会让别人误解自己。"

"虽然你暂时对这学生的表现不满意，甚至会生气，但是你一直都没有放弃帮助他。"

4. 成果问句

在会谈的开场阶段，成果问句（outcome question）可用来创造解决导向的氛围与对话。成果问句协助来访者开始思考其前来咨询的期待、可以接受的改变，或所谓没有问题的未来样貌，并使用可被观察的具体行为以及人际互动的语言描述之。

例如：

"今天你来到这里，你会希望我怎样帮助你？你最大的期望是什么？"

"会谈后如果产生了什么效果，你就能知道，你不用再来咨询？""你又会如何得知？"

"我可以理解，这对你是一个问题。那么，你希望情况可以有什么不同？"

"当这问题不再对你是一个困扰时，你会有什么不一样？""你的家人又会看到你有什么言行举止上的变化？"

5. 假设问句

假设问句（suppose question）是指，以假设性语词，激发来访者想象在未来某个较好的情境里或最期望的理想状况中，可能出现个人的改变及情境的差异，其目的在于带出不同的可能性。也可加入重要他人的观点来协助构思。

"如果，你最期望的情况发生了，那会是什么样子的？""那你办公室里的同事们，又会和现在比有什么不同的表现？"

"假设有机会问问你的爸爸妈妈，他们会说，如果他们看到你和现在有哪些不一样，他们就不会再担心你，或一直要对你耳提面命了？"

"当小孩的专注力能有一点点改善的时候，你第一个会注意到的讯号是什么？"

6. 奇迹问句

奇迹问句（miracle question）是指以"奇迹如果突然在今夜发生"的假设，引导来访者想象在第二天早晨问题已获解决的详细景象。奇迹问句能促使来访者从谈论问题的状态，转而开始聚焦思考解决之道，也能使来访者产生更深的信念——他们的生活是可以改变的，从而提升来访者的希望感与改变动力。必要时，咨询师可改采用来访者能理解的方式（如仙女棒、水晶球、圣诞老人）来提出奇迹问句。

"你的想象力好吗？我要问你一个奇怪的问题。（停顿。）今晚你回家睡觉时，有一个奇迹就这么发生了，这个奇迹把你今天带来这里的这个问题解决了。（停顿。）由于你在睡觉，所以不知道奇迹已经发生了。那么，当你明天早上起来时，你会注意到什么，让你知道昨夜奇迹已经发生了？"

"在奇迹发生后的早上，你会有什么不同？"

"你会做哪些之前不会做的事？"

"你的家人会看到你有何不同？"

"当他们知道你不一样之后，会对你有哪些不同的反应？"

"还有呢？"

7. 例外问句

例外问句（exception question）即询问来访者什么时候问题没有发生、问题比较不严重或问题影响力较小，并深究这些例外经验的发生过程与细节。例外问句常能化解来访者的忧虑，提升来访者的自信心与赋能感，使来访者从十分注意问题的严重程度，转而致力于应用或改编例外经验中的有效因素或行动策略，来应对现在的困境。例外问句常被与赞美和振奋性引导结合使用。

"这学生在学校的情况，什么时候是比较稳定的？" "那时，他是怎样的一个学生？他是怎么帮助自己的？"

"以前，当你的小孩遇到困难的时候，你都是怎么处理的？" "你当时怎么知道要这样处理呢？" "哪些方式可能特别适合这个孩子？"

"你班上的好朋友会说，你什么时候是比较能在上课时专心的？" "那时你是怎么能做到的？" "老师、同学多做些什么事，会特别能帮上你的忙呢？"

8. 应对问句

应对问句（coping question）是指，询问来访者一些被其视为理所当然的承受力量或自发而微小的应对行动从何而来，希望在共情来访者的同时，邀请来访者觉察自己是如何做到令自己持续承受痛苦或对抗困境的。如此，将能促使来访者慢慢肯定早已发挥的、让现状没有更糟的优势力量，减少来访者的挫败感，削弱困境对来访者的影响力，并逐步累积来访者"与问题共处"的能耐。

例如：

"在最近心情这样不好的状态下，你是怎么能够帮助自己还能继续来到学校的？"

"我很好奇，在一个人养大孩子的辛苦过程中，是什么力量支撑你走过来的？"

"如果有机会访问那位很了解你的同事，他会说你采取了什么样的介入行动，让情况没有变得更糟？"

9. 评量问句

在0（或1）至10分的量尺上，邀请来访者以量化方式澄清并表达感受、态度、动机与想法等。评量问句（scaling question）也能用来确认朝向愿景前进的具体步骤，或者评估咨询的成效与进展。不同的评估向度或重要他人的观点，可扩大评量问句的效益。评量问句也特别有助于危机个案的安全性评估。

"1到10分，10分是你刚说的，奇迹发生后，你决定好好活下来，1分是相反的状况，那么你觉得现在自己在几分的位置？""是什么让你能在这个分数，而不是更低的分数呢？"

"如果你再多1分，你的好友会发现你和现在有什么不一样的地方？"

"你的医生会认为，如果可能，你先帮助自己稳定在目前的分数位置上，那会有什么意义？""如果需要先维持，需要你'继续'做哪些已经在做的事情？"

10. 关系问句

关系问句（relationship question）是指，就来访者与重要他人的互动脉络，探问这些重要他人对来访者的肯定或期待，以助长来访者的现实感，增进其对外在资源的觉察与运用，并让来访者能在社会互动中，于"想要的目标""愿意去做的事情"与"别人对他的期待要求"之间，取得平衡。

"如果你的好朋友在这里，她会说她特别喜欢你的什么地方，才会愿意当你的好朋友？""你又是怎么具备这些优点的呢？"

"如果我询问把你送来咨询的老师，他会期望你'至少'有些什么改变？""对于他的期望，你有什么看法？""当你有一点点改变时，你猜这老师会对你有什么不一样的态度？"

"你的爸妈，对你现在的处境，可能会提出什么建议？""你会觉得哪些建议，或许你也可以试试看？"

11. 何处好转及"EARS"

两次咨询的间隔时间，由来访者与咨询师共同商议。在后续咨询中，咨询师会以评估进展并深入探讨进展作为开场："上次咨询后，何处好转了（what's better），即使只有一点点？"

"EARS"则是常用来探讨好转之处的系列技术。E，引发（elicit）：观察来访者的改变，或引发来访者观察到什么事情已经比较好些了。A，扩大（amplify）：详细探讨造成微小改变的种种方法、执行细节，以及对人际互动所产生的涟漪效应。R，正面增强（reinforce）：肯定与鼓励来访者产生的改变。S，开始（start）：再次探讨其他进展的成功经验。在与目标一致的轨道下，使用EARS，会让来访者的进展持续地扩大，并有助于结案。

12. 由来访者主导对话的问句

Plamen Panayotov（2017）研发出"由来访者主导咨询对话"（conversation led by client）的方式，强调让来访者选择何谓"最有用的问句"（the questioning for useful question）以及决定进行回答的时机。其目的为：减弱咨询师的专家姿态或减少对来访者产生误解的可能性，培养来访者的主动性与创造力以及"自我提问"（self-question）的能力，以促使来访者更能应对现在的困境或未来的生活情境（Mikhalsky，Panayotov & MacDonald，2019）。其类型包括：

（1）多重选择问句（multiple-choice question）。会谈到一个段落时，咨询师提出几个问题，并询问来访者："在这些问句中，你觉得哪一个问句最适合你，对你最有帮助？"请来访者从咨询师所提供的问句清单中挑出一个。接着，向来访者提出这个问句。

（2）启动思维的问句（mind-activating question）。会谈到一个段落时，咨询师提出："现在，你认为如果能从我这里听到一个最有用的问句，那会是什么问句？"或者，"在我们的下一次会谈中，你认为能从我这里听到的最有用的问句会是什么？"在来访者给出答案后，咨询师接着向来访者提出这个问句。

（3）时间导向的问句（time-oriented question）。在合适的时机，咨询师询问："在此时此刻，我们讨论什么，会是最有用、最有帮助的？是关于过去的、现在的，还是未来的？"在来访者给出答案后，咨询师接着向来访者提出相关时态的时间导向问句。

（4）激发来访者自己的问句（eliciting client's own question）。"在这次会谈中，你希望问我的问题是什么？""今天我回答你哪一个问题，会对你最有用？"或者，"你常问自己什么样的问题，虽然你目前还没有找到答案？"在来访者提出后，咨询师接着向来访者询问这个问题。

（5）最棒咨询师问句（best therapist question）。当会谈有卡住的感觉时，咨询师询问来访者："你猜想，在这个时候，最棒的咨询师会提出什么问题？"在来访者提出该问题后，咨询师接着向来访者询问之。

（6）对来访者提出"何以会发生这种事"（why does this happen）的回应问句：当来访者询问为什么会发生这种事时，回问来访者："对于这种情况，你目前觉得事情会发生，最简单的理由、最可能的原因或最有用的解释，会是什么？"

（7）延迟答案问句（delayed-answer question）：如果目前来访者对于特定问句没有任何答案，请他们在下次会谈前，继续思考这个问句，一直到出现有用或有意义的答案为止。接着询问："什么时候进行下次会谈？"

三、焦点解决短期心理治疗基本会谈阶段与架构

为了发挥建构解决之道的精神，SFBT的会谈具有组织结构性。De Jong 与 Berg（2012）认为SFBT的会谈架构为：简述问题、发展良好构成的目标及问题解决时的所欲愿景、探讨例外经验、给予会谈结束前的回馈，以及评估进展与探讨改变等。

每次SFBT会谈主要包含两个部分。

第一部分，除了于开场时建立正面会谈气氛外，咨询师也会积极倾听来访者对目前困境的描述，尝试邀请来访者界定出一个特定的、可改变的问题，并了解基本的相关细节，如：这问题怎样成为困扰、来访者对问题的主观诠释、来访者之前试图解决问题的努力与方法，以及希望咨询能产生的帮助等（Murphy，2008）。

接着，尝试邀请来访者从其主观知觉中，勾勒出所欲的愿景、偏好的未来，以及确定明确的、可行的良好构成目标。此时，咨询师经常使用的是成果问句、奇迹问句、假设问句。

再者，咨询师也会以例外为根基，通过例外问句、应对问句、评量问句，从中确认来访者生活中的优势与资源，突显例外经验的独特性来彰显来访者的胜任力，以能发展出多元的解决策略或行动方案。咨询师积极找寻的例外经验，常会与来访者的咨询目标密切关联。

后续会谈，咨询师则在开场时即询问进展所在，EARS是最常使用的系列问句。继而，循环探讨来访者下一阶段的目标。

第二部分为发展会谈结束前的回馈。在会谈进行约40分钟时，咨询师会暂停5—10分钟，在暂停期间，咨询师会思索来访者提及目标、例外及其他出现在咨询中的重要信息，来组织会谈结束前给予来访者的回馈，希望能鼓励来访者在实际生活的情境中有所行动，以促进改变的发生。

回馈主要包含赞美（compliments）、桥梁（bridge）、提议任务（suggestion）三个环节。赞美，是对来访者整体的肯定，并特别突显与目标达成有关的个人优势力量。桥梁，是指在赞美与提议任务间，提供执行后续提议任务的重要性说明。提议任务，即鼓励来访者离开会谈室后可立即开始尝试的一些行动（如观察例外的发生、多做有效的行动、尝试迈向目标的一小步，或改做不一样的实验等），同时邀请来访者在后续会谈中，分享提议任务执行后的体验与发现（De Jong & Berg，2012）。

根据前述会谈阶段与内容，许维素（2014）提出简要历程架构要素图（见图2-1），即：当来访者提出来访问题时，咨询师能协助来访者勾勒愿景与梦想，以带出改变的希望，接着考虑来访者的在乎、重视、需求，并形成具体的、正面可行的良好构成目标。同时，引导来访者发掘既有的例外、优势、资源与应对机制。然后，于会谈结束前，给予包含一小步的提议（如多观察或复制例外经验等）。在后续会谈里，无论这次会谈与上次会谈间隔多久，咨询师都会优先探讨有何进展及如何维持细微的改变，并再循环此会谈的架构与过程。

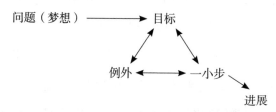

图2-1　SFBT会谈的简要历程架构要素图

四、咨询历程的特征

　　心理咨询可被视为一种社会性建构的语言游戏（socially construct language game）。在SFBT咨询历程中，咨询师与来访者一起投入共同建构的咨询对话之中，并以来访者"希望生活如何转变"的相关目标与达成方法为主轴。此共同建构的咨询对话，在沟通上是一个协同合作的过程。对话的双方需合作地产生信息，这些信息将在沟通对话中产生新的意义，从而促使来访者能以新的、不同的方式谈论自己与所处情境，带动来访者在社会互动中的正面变化（Mikhalsky, Panayotov & MacDonald,

2019）。因此，SFBT的咨询历程，至少有以下几个重要特征。

（一）发展"解决式谈话"，扩大转移知觉

SFBT相信，解决之道，存在于来访者与咨询师的会谈对话之中，存在于二人论及来访者希望事情有转变之处，存在于探讨促使改变发生的可能性之上。所以，SFBT咨询师会努力将会谈对话从讨论问题本质与细节的"问题式谈话"（problem talk），逐步转为运用 SFBT特定技巧，以"身后一步引导"的态度，致力于形成、发展、维持"解决式谈话"（solution talk）。来访者改变的动力与能力，与来访者如何知觉事件息息相关；"解决式谈话"能扩大与转移来访者的知觉，并快速带出来访者的实际转变。

对于SFBT来说，来访者是以语言展现着其主观知觉及其参照架构的。咨询师细心地倾听和探索来访者的遣词用字是非常重要的，因为这是理解来访者思维逻辑与参照架构的方法，也是对来访者的倾诉表达看重、倾听、共情的方式。咨询师若自行重新诠释来访者的关键词，并将之放进各项专业术语里，其实是一种不够尊重来访者的态度，常会削弱来访者的自信心，或造成来访者理解咨询师的语言的困难（许维素、郑惠君，2006）。SFBT咨询师会特别采用"语言匹配"的原则，尊重与信任来访者口语所表达的意义，将来访者的语言习惯与表达语境纳入考虑，如此才能与来访者持续确认与累进对话的共同理解基础（MacDonald，2011）。共同理解基础除了是双方合作的重要元

素之外，也是咨询师用来判断后续要提出哪些问句或使用何种咨询技术的依据，以及决定如何推进"解决式谈话"的重要参考（Bavelas et. al，2013）。

通过解决式谈话历程，SFBT协助来访者觉察与认可自己的优势、目标、行动与微小进展等，以产生知觉扩大与转移的成效。在SFBT会谈过程中，咨询师会兼顾来访者目前的情绪脉络与遣词用字，关注其知觉的扩大与转移对来访者负面情绪与语言叙说方式的影响，同时着力于增加来访者在现实生活中的正面情绪、认知想法与有效行动之间的循环，并强化其社会人际系统中的正向连锁效益，以期能在来访者的知觉中提升其自我赋能感，并能创造与维持来访者在日常生活中的美好转变（许维素，2017；De Jong & Berg，2012）。

（二）倾听、选择、建构的循环历程

对SFBT而言，咨询历程是指咨询师与来访者之间的"语言对话"的历程，即以对话中双方所表达的、可以被观察的语言，作为思考的依据与聚焦的重点，而非咨询师的内在意图或来访者的弦外之音。咨询师会非常信任来访者口语所表达的意义，不对来访者所言进行臆测，并会高度关注如何依据现有的共同理解基础，通过"倾听"（listen）、"选择"（select）、"建构"（build）等活动，适宜地选用促使来访者改变的治疗语言（De Jong & Berg，2012；Bavelas，et al.，2013）。

"倾听"是指SFBT咨询师会一直保持"未知之姿"及"身

后一步引导"的非主导位置，在持续展现自然共情的态度下，用心捕捉来访者重视什么、想要什么以及相关的优势力量，进而能辨认与解决之道有关的微小可能性征兆。由于来访者常会倾诉许多，在不可能——触及的情况下，咨询师如何"选择"后续回应的重点，正是由其专业性决定的。"选择"是指SFBT咨询师从诸多已注意到的可能性征兆当中，挑选可能是最有效之处来予以反应。"建构"则指的是咨询师会依据"倾听""选择"所得，形成其介入方式，如赞美、一般化、重新建构、开放式问句、SFBT代表问句等；于介入时，咨询师常会并入来访者独特的世界观与语言使用习惯，如采用来访者的关键用字，与其语言有所链接，或者紧贴着来访者的语境来进行（Trepper，et al.，2010）。

对于咨询师在倾听、选择、建构之循环历程中的行动，McKergow（2021）还提出一些层次的考虑：

·接纳、理解、认可（acknowledge）来访者的问题情境，但不扩大、增添或解释之。

·对于来访者是如何注意到进步（progress）及更好的世界（better-world）的，不管这些是发生在过去、现在，还是在未来生活之中的，咨询师都非常有兴趣地关注着。

·帮助来访者建构最大期望（best hope），以及咨询的主要方向或主题（theme）。

·帮助来访者进行与完成 "建构描述"（build description）的工作，即引导来访者以自己的语言，具体描述在过去、现在与未来的日常生活里，出现部分最大期望情景的细节。

·帮助来访者通过奇迹问句、评量问句这种 "大型问句" （large questions），描述出个人所欲目标的大方向。（视为第一层次。）

·帮助来访者通过一些"小型问句"（small questions），在描述中增加具体的、可观察的、微小的细节。如：会有什么不同？你或他人会第一个注意到的信号是什么？（视为第二层次。）

·保持与来访者持续投入于会谈当中，通过专注倾听的姿态（如点头、微笑、身体前倾、"嗯哼"等），以及提问、回应等咨询技术，促使治疗对话持续进行。（视为第三层次。）

·在提问时，需从来访者的描述中，选择其使用的语言来建构后续问句。记得在提出的问句中，有意识地突显来访者的一些词汇，这些词汇是可以帮助来访者自然而然地联结到自身最大期望和例外经验，并能聚焦于这些重点进行思考的。同时，对那些会让来访者想起更多问题与困境的用语，予以忽略。

来访者通过自身的参照架构，会对咨询师的介入有所回应，咨询师也会再依据来访者的回应，同步（pacing）调整自己后续对话的速度、语调或内容。如此一来，共同理解基础将再次累进，也循环影响着咨询师继续"倾听、选择、建构"的会谈历程（De Jong & Berg，2012）。当然，若来访者的口语及非口语信息显示出对于咨询投入程度降低时，咨询师会特别提醒自己要提高对来访者优势及可能性的注意力，重新检视提问的内容或给予的反馈是否仍然贴近来访者目前的情绪脉络与关注重点，以顺利地调整后续的咨询回应（许维素，2017）。

（三）以未知态度的问句为核心工具

SFBT的代表技巧以问句为主。问句的形成与提出，是咨询师得以对来访者建构解决之道做出贡献的重大基础。SFBT问句的引导，不是推来访者往何处去，而像是"轻拍着来访者的肩膀"，用问句邀请来访者采用新的眼光来看相同的旧事件，至于来访者要选择旧有的方式还是包含新观点的行动，都由来访者决定。

来访者对问句的反应与回答内容的选择，将能影响来访者能量的变化。当咨询师提出一个 "好的问句"（good question）时，来访者会进入思索状态。当来访者能全然投入于思索状态时，咨询师仿佛消失了一般（Geroge，2010）。所以咨询师提问的问句是否适合、是否是好的问句，是咨询师在对话历程中，需要持续通过倾听、选择、建构历程来构思与判断的。Panayotov（2011）认为，足够好的问句，至少包括以下几个特征：

1. 对来访者是有意义的。

2. 能被来访者理解的。

3. 是问得及时、时机合适的。

4. 是重要且有用的。

5. 是来访者回答前需要思考的，不是他随意可以给出答案的。

6. 通常来访者回答起来有些难度，但是来访者依旧是可以回答的。

7. 可以有多元的、不同的回答方式或答案内容。

8. 能产生新的学习与理解。

9. 可以提供现在与未来的行动信息的。

10. 来访者所给出的答案，是可以促使咨询师构思新的或下一个问句的。

针对SFBT未知态度问句的提问历程，McGee、Del Vento 与 Bavelas（2005）相当细致地提出了十个步骤要素。这十个步骤要素通常会同时发生于几分钟甚至几秒内，且一直是相互影响的。

1. 来访者必须理解这是一个问句，也知道这个问句想要问些什么；同时，来访者需要运用逻辑推论或想象力，来创造答案的意义与内容。

2. 所提出的问句是明确地让来访者知道需要针对该问句产生"紧邻的答案"来予以回应的。

3. 这些问句会引导来访者触及其生活经验中的特定层面。

4. 为了回答问句，来访者在当时必须专心地回顾与思索，或努力地给出评论与结论。

5. 来访者通常不会特别注意或评论提问的问句中已隐含嵌入的预设立场（如传递对来访者能力的欣赏与信任，或者偏好未来是有可能实现的）。

6. 问句里的预设立场是可以随时被修正、调整的。当来访者没有配合问句的预设立场进行回答时，咨询师需要再形成含有不同预设立场的新问句。

7. 来访者回答问句即接受了隐含嵌入的预设立场，而这预设立场也会成为共同理解基础的内容之一。

8. 答案的内容是由来访者提供并拥有的（own），而非咨询师所持有的。

9. 在来访者回答问题后，对话的主动权便会回到咨询师身上。

10. 当对话快速在进行与发展时，咨询师要记得之前提问的预设立场为何，持续思考是继续以该预设立场接续发问，还是要予以修正调整。这样思辨与选择的难度，将随着会谈的发展不断增加。

SFBT问句，展现着咨询师对来访者的欣赏与佩服，并将创造意义的控制权、选择权、决定权交给来访者。通过含有未知态度的问句，使来访者在思索提问问句及自行形成答案的过程中，激发出符合个人意义与价值的解决之道。

（四）提问后静默等待并获取描述性细节

由于SFBT的代表性问句，可以说是一种正面引导的问句，不为处于困境中的来访者所熟悉，常需要来访者费力思索并用心地将他们的想法诉诸言语，才能顺利回答。所以，在咨询师提出一个好的问句之后，来访者常会出现沉默反思的样貌（De Jong & Berg，2012）。

Korman（2011）提醒，咨询师要说什么，或者不说什么，都具有治疗性。在SFBT会谈中，咨询师应加强对来访者反思沉默的包容度，因为咨询师的静默与等待，正是一种接纳的展示

（McKergow，2019）。尤其，当咨询师发展出承受来访者的沉默并展现等待来访者回答的沉着时，甚至懂得运用静默反应给予来访者思考的空间时，来访者很快就会学到：咨询师不会帮他们构思问句的答案，这是他们自己需要负责努力的地方。如此一来，来访者将有机会发觉自己拥有提供答案的思维与能力，也能够练习运用自己的答案，自行建构适合自己的解决之道（De Jong & Berg，2012）。

再者，在来访者反思并提供简要的答案后，咨询师应接以开放式问句积极探究，持续邀请来访者以自己的语言描述出相关细节，如：资源的细节、行动的细节、影响的细节，以及效果的细节，而不是由咨询师来分析来访者尚未表达的信息。当然，咨询师还可以接着多问几次"还有呢？"（What else？），以使来访者能停留在同一方向聚焦思考，从而引发更多相关的回答（Pichot & Dolan，2004）。也就是说，获取细节（get details）是SFBT咨询师在提问后很重要的工作。SFBT相信，来访者在回答关于优势与愿景等重要的正面经验细节时，将更能回忆并沉浸在这些正面经验当中，以至于能发生更为正面的看待自己与困境的知觉转移。在意识到自己的所欲目标与有效行动后，来访者常会更有能量与策略来寻求解决之道（De Jong & Berg，2012）。

（五）将对话焦点带回来访者身上

有些来访者对于所面临的难题多有抱怨，认为是周围的人、事、物造成了他们的困扰，而要求"他人"（others）做出改变。SFBT认为，若来访者能够以不同的角度与观点，来看待与谈论包含他人议题的困境时，将会出现不同于之前的处理方式与应对措施，但是SFBT也认为，咨询师需要尊重来访者期待他人改变的知觉，视这样的期待为来访者目前如何看待他们生活方式的表征。所以，若要使来访者从无力感转而拥有赋能感，需要来访者转换其思考的焦点：不是一直将心思放在那些难以控制的周边环境与他人身上，而是去思考在目前的这个困境里，自己想要的目标以及当前可以做到的努力（De Jong & Berg，2012）。

另一个转移来访者关注焦点的好方法，即提出问句。例如，咨询师以尊重与共情的态度，使用假设问句询问来访者：如果对方改变了，两人的互动会有什么不同？当对方改变时，来访者会以什么样的言行举止去回应？两人的关系与相处方式又会因而有什么不同？如此常能促使来访者觉察到：双方的互动是相互影响的、具有循环连锁效益的。有时，有些来访者就会因此而愿意从自身的改变开始。又例如，咨询师可以使用关系问句，邀请来访者从对方的角度，思考对方对于自己与彼此关系的看法、期望等，来增加来访者换位思考的能力。有时，来访者会因为增加了对于对方的共情理解，而软化了原来要对方改变的坚持。倘若来访者仍然坚持希望对方先行改变，咨询师则可运用评量问句，引导来访者思考如何让对方改变的可能性提高1分，或者以应对问句让来访者有所准备：万一对方暂时无法改变，自己又该如何应对（De Jong & Berg，2012）。

尤为重要的是，当来访者能够进入焦点解决问句的引导并能有所回应时，来访者常会自然接受问句中镶嵌的赋能意蕴。若来访者将个人的优势或进展归功于别人的贡献，咨询师仍要记得将焦点转回来访者身上，并继续提问，比如："你说是朋友提醒你的。那么，你是如何决定采取你朋友提出的意见呢？"或"当你决定采取你朋友的意见时，你立刻就能做得到，代表着你本来就已经拥有能够执行这行动的能力，是吗？"如此，便能让来访者更为认可自己的付出与贡献，也更能懂得自己可掌控之处。其实，SFBT引导来访者在面对问题的过程中，学习聚焦在自己身上的优势、自我决定、可为的行动，以及可掌控之处，这也正是将在社会互动中促成改变及发展解决方案的责任，归至来访者的身上。

五、一个咨询历程范例

（一）第一次会谈

大学三年级的永定（化名），被辅导员转介到学校心理咨询中心来。

第一次会谈时，他垂头丧气地坐在咨询室里。对于咨询师的任何提问，他都有气无力地回应。

咨询师："今天来到这里，你会特别希望有什么收获与帮助呢？"运用成果问句，期待能了解他的来访目标，并展现尊重由他决定咨询方向的目标导向色彩。

永定："我又没有碍到别人，我只是想睡觉啊！我怎么知道我们辅导员要我来干什么？"（无奈地回应。）

咨询师："好像有些困惑为何要来。虽然如此，但是你还是来了。"（轻轻肯定，尝试建立咨访关系。）

永定："能不来吗？我爸妈也啰啰唆唆的。"（叹了口气。）

咨询师："他们都说了些什么？"（关怀地问。）

永定："还不是毕业很重要，别让他们担心之类的。唉！我知道我再不来，他们就会更担心。"

咨询师："看起来你并不想让父母担心，而这样的情况看起来也有一段时间了。"（反映他的表达中关注的重点。）

永定点点头。

咨询师："那么，你也想要毕业吗？"（尝试寻找他在意的目标。）

永定："嗯啊。"

咨询师："那我还不是很懂。嗯，学院辅导员要你来，因为你想要睡觉，以及父母担心你毕业，这些事情之间的关系，你可以多说明一下吗？"（提取他的关键词，尝试探问这几个话题间的关联性。）

永定沉默了好一阵子。咨询师也静默地等待着。

永定："就是……我们社团的学长，他……假期爬山的时候，突然……就是……在山上心肌梗死……就去世了。他那么年轻！很年轻！那个，嗯……我们社团很多人啊，都被叫来这里咨询。我就一直不愿意来啊。那，我就是……他去世，我也很难过啊……就是这一两个月，嗯，我只想睡觉啊，一直在睡觉，没去上课啊，学院辅导员就通知爸妈了啊……"（表情凝重地诉说着。）

咨询师："谢谢你让我知道这些。相信发生这样重大的事情，对学长周围的朋友或亲近的人，都会有相当程度的影响，也包含了你。"（尝试一般化地接纳。）

永定："是啊。我知道我受到的影响很大。"

咨询师："影响很大。那么，你觉得对你的影响是些什么呢？"（顺着他同意之处多加询问。）

永定："那个……我也不是很确定。"（看起来不想再多说。）

咨询师："那我再跟你确认一下，虽然是辅导员和爸妈希望你来咨询的，他们好像注意到你一直睡觉，也担心影响到你毕业，但是重要的是，你也不希望他们惦记你，你也希望毕业，所以你还是来了。那么，如果可能，在咨询中我们谈了些什么，会让你觉得来到这里是值得的？"（再次以成果问句提问，展现非病理化态度以及尊重地想要确认他个人当前的目标。）

永定："我也不知道……"（思索很久后。）"反正我就是很讨厌听到什么'节哀顺变'啦，'人死不能复生'啊！"

咨询师："讨厌？怎么说？"（呼应关键词。）

永定："就是讨厌！"（语气加重。）

咨询师："节哀顺变，人死不能复生，好像都是在讲不需要再悲伤之类的意思。"（尝试反映他的关注点。）

永定："对啊。就是啊！怎么可能一下子就不悲伤，人心又不是机器，想让它怎么样它就能怎样。"

咨询师："是的，尤其是面对突然的死亡，特别是亲近在意的人，心里是很难一下子就不再悲伤了。"（一般化并支持之。）

永定："那为什么他们要那样一直对我说。"（突然红着眼眶，低头委屈地、缓缓地继续说。）"我跟学长很要好的，他很照顾我……我也知道事情已经发生一阵子了，不应该再难过了，但是我没办法……我也觉得很丢脸。我那学长以前也常喊着'男儿有泪不轻弹'啊，平时老爱提醒我要坚强，可是……这事情我实在没办法。"（他的眼眶更加红了。）

咨询师："你跟学长要好，又很看重他对你说过的话。对自己这么重要的人突然离世，希望在一两个月内就平复下来，即使是一位男性，都是很不容易的事情。"（一般化，持续展现去病理化的接纳态度。）

永定："是吗？……对啊！……他们应该这样想才对啊。"（静默了一会儿。）"你知道我学长多优秀，对我多重要吗？他是我的偶像啊！"

于是，他开始诉说他眼中的学长、他们相处的记忆，以及他难过中的种种想念。

咨询师专注倾听着他充满感情的诉说，望着他开始流下泪水的脸庞。

咨询师："那么，最近在想起他的时候，你都怎么消化这份想念或难过的情绪呢？"（轻柔地支持，并尝试以应对问句询问他如何应对。）

永定："能怎么办？大家又怕我太伤心了，一直跟我说那些。什么'如果你难过想念学长，他会更难平静地离开'，什么的。那我能怎么办？我一想，头就昏了，只好去睡觉啊，不然能怎么办。"（他音量变大地说。）

咨询师："你是想念学长的，你因为他突然离开人世而难过。你不同意别人说的'节哀顺变'之类的，但是你好像也在乎，学长能否平静离开这种说法，所以整个一想，就会头昏，只好选择睡觉来帮助自己。"（尝试汇总他语言中各个在意之处，略微重新建构地提出他选择睡觉的重要理由。）

永定："嗯。我还是希望他在天有灵啦。他很坚强的。他应该可以平静离开人世，应该没问题的，他是那么坚强的人。我是怕他又笑我在那边难过，我又让他失望，让他在天之灵看笑话，看到我这么不坚强。"

咨询师："其实你最在意的是，在天有灵的他对你的看法，你希望自己不要让他失望。"（反映他真正重视的议题。）

永定："嗯。"（点头同意。）

咨询师："那么，如果学长在天有灵，你会希望他看到的你，是什么样子？"（尝试结合假设问句与关系问句，将他从诸多外在的声音以及他个人的担忧中拉出，让他再从这一在意的关系里，厘清他真正的目标。）

永定："我不知道。"（轻咬嘴唇。不愿意再说。）

永定突然看着时钟："老师，那个，时间到了，我可以走了吗？"

暂停休息后。结束前，配合目前的咨访关系形态，咨询师汇总了会谈的重点收获，提供了回馈。

咨询师："今天很高兴你愿意给我一个机会认识你。跟你谈话后，我了解到你来到这里，是因为你不希望让爸妈和辅导员担心你，你也希望顺利毕业。我特别听到你与学长感情非常好，他很优秀，也帮你很多忙，他的突然离世，实在对你影响很大。因为你们感情很好，他又对你这么重要、这么特别，这些影响当然会是很大的，你也知道自己是需要一段时间来平复下来的。我还听到你说你会选择睡觉，是别人希望你不要再伤心，以及你在天上的学长眼中，会不会不够坚强有关，你很希望能让学长对你放心。但是，我也看到，你的睡觉与难过，也正反映着一份很想念学长的心意。这是一份很深的、很可贵的心意，也是非常重要、非常有意义的一份哀悼。"

永定聆听着。眼神平和许多地点了点头。

咨询师："我还是很希望你能继续来。听起来，你能继续来咨询，也会让爸妈及辅导员安心些。这也是你在乎的。"

永定再次同意。

咨询师："那么，我也希望下次你来的时候，能让我知道，你觉得我们在咨询中谈些什么对你是有意义的，或者说，你希望我可以如何帮上你的忙？"（仍将咨询目标的决定权交给他。）

（二）第二次会谈

第二次会谈时，永定准时到来。通过他平和的态度，咨询师能够感觉到彼此的合作关系已然建立。

咨询师："永定，这一周你有什么不同吗？有哪些小小的、好的变化发生？"（尝试探问进展与改变。）

永定："差不多吧。"

咨询师："差不多是指？"

永定："日子一样过啊。上课，吃饭，睡觉。就这样。很平常。"

咨询师："听起来日子过得很平常。但是，如果我没记错的话，你的意思是，这一周你已经开始去上课了？"（对照上周叙述的差异。）

永定："对啊，上了一点儿。"

咨询师："喔，哪些课啊？"（追问以隐微地肯定。）

永定："必修课啊，还有会点名的那些老师的课。我还是要毕业啊。"

咨询师："是的，我记得你想要毕业。毕业对你很重要。"（复述他关注的事件。）

永定："是啊，我家里环境不好，我很努力才考上这所大学的，我当然要毕业。"（较为有动力地说着。）

咨询师："很努力考上的喔。要考上这所大学也很不容易呢。"（表达赞许。）

永定："是啊。高中的时候，同学都补习，我都不能，只能跟他们借笔记。反正，我得快点毕业工作，分摊爸妈的生活负担。"（他说话的样子比上周更流畅、直接。）

咨询师："如果你爸妈知道，你仍然想要毕业，开始去上课了，也一直把分摊他们的生活负担放在心上，你猜他们会有什么反应？"（使用关系问句，摘述优点与变化，尝试以重要他人的角度来给予肯定和鼓励。）

永定："那……他们大概会放心一点儿吧。这阵子他们很担心……我很不好意思再让他们担心了。"（低头说着。）

咨询师："他们的放心，对你很重要。看到你也对家里、对爸妈很有责任感。"（认可他的在意之处并肯定其优点。）

永定点点头。

咨询师："那么，除了珍惜自己过去的努力，以及想要顺利毕业可以开始分摊家庭负担的动力之外，这一周，还有什么人、事、物帮助了你，让你可以开始上一些课了呢？"（企图让微小进展的具体发生历程，更被意识化。）

永定："嗯……我想想啊……我同寝室的室友会来叫我起床，我就跟着他们去上课。"

咨询师："他们会叫你起床？"（强调外在社会资源所在。）

永定："对，我们都还算关心彼此。"

咨询师："而且你也愿意接受他们的关心与照顾。"（突显其主动权。）

永定："对啊。"

咨询师："那他们知道你愿意接受他们的关心与照顾吗？"

永定："知道吧，就是很自然的。"

咨询师："你猜想，他们对于你愿意接受他们叫你起床，然后愿意和他们一起去上学，他们的感受可能是什么？"（以关系问句，尝试链接更多社会支持系统。）

永定："他们放心一点儿吧。我总不好让大家一直担心，或者一直麻烦人家。"

咨询师："你很不想让大家担心、麻烦，包括室友、爸妈、辅导员。"（汇总他的重视。）

永定："对啊，已经一两个月了，总是不好。"（带着歉意地说。）

咨询师："如果可能，你认为你变成什么样子，他们就会更不担心呢？"（结合假设问句与关系问句，尝试澄清他目前愿意努力的方向。）

永定："就是能变得像以前一样吧。但是，我还没办法做到。我连上课，都觉得很难。"（坦诚地讲着。）

咨询师："但是，至少，你开始上课了，也愿意接受室友的帮忙，你在心里也希望自己能够变好一点。"（尝试未果，改为肯定他已经做到之处。）

永定："唉，我就算有去上课，我就只是坐在教室里面啊，发呆啊。也没怎么听课。就乱想啊。"

咨询师："这和你前一两个月的情况一样吗？还是有些不同？"（尝试使用过去式时态，继续探索有无差异发生。）

永定："跟以前认真上课当然不一样啊，但是比起学长刚去世的时候，我没法上课，坐在教室里就头痛、想睡觉，就算好很多了吧。你都不知道我那时候啊，干脆就直接回寝室睡觉去了。"

咨询师："那你会认为自己怎么能够有这样大的变化呢？"
（鼓励肯定，并继续引发对进展的觉察与说明。）

永定："什么意思？"

咨询师："或者，我换个方式问好了，你觉得现在能坐在教室里乱想的你，和之前头痛到想睡觉或回寝室的你，在心态上、想法上、情绪上、行为上，有什么不一样？这样的转变是怎么发生的？"

永定："喔……就是，嗯……我想起学长的事，还是会一直想的，胡思乱想，不过，倒是没有头痛。"

咨询师："这代表着你发生了什么样的转变，以及怎么能发生这样的转变？"（再次配合他能够回答的速度修正问句。）

永定："喔，喔。我知道你的意思了。嗯……我在想学长的时候，我就是，就是没有像刚发生的那时候一样，不准自己想念他。"

咨询师："现在没有不准自己想念他。那你想，你怎么能够有这个变化呢？"（展现惊讶的表情以强化之。）

永定："我不知道。"（但仍思考了好一会儿。）

咨询师："我记得上次你也提到，你讨厌别人说'节哀顺变'，不过，你这次在说这件事的时候，我看到一个不同，虽然你是困惑的，但是你会允许自己想念他，即使是乱想。现在的你，并非绝对不允许自己想他的。好像这样你也不再会头痛。"
（重新建构，汇整并突显目前他所能认可的改变。）

永定："老师，因为上次你说，会想念他是很自然的事情，我就觉得好一点儿，觉得自己没那么糟。说到这个，我这次想跟你讨论一个问题。"（显现更为主动参与咨询。）

咨询师："是指什么？"（鼓励进入咨询目标。）

永定："就是，像我刚刚说的啊。怎么说呢，虽然在教室也会，但情况相对好一点儿。我一回到寝室，我发现一想起学长，我就会难过起来。这样不是就很差劲儿吗？而且，我一想到学长可能会对我失望，我就……觉得，他人都死了，我还这么对不起他。"（悲伤地说着。）

咨询师："看起来你更能接受自己会想起他，但是对于你会难过的自然反应，你想到的是，你并不希望让提醒你要坚强的学长失望，即使他已经离开人世了。"（微小的一般化与重新建构。）

永定："对，对。"

咨询师："所以，我想问的是，如果可能，对于想念学长，还有他离开的难过，你希望自己可以变成什么样子来面对？"（以假设问句确认他希望自己出现的反应。）

永定："这个……我不知道啊。"（犹豫地说。再次陷入沉默。）

咨询师："或者说，你刚才说希望跟我谈谈这个情况，原本是想，在跟我谈的时候，会希望我可以怎么帮上你的忙？"（再次以成果问句引导来访者确认来访目标，避免由咨询师决定。）

永定："嗯……嗯……我应该，还是希望自己变得坚强吧……"（出现了正面词语。）

咨询师："你希望的那种坚强是什么样子的？可以多说一点儿吗？"（邀请具体化。）

永定："我也不知道。很模糊。"（他摇头，但表现出投入思考并希望改变的表情。）

咨询师："那么，我来问你一个很有想象力的问题，如果今晚你回家后按照平时的时间睡觉，然后，在你睡着的期间，有一个奇迹，就这么发生了，但是因为你在睡觉，你并不知道奇迹已经发生了。醒来的时候，你会看到什么信号，你就知道奇迹已经发生了？"

永定："啊，奇迹，很难发生吧。"（但他愿意继续思索。）"奇迹发生后，难道学长死而复生吗？这也不可能啊！我要梦到他都很难了。"他还是摇了摇头："这太难了。"

咨询师："当然，这是一个很不容易的问题。"（改以别的方式继续尝试。）"你刚提到梦到他。嗯……你相信'人死后会托梦'这种说法吗？"

永定："我不知道真假，但我还蛮希望学长能来看看我们大家的，也可以跟我说说话。"

咨询师："那么，如果我这样问呢？如果就在这几天的某一个晚上，你正在熟睡的时候做梦了，你在梦中看到学长来找你，他和你说话，你希望他可以跟你说些什么？"（配合民间习俗，尝试改编奇迹问句。）

永定："我……不知道……我希望……他说他过得还好。

还可能会说，他这么年轻就死了，他很遗憾，但他还是不得不接受。"他迟疑了一下，继续说："学长很善良，我想他一定会这样安慰我。一定会叫我不要难过，要我坚强。我也希望自己坚强啊，但是我……"（他开始有点儿哽咽。）

咨询师："是啊，你也希望自己坚强，不要让学长挂心着你。"（再次肯定他想要的目标。）

永定点点头。

咨询师："如果有可能的话，学长非常关心你，知道你想念他、会难过，所以他向老天爷要了一个法宝，要送给你，是对你会有正面影响的，例如能够开始帮助你少一点儿难过、开始变得坚强一点儿。你看到他在你的梦中摇了一下那个法宝之后，你就醒来了。醒来后，你也觉得，这梦境好像是真的。那么，你可能会有什么小小的改变？"

永定："哈哈，老师你太有想象力了吧。"他笑了起来："不过，真的有这种事的话，那我可能会平静很多啊。"

咨询师："当你平静很多时，你会怎么知道？"（继续邀请他勾勒奇迹发生后的景象。）

永定："我就自动起床啊，不用室友叫我，就跟以前一样，就很平常的那样。"

咨询师："还有呢？"

永定："我起来后，不会头晕，心慌。我是平静的。"

咨询师："那么，室友看到自动起床的你、比较平静的你，会有什么反应，或者会做些什么事情呢？"（邀请他持续停留在奇迹愿景中。）

永定："嗯……会跟他们一起出门买早餐。还有聊一下等一下要上课的事情，还有……"

咨询师继续邀请永定描述，永定给出了买早餐与赶去上课的细节。

咨询师："除了买早餐、预备上课、真的去上课之外，当你变得平静一些的时候，在教室里，当大家又聊起学长时，你的反应会有什么不同？"

永定："我会……我会很平和，很平和地回答大家想知道的关于他的问题……我想，我应该要做的是：让别人认识到他有多好。"

咨询师："那你平和的声音、语气、态度是什么样子的呢？别人看到的你是什么样子的？或者你想让大家认识到的他的'好'是些什么内容呢？"（继续鼓励他详细勾勒改变后的图像。）

永定："我应该还是会怀念他，但说的时候不会是哭腔，哈哈。就是我会用很怀念、崇拜的方式提到他，不是伤心的样子……"他突然眼睛发亮地说："对，就是这样。我应该像这样多和别人介绍他。对，因为我最了解他。"

咨询师："多和别人介绍他，帮助别人认识到他的好，对你很重要，因为你最了解他。"（肯定他愿意为在意的人付出的这一分力量。）

永定："是的。让别人认识他，了解他的好，了解我为什么觉得他这么好，这么崇拜他，是很重要的，对我是很有意义的。"（眼睛发亮地说着。）

咨询师："如果用一个10分的量尺，10分的位置表示你可用很平和的、怀念的、崇拜的声音和态度，来让别人认识到你所了解的他以及他的好，1分的位置距离10分很远，你觉得现在的你，在几分的位置？"（以评量问句了解现状并尝试突破之。）

永定："3、4分吧。"

咨询师："喔，你是怎么打出这分数的？"（此正为例外之所在。）

永定："就是，我很想他，很崇拜他、怀念他，但是我一讲起他，还是想哭，没法那么平和。"（他很坦诚地说着。）

咨询师："在他刚过世的时候，你的情况和现在应该也很不一样吧？"（再次尝试突显进展。）

永定："当然现在要好多了。他刚过世那一周，简直是负分，负10分。"（他幽默地说。）

咨询师："所以，你是怎么从负10分的位置，能够一路走到今天3、4分的位置上的呢？"（采用他的观点与语言，肯定已有的改变，企图找到他自发应对的方法。）

永定："嗯……我也不知道。自然而然的吧。"（他疑惑地讲着。）

咨询师："那如果有机会问你的室友，他们会说你是怎么改变的？"（以他人观点尝试寻找可能的有效策略。）

永定："他们……会说我一直睡觉吧，哈哈！"

咨询师："所以，你的睡觉，也有某种层面的功能。"（尊重其表述。）

永定："哈哈！对啊！"

咨询师："还有吗？他们会认为还有什么帮助了你？"

永定："我干脆直接去问问他们。下次跟你说。"

咨询师："好喔，这真的是很直接干脆的做法。那么，我继续问你，如果有一天你更稳定在4分的位置，不是在3分或4分的位置徘徊，你会怎么知道呢？"（邀请他想象微小改变后的细节。）

永定："更稳定在4分位置啊，就是，我在讲起学长的时候，那难过的感觉再少一点吧，也不会觉得自己那么差劲。"

咨询师："还有呢？"

永定："还有，睡觉睡得少一点儿。"

咨询师："那么，别人会看到你有什么不同呢？"

永定："就是……当别人讲起他的时候，他们会看到，我不会立刻走开，我会在旁边停留得久一点儿吧，即使不说什么话。"

咨询师："当你稳稳地能在4分位置时，你想起学长，难过的感觉以及觉得自己差劲的这些感觉，都会再少一点，你也会少睡一点儿觉，别人会看到你在大家讨论学长的场合中不会立刻走开。那么，那个时候的你，对于学长的离开、不希望让他失望以及希望自己坚强的这些想法，会和现在在3、4分徘徊的你，又有哪一点点的不同？"（复述重点，持续邀请来访者想象与描述改变后的细节。）

永定："不知道怎么讲……老师，时间好像又到了啊。"

咨询师："那这个问题，就请你继续想，下次你来的时候，看看会有什么发现。"（给予一个延迟答案的问句邀请。）

暂停后，在给予的回馈中，咨询师一一罗列永定的改变，并大加赞赏。接着，提醒他10分位置的可能样貌：平和地多介绍学长的好，以及期望自己坚强而不让学长失望。因为永定刚开始投入于咨询对话中，咨询师决定除了提醒永定记得询问室友的观点、继续思考刚才的问句外，也给他留了观察型作业，邀请永定观察自己在这一周内何时是在4分的位置，同时，也去注意那时的他，还有哪些变化，或者发生了什么事情、做了什么事情，让他可以到达4分的位置。之后，咨询师便结束了这次会谈。

（三）第三次会谈

咨询师："这一周发现自己有什么不同的、好一点的转变吗？"（照惯例询问差异与进展。）

永定："就是有一次，有几个同学又在讨论学长的事情时，我没有立刻走开，我就想看看自己有什么反应。"（精神振奋地说。）

咨询师："真的？那你怎么会愿意这样试试看呢？我知道这对你来说并不容易。"（大大肯定并探究改变为何能够发生。）

永定："可能……我就是想说，我就只是试试看。但是，结果你知道吗？这次我就发现大家其实都很难过。嗯，那个……看到他们难过，我开始在想，难道我一定要把自己和坚强两字连在一起吗？"（他主动积极地分享着。）

咨询师："这是指什么呢？你可以多说一点儿吗？"（困惑于具体内容，但好奇地、鼓励地邀请他详细描述这难得的觉察。）

永定："我发现，想起学长，我会难过，但是难过应该不等于不坚强啊。是吧？"（他用心地讲着。）

咨询师："所以，你对坚强有了新的想法。"（尝试再次确认与肯定他的收获。）

永定："对。"

咨询师："可以再多说一些吗？那指的是什么？会难过应该不等于不坚强？"（邀请他具体说明新出现的知觉。）

永定："就是我突然想到，我们这么难过，是因为我们大家都想着他，是因为他曾经帮助过这么多的人。"他重复说道："就是说，难过是因为想念啊，想念是因为他人很好、曾经帮助过很多人。"

咨询师："有了这个发现，对你的意义是？"（尝试促进新的意义建构。）

永定："我就是发现，我们难过是因为想他，因为他对大家有好的影响。"

咨询师："所以你和大家难过，是因为想念他的好，不是所谓的不坚强？"（尝试以联结语汇整他的表述内容。）

永定："对啊，后来这几天啊，我就没再想那个坚不坚强的问题了。所以，那个，我在想的是，我这两天在想的是，如果他的影响能继续存在，那这就是他生命的一种延续。那我是不是应该可以为他做些什么？"（他一边思考一边感动地说着。）

咨询师："这真的是一种好美的发现呢！那么，你这两天有想过，如果可能，你希望为学长做些什么，是会让他的影响继续存在、让他的生命能够延续下去的？"（以假设问句，继续追问他主动提出的改变目标。）

永定沉默很久，一直在认真思索着。

永定："……这……就是，帮他过好他没过的年轻岁月吧。"（更为平和地说着。）

咨询师："让他的影响继续存在、让他的生命延续下去，就是帮他过好他没过的年轻岁月。"（复述新的意义建构。）

永定："老师，你这样问我，很像是在故事接龙。我现在还突然想到，当我想念他时，我会难过，难过就是想着他的好啊，但是，想完他，难过后，我要更勇敢地走下去。有一些同学也有类似的想法。应该说，他们那天讲的话，提醒了我。"（又为感动地说着。）

咨询师："所以，你发现，你要帮他过好他没过的年轻岁月，要坚强地走下去。你想起他会难过，是因为你记得他的好。除了上次讲的要让别人认识到他的好，你还希望让他的影响力可以继续发挥，让他的生命有一种延续。"（再次以他的语言，汇总他的期望。）

永定："对，就是这样。这样就够了。"（他点点头。）

咨询师："那么，你猜，如果学长在天有灵，他听到你很不容易地出现了这些感人的想法，他的反应可能会是什么？"（以关系问句接回重要他人的观点，以强化进展。）

永定："我不太确定，我想应该是高兴吧。至少，我这样想，我很心安。"

于是，永定开始主动诉说他与学长喜欢做的一些事情，甚至包括他们曾经计划毕业后要创业的梦想。在描述种种细节时，他的眼睛闪闪发亮，虽然含着泪水。

咨询师："如果以1到10分打分，10分是你有信心在自己想念他时，接受自己的难过，难过后，仍能够坚强、勇敢地向你们的梦想前进，替他过好他没有走过的青春岁月，继续发挥他的影响力、延续他的生命。1分是你对此毫无信心。你现在是在几分的位置？"　以评量问句汇整理想状况、了解现状并尝试寻找可突破的一小步。

永定："5分。"

咨询师："你是如何打出5分这个分数的？"

永定："我真的很希望自己能做到，虽然我现在还是会难过。"（他的描述方式有所转变。）

咨询师："当然，从你失去他到现在，才过了一两个月，仍是很短的日子。所以，现在的你觉得自己需要什么，才能先帮助你稳定在5分的位置？"（自然共情地，寻找可行的一小步。）

永定："我想……我想处理我的难过，我想要这难过能尽快减少。"

咨询师："那么，这段日子，你有注意到，何时你的难过少了一点儿，或者你在做什么时，是能有效消化自己的难过的？"以例外与应对问句肯定已有的努力，并找到立即可尝试的方法。

永定："除了睡觉是吗？哈哈……嗯……我想想啊。就这周的经验啊，我想，和跟我一样在意学长的人在一起时，好像有一种比较舒服的感觉，就是相互取暖，你知道吧。就像这次我听他们在讲学长的时候一样。"

咨询师："相互取暖，可以再多解释一下吗？"

永定说明着相互取暖的意义，也解释了之前他因为害怕别人的劝说或讨厌自己的难过，而一直躲着大家。

根据永定提出的例外经验，他们开始在会谈中具体讨论如何向这些友人直接表达自己想要降低难过程度的需求，以能刻意安排增加彼此相处的时间。在暂停后，这也成为这周提议的行动任务。

（四）第四次会谈

再次碰面时，永定俏皮地开始："老师，你是不是又要问我这一周有什么不一样。哈。我跟你说，我好一些了。"他已更能展现焦点解决思维。

咨询师："对啊，你怎么知道，这是一定要问的。你说你好一些了，真的啊！说清楚一点儿啊？"（鼓励、肯定着。）

永定："原来，大家都一样难过。我这一个星期都跟那几个朋友在一起。因为要期中考试了，我们就是窝在一起，做该做的事情，没怎么讲话，但每一个人是安心的。"（有些兴奋地说着。）

咨询师："喔，你真的去跟他们说你希望大家多在一起。你怎么做到的？"（以EARS，促成他对可贵改变的意识化。）

永定："就是照我们上次讨论的方法啊，直接讲，虽然一开始讲的时候，有点儿尴尬。结果大家讲开了，都有松一口气的感觉，因为大家早就想聚在一起了。"（他微笑着。）

咨询师："那每一个人都安心，是什么意思？"更为具体地探讨影响与成效。

永定："我们还发起一个仪式，谁想到学长，他就唱歌，然后我们就把那首歌唱完。"（自顾自地说着他想说的话。）

咨询师："唱歌？"（选择跟上他的表述，引导进展的细节。）

永定："对，有一次学长跟我们一起带活动时，我们编的队歌。"

永定开始详细分享这段回忆，解说这首自编歌曲的由来。他还详细回答了咨询师的询问，提及大家唱歌时内心的感动，还产生一种集体追悼的疗效，这些对他十分有帮助，让他可以好好地想念学长，即使会有些难过。咨询师也肯定了他们可以一边想念一边难过的同时性。

咨询师："还有呢？你还有了哪些不一样吗？"（鼓励更多对变化的觉察。）

永定："你是说睡觉吗？哈哈，有啦，我睡得少多了。不管有没有睡觉，我都跟朋友窝在一起。有一个人啊，他是走读的，所以在外面租了房子。那朋友说，我可以随时去他那里。所以我这一个星期，有空就过去待着。"

咨询师："真的，他为什么愿意对你这样大方？"（试图将他的资源与其个人优势相连。）

永定："因为，怎么说，他说我很善良，对学长很在意，他也很在意学长。他还说，他也想帮学长照顾学长在意的人。我听了真的很感动。"（这次他的眼中泛起的是高兴的泪水。）

咨询师："你们都很愿意帮学长做些事情，尤其是替他照顾他在意、在意他的人。"（予以直接的赞美。）

永定："对啊，所以我们还计划要去做一些学长曾经说过要做的事情。我把要替学长过好人生、发挥影响力、延续他的生命，都一直记在心上的。"（他开始详列和同学讨论过的各种计划，充满能量地说着美好未来的种种。）

咨询师："那，你爸妈和辅导员知道这些事情吗？"（欲通过重要他人的观点，强化改变。）

永定："我有跟我爸妈讲，他们安心多了。辅导员应该也知道了。大家都说我看起来有精神多了。老师，你看，我还愿意刮一下胡子了。"

咨询师："对，你看来更有精神。刮了胡子，很帅呢！你真的有了很大的变化呢！"

于是，咨询师汇总了永定的改变：找一群朋友相互陪伴；自发地发明各种怀念仪式（如唱歌）来集体追悼；可以大方想念，即使会有难过的感觉；为学长做一些事情，包括照顾他在意、在意他的人，计划与执行他曾经提过想做但还来不及做的事情等，而这些都会与之前提到替学长过人生、继续发挥影响力、延续学长的生命有关。

咨询师："讲到这里，那你觉得，现在，如果我问你什么问题，会对你是有帮助的？"（运用启动思维问句，以提高他的自我引导能力。）

永定："你应该要问我，如何继续维持这些改变啊？"（快速地说。）

咨询师："你要如何继续维持呢？"

永定："我会请这些朋友提醒我的！"（有信心地说。）

除了与永定讨论何时向朋友说、如何向朋友说之外，咨询师也与永定详细讨论如何继续维持上面提到的这些改变，同时观察自己还会有哪些变化。如果愿意，也可以继续发现有哪些行动是符合上次会谈提到的：坚强勇敢地继续走下去，以及能发挥学长的影响力、替他过年轻岁月、延续他的生命。

此时，永定主动表示希望拉长两次会谈的间隔，以检查看看这样的自我协助历程是否足够，观察自己还需要如何调整，希望两三周之后再回来与咨询师分享。于是，在充满希望的气氛下，他们约定了下次碰面的时间。

六、实践建构解决之道理念的咨询对话与技术

Korman、Jong及Jordan（2020）分析SFBT创始人De Shazer的多年著作，提出De Shazer所坚持的会谈原则为：短期治疗的方向是与来访者一起发展解决之道，而咨询之目的，即创造来访者的改变；来访者的改变是通过一个可被观察的互动历程获得的，这个历程即咨询师在咨询室内与来访者所进行的咨询对话；咨询对话的互动过程会对来访者的思考和其语言的意义产生影响，所以咨询师需要依据咨询室内可观察的对话，停留在来访者目前语言的意义上来进行理解，而不要有所跳跃或产生更进一步的演绎。一如洪菁惠与洪莉竹（2013）的论点，SFBT不以任何理论来形成对来访者的假设或解释，咨询师必须更努力且单纯地停留在咨询的对话层面，并转向脉络化（context）思维；脉络化思维即在咨询对话这个脉络中，通过来访者的知觉与参照架构，对来访者日常生活的脉络进行探索，并借以引发来访者在生活脉络上的改变。Froerer、Kim 与 Cziffra-Berg（2018）宣称：SFBT是一种维持在语言表层的、描述导向的（surface-only, description orientation）心理咨询取向；SFBT咨询师虽然偏重通过探讨来访者的资源及愿景来引发改变，但是这些改变都是通过咨询师以优势导向语言的引导，由来访者完成语言建构与描述的工作，让来访者对自身的例外经验、偏好未来、当前目标等进行详细的解说，才能让这些改变在来访者生命脉络中得以出现。SFBT咨询师通过来访者述说故事的过程、方式与用语，自律地关注来访

者的观点，耐心地获取细节，目的在于协助来访者对其个人处境与脉络进行梳理，从而开启更多生命的正面可能性（Iveson & McKergow，2016）。

简言之，SFBT咨询师对于来访者的目标、需要与愿景不加评判，于对话中搭配着咨询的基本技巧，提出一系列的问句，探寻来访者的优势与愿景，来转移来访者的知觉，并扩大改变的可能性及选择空间。落实语言匹配原则的SFBT咨询师，需要尊重来访者语言表达的内容，而不推测其弦外之音，因此咨询师需要具备高度承受模糊性及不确定性的能力，才能持续提醒自己位于未知、中立的立场，促使来访者能够以语言具体描述出目标、优势、行动或进展（Froerer，Kim & Cziffra-Berg，2018）。Blundo与 Simon（2015）表示，他们特别欣赏SFBT的治疗性对话及其咨询技术之处在于SFBT会促使来访者学习、演练与运作另一种与之前截然不同的思维方式，这将使来访者能在其涵容性、整合感、情绪疏解与稳定性方面发生变化。同时，SFBT的治疗性对话还能帮助来访者减轻生活困境所带来的痛苦、压力或挫折感，并再次联结与获取健康的应对技能，让来访者在离开咨询室、回到现实生活中时有所转变——对身处的现实环境，能以更具适应性的方式或更具正面回馈的运作模式来生活。因此，SFBT的实务工作，不仅是各种咨询技术的结合，而且是能努力传达与充分发挥SFBT哲学的一种展现，让来访者在建构解决之道的同时，其美好的自我协助、自我决定以及自我赋能的能力也得以激发。

第三章　焦点解决短期心理治疗中的情绪议题

一、情绪为建构解决之道的必要因素

情绪（emotion）是心理咨询中的重要议题。前来咨询的来访者经常流露出各种情绪，如对现在的无助、对未来的无望。有些来访者在管理自己情绪上的能力较弱，或对觉察自己的情绪并不那么熟练。当谈及前来咨询的期望时，有些来访者因自己出现的负面反应而自责，希望不再出现负面的感受，有些来访者不想深入探索自己的情绪来源，而是盼望能够拥有更好的生活。一如来访者状态的多元化，不同咨询取向对于来访者情绪的观点也不尽相同。基于各个咨询流派在治疗性语言和介入方式的选择存在差异，对于如何创造来访者情绪的意义或如何引导来访者体验情绪的经验上，各流派也有着不一样的坚持。例如，有些咨询取向视来访者的负面情绪为问题的一部分，甚至将情绪视为问题本身，认为需要特别去介入和处理情绪；然而，SFBT对情绪的观点则有别于此（McNeilly，2000）。

SFBT创始人之一De Shazer 和其同事Miller（2000）宣称："情绪在SFBT的治疗互动中是不可或缺的"（emotion as integral to Solution-focused therapy interactions）。情绪乃是人们生命的核心，是自然产生的，在任何所谓的问题以及解决之道当中，情绪必然是其中的一个重要环节。在SFBT独特的治疗语言运作中，咨询师会以整体生活形态与脉络的角度来思考与介入来访者定义的问题，而且会在建构解决之道及促使来访者知觉转移的过程中自然而然地转化来访者的负面情绪、增加其正面情绪，从而让来访者能拥有一个不同于前的情绪运作模式或采用不一样的方式来体验情绪，进而转变来访者认为"情绪即问题"的问题导向思维。例如，当来访者能够从自己经历的痛苦中觉察到已有的应对能力，或者在回答例外问句、奇迹问句时获得自我赋能（self-empowerment）的感受，就会是一种新的、正面情绪的建构过程（De Shazer & Miller，2000；McNeilly，2000）。

对于情绪，SFBT是将其放在社会建构的脉络中来进行理解与讨论的。在社会建构里，语言扮演一个非常重要的角色；语言具有情境脉络性，与特定的人、事、时、地、物有关。在一个特定的社会脉络中，个体与他人互动建构出来的意义是可以通过语言来表述的；人们也能以语言描绘出个人知觉的内容，包含目前情绪的状态及对于自身情绪的看法等（O'Connell，2001）。当咨询师以整体的生活脉络来理解来访者的状态时，便不会视来访者的情绪为一种需要被修补的、有问题的错误反应，而是将其视为一种能反映来访者目标与资源的指标，或是能反映出来访者"希望自己在生活中更能获得什么"的关注重点，而且这一关注重点是需要由最了解自己生命脉络的来访者，使用自身的语言来表述的。因而SFBT咨询师在理解并认可来访者负面情绪的同时，也会好奇地询问来访者想要未来有何改变以及如何发挥既有的优势来达成，目的在于通过会谈的对话，帮助来访者建立起足以创造正面情绪的社会脉络（Iveson，2014）。而此，这也是De Shazer和 Miller（2000）并不赞成脱离来访者的社会情境、自我结构与生命脉络去单独讨论情绪的原因。他们认为，如果单独探讨情绪，或只处理因特定事件所引发的情绪，将可能削弱SFBT积极帮助来访者对其"整体"生活及其愿景产生更为乐观与自信的效益。

　　SFBT咨询师致力于发展解决式谈话（solution talk），积极探求来访者生活中的相关资源，与来访者共同建构关于希望、优势、对改变的正面期望（positive expectation）、对未来发展方向等主题的对话脉络；与此同时，来访者对于问题的负面情绪，就包含在来访者整体知觉转移的过程里，自然地有所转变。例如，来访者会因解决之道的出现而衍生正面情绪，或因正面情绪的出现而更能致力于建构解决之道。在这个共同建构解决式谈话的对话脉络当中，SFBT咨询师会以解决导向的技巧，厘清与确认来访者藏于问题或负面情绪背后真正关心的焦点，或者会对来访者提出的问题与负面情绪予以重新建构，但又不会减损来访者所提及的内容与意义，或所知觉到的一切（O'Connell，2001）。SFBT技巧高度运用了语言的暗示性，特别是对既有的优势与改变的可能性之暗示；其中，暗含事情会有转机、具有激发来访者产生建设性思想的"建设性预设问句"（presuppositional questions），是最为重要的介入工具。往往，在仔细聆听来访者的叙说后，咨询师会以相当自然的方式，提出包含情绪维度的问句，或者在设计问句时，将来访者描述目前状态及当下情绪的词汇包含于其中；当咨询师以这样的方式提出这些建设性的预设问句时，乃展现了主动参与来访者世界的积极态度，容易带动来访者自身的主动性与积极性，并使其对正面改变产生期待。在会谈对话历程中，这些建设性的预设问句若能被运用得当，咨询师不仅能共情地与来访者产生联结，还能创建出支持性的治疗气氛，进而产生一种深具理解、接纳来访者情绪的作用，衍生出一种一般化及人性化的感受，而这将对来访者的情绪状态产生深远的正面影响，也有助于建构解决之道工作的顺利进行。

由此可知，SFBT会谈是咨询师与来访者共同合作创造改变的对话过程。在这个对话过程中，建构的是来访者的解决之道，连带创造的是来访者"以解决之道为焦点"的情绪，而不仅是对问题的解答或对情绪的处理（Froerer，Kim & Cziffra-Berg，2018）。关于情绪的工作，有效的SBFT会谈，是在考虑来访者整体生活形态中的"情绪脉络"来推进建构解决之道的进展，虽然这个过程常是在来访者并未觉知的情况下进行的。熟练的SFBT咨询师在与来访者的互动中，时时刻刻展现着共情地融入（empathic joining），考虑来访者当前的情绪状态，敏锐地观察与理解来访者的感受、想法与行动是如何启动、如何运作，以及如何互动影响的。通过SFBT的代表技术以及解决式谈话的语言，咨询师将能协助来访者增进对自身情绪状态的觉察以及情绪管理的智能，使来访者逐渐学习拥有增加正面情绪的策略，进而积极创造新的、可遵循的情绪运作规则，改善个人长期的情绪状态（mood），并能对各种生命的可能性持更为开放与期待的态度（De Shazer & Miller，2000；McNeilly，2000）。

本章将介绍SFBT关于情绪的论点、在解决式谈话中的情绪工作，并以一个焦点解决压力模式作为范例。

二、焦点解决短期心理治疗中关于情绪的论点

（一）情绪、语言与社会脉络的关联

SFBT认同哲学家Wittgenstein的观点，认为人们体验到的情绪，其起点来自群体与社会的脉络，而且SFBT认为情绪需要借由语言文字来说明和澄清，而语言文字又是社会互动脉络的一环，所以，人们的情绪诞生于社会互动中，是社会脉络的产物，人们无法脱离社会脉络来对情绪进行讨论与理解。SFBT相信，人们内部的情绪状态会反映在生活脉络的外部言行上，外部的状态也有着相对应内部状态的线索；内部的情绪一旦发生改变，其所对应的外部行为脉络将随之变化，而当人们外部生活脉络或行为有所不同时，其内部情绪也会发生转变。比方说，情绪与身体行动是交互影响的，当一个人的心情变得愉悦时，其活动力会较强；而一个人行为的改变也会影响其情绪，如肢体放松或开始运动，常使人产生舒适、愉快感。这样的观点有别于传统哲学与心

理学对情绪的一些看法，如：视情绪只为个体的内部状态或神秘驱力、或与某类困扰相连的线性因果关系，或将情绪放在比群体关系及社会脉络更为重要的位置上。

在社会情境中观察别人的情绪经验会面临的一个困境是：所观察到的是否就是被观察者内在的真实情绪？情绪是一种私人的、内在的体验，而"这个人是很快乐的吧"，其实是对他人的一种推论，这并不是由来访者所给予的"明确"表述——"我觉得很快乐"。当人们需要通过他人的口语表达及非口语行为来辨识其情绪时，情绪是由 "间接"观察而得的。人们观察他人的经验并提出诠释，是通过一个社会文化的外在标准与特定情境，来评估被观察者的情绪为何，并意图趋近了解其真实情绪。在这样的意义延伸之下，人们的愤怒、哀伤、情爱、仇恨等情绪，皆是一种"活动"（activity），一种"身心活动"，是人们可从外部脉络中观察到的活动。例如，我们得知身边的人是抑郁不快的，常是依据他皱眉、瘫在地上等行为进行推断的。又例如，人们在婚礼与丧礼上的泪水，会因其所处情境的差异而被解读为不同的意义。于是，在观察他人言行并解读他人情绪之后，人们便会再通过语言，来回应对方的情绪，而这个辨识、诠释与回应情绪的过程，也正是一种语言规则的应用过程（McNeilly，2000）。因此，对于来访者情绪的理解，SFBT是回到来访者的社会互动脉络中来谈论的，因为身处各种生活脉络里的来访者，常会产生各种不同的情绪；当从来访者整体的、全面的生活脉络来看待与理解其情绪时，自然而然地，特定的负面情绪便显得渺小了一些。

而且，当各种环境与社会脉络出现任何微小变动时，来访者的情绪都会随之发生转变，如此一来，创造来访者生活脉络与人际互动的实际改变，便给予来访者再次构建不同情绪经验的机会，来访者当前的负面情绪或长期的情绪状态，也会因而拥有变化的可能性（洪菁惠、洪莉竹，2013；De Shazer，et al.，2021；McNeilly，2000）。

依据哲学家Wittgenstein的理论，De Shazer 和 Miller（2000）表示，人们在社会情境里进行重要活动时，最常凭借的工具之一就是语言。语言是一项可供人们运用的资源。位于不同社会角色或处于不同的人际关系，都会影响人们选用的语言，例如人们会根据不同情境选用礼貌的、敬畏的、关爱的表达方式。语言，一如特定的比赛或游戏，有其运作规则。语言游戏（language game）包含了多样化、组织化、意义化的结构，是人们为了完成特定目标或任务所使用的一种管道，如下指令、道歉、选举、教学等。每一种语言游戏都会符合所属的社会文化价值，是一项可被社会文化理解与确认的活动。语言游戏不仅指言语或文字的陈述，也包括非言语及非书面的表达（如肢体动作、声调），乃与各社会情境、社会关系有关，也和社会里的各种生活形态交相影响。例如，即使在语言表达上，看似没有特定情绪词汇出现，但也不表示这段沟通中没有情绪存在。由是可知，人们创造了语言，也建构了自己的社会现实；通过语言游戏，人们也建构了所属的社会脉络。在此同时，通过对社会脉络的感应，人们会选择或运用某种组合的语言游戏，尝试创建理想的生活与未来。

人们如何使用语言和创造现实，与其身处社会脉络的实际情境与条件，存在着密切的相关。例如，日常生活中人们的语言表达，可能会让他人产生被伤害的感觉，但也可能带给他人被疗愈的喜悦。由于每个人生活与社会脉络的独特性，只有来访者自己最知道自己在这特定社会脉络中的情绪体验。任何情绪体验，都需要由来访者使用自己的语言来进行表述，咨询师则需以未知之姿接纳来访者个人的情绪体验，尊重来访者选用表达情绪的语言，而不妄加臆测和推论。SFBT认为，情绪是社会脉络的一环，个人的情绪往往在来访者用语言描述的当下也被同时定义；而用来定义与描述情绪的语言，常会随着个人所属社会脉络的不同而有所变化。所以，在语言与情绪的相互影响的脉络下，善用咨询会谈对话中的"语言游戏"，将能产生治疗性的疗愈力，并推动来访者的进展与变化（De Shazer & Miller，2000）。

（二）咨询对话语言游戏中的情绪转变

由哲学家Wittgenstein的论点来看，心理咨询也是一种语言游戏，是由处于不同生活形态与社会脉络的咨询师与来访者之间进行的一种语言互动。咨询师善用语言的组织结构，懂得遣词用字，与来访者一起讨论所处的困境以及想要如何改变的主题，从而创建独特的社会互动脉络。在这个独特的社会互动脉络中，咨询师与来访者将持续共同发展促使来访者改变的语言运作方式、对话的组织内容与结构。在基本心理咨询的功能与伦理之下，各个咨询流派有其独特的语言游戏，对来访者的情绪也有着不同的观点。关于咨询中的情绪议题，各个派别的咨询师，会运用不同的语言结构，以不尽相同的咨询意图与介入方式，引导来访者学习创造出新的语言形态来表达各种情绪，或者以不一样的维度与过程来建构情绪，进而带出来访者崭新的生活脉络，并激发生命的可能性。因此，在各个咨询流派会谈中的来访者，体验到的情绪是有区别的。

　　SFBT认为，情绪的意义与社会脉络是彼此影响、相互建构的，人们的情绪并不能孤立于生活之外，情绪的发生也不是一个简单的因果论可以解释的，而且人们的情绪与自身的行为、认知有着高度的相关，在心理咨询中，是难以将情绪明确地区分为一个可以独立运作的领域。再者，当一位来访者说"我感到（feel）抑郁沮丧"，也做了一些行为或活动表现了他的抑郁沮丧时，有些咨询派别的咨询师会判断"他是（is）抑郁沮丧的"，在这样的判断下，情绪就不仅是情绪，而且变成了一种"诊断"。对此，SFBT思辨的是：来访者说他感觉到自己有抑郁沮丧的感受，与咨询师判断他有抑郁症的症状表现，是迥异的；如此一来，所谓诊断的意义为何？又应如何看待？（De Shazer & Miller，2000）

　　情绪是社会脉络中的一环，无法单独抽离于语言游戏的运作之外。依据这样的脉络化观点，SFBT咨询师在面对来访者的情绪时，会协助来访者对于目前情绪进行"情境脉络化"，因为失去脉络性的情绪经验，将有所缺漏，也会阻碍来访者对自身情绪经验完整性的了解。SFBT认为，咨询师不应仅就情绪谈论情绪，而且需将来访者特定情绪发生的独特脉络与人际情境纳入探讨，让来访者能够通过语言进行具体描述，找到外部世界里对应的言行、时间、地点、人物、发生的过程、具体的情节等互动历程。换句话说，当咨询师采用"情境脉络化"的方式邀请来访者以语言描述出自己的情绪及其情境脉络，鼓励来访者在社会互动及文化脉络中谈论与觉察情绪时，来访者便无法再将情绪视为隐秘难解且无法观察的内部现象，反而能够开始转向外部世界，将关注的焦点放在情绪发生的相关情境与日常生活脉络上。这样的历程将促使来访者将自身关于情绪的内部世界与外部世界产生关联，更能觉知情绪转变的细微状态以及外部对应的具体指标，而大为有助于来访者拓展对于情绪与改变的主观知觉范畴（洪菁惠、洪莉竹，2013；De Shazer，et al.，2021）。

由于生活是时时变动着的，来访者的情绪也会依据不同情境、互动对象与时间地点而有所变化，所以，SFBT相信，在来访者的主观世界与生活脉络里，来访者任何情绪的出现都是有其原因或发展脉络的、是有其重要的理由（good reasons），若要帮助来访者改变，咨询师也需要通过咨询的对话，将来访者的情绪议题放在所属的社会脉络与生活形态中进行理解，并在脉络化思维中探究如何帮助来访者发生改变。举例而言，SFBT咨询师不会将来访者因为愤怒而尖叫的行为，视为缺乏情绪控制技巧的行为，或者采取"你的愤怒控制了你，你是情绪失控者"的立场；SFBT咨询师会回应的是来访者的知觉，如"原来你是因为小孩逃学的行为而生气大骂"；SFBT咨询师还会直接询问，在生活中面对小孩逃学的处境时，来访者会希望自己表现出什么情绪、如何表现出情绪、或希望如何管理自己的情绪等。当然，咨询师不会忘了探讨来访者之前在与小孩相处、管教小孩的互动经验中，或在情绪管理、自我照顾的个人脉络里，曾经成功的有效策略与目前仍然拥有的资源为何，以及这些策略与资源又要如何再次成为来访者面对小孩逃学此一亲子挑战的"小帮手"。又例如，在目标形成的过程中，咨询师常会引导来访者详细讨论"想要有什么'好'的转变""希望有什么'更好'的感受能够出现"，并且会询问来访者这些期望会如何在人际互动中实际展现或发挥影响力，如："当你心情'变好'的时候，你会看见自己在做些什么事情？和谁在一起？""在什么情况下，虽然你没有告诉亲友，但他们就是会知道你心情'变好'了？""你猜他们可能看见了什么，从而知道你心情变好了？"通过这样直接对社会脉络互动细节的探讨，来访者便能在对话当下直接体验到"更好"的感觉、想法与行为，甚至直接"预演"了一次"变得更好"的过程；如此一来，来访者在日常生活脉络中对于自己"变得更好"各面向的洞察力，以及在生活脉络中直接采取行动以创造改变的可能性，都将大幅提升（洪菁惠、洪莉竹，2013）。

综上所述，SFBT不将来访者的情绪层面单独抽取出来或将其视为一个独立的议题，也不同意来访者的情绪是导致其不良行为的固定原因，更不会以分析诊断的眼光来判断来访者的情绪。SFBT是将情绪、问题及解决之道，皆视为表现生活脉络各层面的活动，不希望因为"情绪体验隐秘难解"的这一论点，造成来访者自主性或主体感的降低，也不希望让来访者的情绪体验模糊了其他经验，或大于整体经验，从而衍生出另一种困扰。再者，特别值得注意的是，咨询师与来访者之间的这一个社会互动脉络，也会影响来访者对原有情绪的觉知与诠释，尤其是咨询师所选择的语言，将会激发来访者思考的重点与表达的方式，甚至会影响来访者在心理咨询中的情绪与体验。所以，SFBT咨询师相当注意自己所使用的语言，会纳入来访者的关键词于对话之中，在努力理解与支持来访者知觉的同时，还期望能让来访者有机会检视与拓展自己的知觉。当咨询对话的语言游戏能促使来访者愿意与能够开始执行新的活动时，来访者的主观世界将会发生变化，甚至能进一步地促成来访者生活与社会脉络的连锁变动。此时，由于情绪、行动、语言三者之间的关联，以及来访者内部世界与外部脉络的循环连动，来访者原有的负面情绪将会因而转变，来访者的正面情绪，也会随之出现。

（三）拓展正面情绪的重要性

正面情绪有着莫大的影响力。积极心理学家Fredrickson在2004年提出具有实证研究支持的"正面情绪拓展与建构理论"（broaden-and-build theory of positive emotions）指出，正面情绪（如希望、乐观、勇气、幸福、信任、爱、满足、宁静、光荣、喜爱、放松等）与脑部多巴胺浓度的增加有关，能有效地对抗负面情绪的残留效果，降低抑郁发生或恶化的概率。Fredrickson还提及，正面情绪能扩展人们对生活情境的认知，扩大人们的觉察力，增加具有新颖性、探索性、多元性、建设性的思考与行动，从而使人们拥有抽象性、前瞻性思维。这些正面情绪带来的思维与行动，在持续一段时间后，都将成为人们的技能、资源或复原力。例如，运动会为人们带来体能的增长，探索使人们得以积累新知识，建设性的行动为人们带来新的、持久的、深入的人际关系，等等。之后，若有突发负面事件的冲击，人们也会因为具备这些技能、资源或复原力，而能拥有较好的承受能耐。经常出现正面情绪的人能表现出具有韧性、独特性、创造力和包容性的思考模式。正面情绪会扩大人们的注意力焦点，增加人们在行为方面的选项，从而帮助人们建立具有社会性、智识性与实质性的资源，发展出意料之外的解决方案（Bannink，2015a）。

增加来访者正面情绪出现的频率与程度，是各流派咨询师所期望的成效。一些心理咨询取向以减少来访者的负面情绪（如抑郁、愤怒、悲伤、挫折、无助、焦虑等）为主要工作方向之一。然而，负面情绪的减少与消失，并不意味着正面情绪的增加或出现（Kim & Franklin，2015）；例如，减少来访者的无望感，并不等于增加了来访者的希望感（Bannink，2015a）。事实上，一些负面情绪或悲观的想法对于生活仍然是具有功能性的，如能提醒人们需要处理的一些生活的挑战或身体的状态，有助于增加人们面对真实生活环境时的现实感。有时，正面情绪与负面情绪的比例才会是人们需要考量的议题，例如所谓高幸福感的人，其生活满意度亦高，他们常拥有的是较多的正面情绪以及较少的负面情绪（但不会没有负面情绪）。对于SFBT这一个咨询流派来说，在咨询目标方面，相较于减少来访者的负面情绪，更注重的是如何增加来访者的正面情绪；而且，SFBT不会致力于让来访者变得没有任何负面情绪，而是希望能帮助来访者从负面情绪中看到其正面的意义（如来访者在乎什么）、帮助来访者找到能够承受压力的应对能力，或者消化负面情绪的有效策略等（Bannink，2015a）。当然，SFBT咨询师只是暂时居于引导来访者如何练习与进行情绪运作的位置上，希望能够逐渐促进来访者对情绪的自我协调能力（Bannink，2015c；Fredrickson，2004）。

长期的负面情绪常会造成人们 "窄化"（narrow）的思维，也容易让人们采取 "立即生存导向"（immediate-survival-oriented）的行为，进而形成恶性循环（Fredrickson，2004）。当想帮助来访者从负面情绪及其相关反应方式中走出并转而发展正面情绪时，Fredrickson（2004）强调，来访者需要发生一个 "心理上的转变历程"；SFBT会谈中的咨询对话，即可达成这样的效益。因为SFBT咨询师非常尊重来访者，会专注倾听来访者想要倾诉的问题与负面情绪，也会对来访者的挫折与难过表示理解和接纳，但是咨询对话不会一直停留在对负面情绪的共情与深究上。SFBT咨询师会努力的是：如何运用SFBT治疗性语言游戏的设计，来拓展来访者的知觉，使来访者的社会互动脉络发生变化，以提供来访者追寻新的情绪规则的机会，并帮助来访者能够建构、展现、拥有正面情绪（Bannink，2015b）。例如，SFBT对话常会促使来访者对改变产生期望，相信改变的可能性，以及信任自己解决问题的能力，这常使来访者产生"希望感"与"乐观"的正面情绪。又例如，SFBT咨询师会积极地聚焦来访者的"感觉更好（feeling better）的时刻"，以及在这些感觉更好的时候，来访者的行为、语言、生活状态将会有哪些不同，生活中与之互动的他人，又会对来访者"感觉更好"的言行有着什么样的反应，而能够对来访者"感觉更好"的状态，产生更强的鼓舞作用，甚至能发挥这些系统内的小改变带动其他改变的促进作用。或者，当咨询师以一般化、重新建构或应对问句等技术，协助来访者接纳现实生活中产生特定负面情绪的脉络、理由或意义之后，将会影响来访者，使其减少自责或病理化思维，此时，来访者便更能跟随咨询师去探讨过去的成功经验、会谈前的改变、已经拥有优势与例外，也更愿意采取有用的、符合自己意愿的方式，来有效地处理现实生活中的议题。如此一来，来访者的自尊感与自我赋能感，也会因而提高（Bannink，2015b）。

De Shazer 与 Miller（2000）表示，咨询师回应来访者的情绪的方式将影响来访者情绪运作规则的变化。对SFBT而言，咨询师在表示接纳来访者负面情绪的同时，主要致力于通过治疗性语言来增加的是来访者的正面情绪，希望能促进来访者建构与展现希望、乐观、自信等品质，而此，也正是SFBT治疗历程中的重要资源与成效（Kim & Franklin，2015）。一如Bannink（2015b）所强调的，SFBT之所以看重正面情绪的增加，是因为正面情绪有助于来访者在处理必要事务的同时，能够享受自己所做的事情，并且能更有动力达成个人目标。正面情绪除了帮助来访者拓展社交行为之外，也会提高其人际互动中的慷慨度、助人性及社会责任心。尤其，正面情绪还会使来访者拥有较为开阔的心胸，提高其接受多元信息的意愿，来访者也会因周全且清晰的思考历程的出现，较容易弹性化地进行知觉的转移与发展解决之道。当来访者能够重新审视事件并产生新的意义建构时，具有创造性的、协商性的历程与结果，以及自主性、自我调节、自我掌控的胜任能力都将自然而然地随之显现。

三、解决式谈话中的情绪工作

（一）营造影响情绪的正面氛围

不少来访者在来到心理咨询室时，会出现担忧、无望、自责或快被问题淹没的感觉，也有来访者认为自己的情绪是很独特的、异常的，而感到担忧，或者处于害怕被评价的焦虑中或不知道会发生什么的警戒里。所以，让来访者觉得放松、安心，并能为进入会谈做好准备，会是会谈常见的重要开场任务。对于暂时难以用语言表达自己的来访者，咨询师除了表示关心及愿意等待之外，也会持续地进行观察与思索：如何让来访者觉得安心一些？如何让来访者拥有更多能量，或觉得更具掌控感？除了咨询的基本场面构成（如保密原则等）之外，咨询师还会介绍SFBT优势导向、解决导向的工作流程与提问特色。往往，咨询师还会询问来访者对于前来咨询的想法、感受与需求，或者直接询问：

是否是第一次接受咨询？需要先知道什么才会感到安心一些？决定现在前来咨询的理由是什么？希望咨询主要能帮上什么忙？这样的态度与做法，将能帮助来访者增加控制感，对咨询建立适宜的认识与期待，以及更自在地表达出目前所知觉到的问题与当前最关注的焦点（Lipchik，2002）。

从会谈一开始，SFBT咨询师即希望能与来访者"这个人"建立联结，而不是来访者带来的问题（King，1998）。较为常见的情况是，SFBT咨询师会以社交性谈话开场，比如聊一聊当日的天气，询问来访者是怎么来到咨询室的；或者，先了解来访者的一些基本背景（如职业、同住家人），提及"问题以外"的事情（如兴趣、嗜好），好与来访者启动暂时与问题无关的"无问题式谈话"（problem-free talk），使其开始述说一些自己生活中较为平顺的部分。在与来访者"这个人"建立关系的同时，咨询师会就当下提到的话题，适时地予以鼓励或自然地给予赞美（如"你喜欢阅读，这是很好的嗜好呢，可以增广见闻"），以建立正面、轻松、友善的气氛。倘若发现来访者对于前来咨询有明显的焦虑反应，咨询师还可以用一般化、重新建构的态度予以支持，如："是啊，要对陌生人说出内心的事，对很多人都是很有挑战性的。""你们为了小孩的事情来，真的看到你们对小孩的关心。""目前的情况让你担心，也代表着你知道现在一定要有所改变了。"（Lipchik，2002；McNeilly，2000）

在了解来访者基本情况及来访期望的同时，SFBT咨询师常会多加询问与了解来访者对现状的主观知觉、当前最为关注的焦点、希望会谈后带出的转变、曾经尝试过的努力、预约会谈后到正式会谈前的改变，以及与这些维度相关的正面资源与优势力量等。当然，在咨询的一开始，来访者关心的重点多在其过去历史及错误疏失的层面。对于来访者滔滔不绝的诉说，SFBT咨询师会展现出积极倾听、自然共情的态度，但是也会开始尝试了解来访者前来咨询的最大期望，或者希望通过明了来访者的苦楚，引导来访者厘清自己当前最为在乎之处或最重要的关注焦点。这样的方式，常让来访者觉得被理解和接纳，也开始能从不断地抱怨转而思考要如何应对的状态。就SFBT的观点而言，来访者前来会谈时，所面对的不只是问题及问题带来的情绪，还有来访者在主观世界中所建构的自身与周遭环境的关系，或是与自我协商的议题，当咨询师想要了解来访者的压力与情绪时，不仅要探索来访者的内在想法、感受等主观知觉，也需要深究来访者所处的社会脉络及其与周遭环境的互动过程，尤其要得知在来访者的语言游戏规则里，来访者本人与环境协商的历程及其所协商的成果（King，1998）。

关于SFBT会谈中意义共构的核心，King（1998）曾提醒，SFBT咨询师除了要非常关注来访者的世界观及参照架构外，也要十分注意来访者的情绪，不管是正面情绪还是负面情绪。在建构解决之道的过程中，SFBT咨询师会持续展现想要尝试理解来访者的姿态，对来访者"非说不可"的故事，会十分专心地倾听，这种倾听当然也包含了情绪的层面。尤其，在会谈初期，来访者多以与情绪有关的字眼来诉说问题，咨询师可先以共情、回应关键词等方式，与来访者在情绪的层面上有所接触，让来访者觉得放松、被友善对待。不过，也有来访者认为，过多的情绪表达是一种禁忌，因此，SFBT 咨询师需要尊重每一位来访者愿意表达的程度，并珍惜来访者所告知的内容（King，1998）。咨询师需谨记在心的是：将来访者视为 "一个人"而非病人，这个态度本身便深具疗效（Lipchik，2002；McNeilly，2000）。

理想地说，咨询师与来访者之间应该能塑造出一个接纳、了解、尊重的咨访关系，能营造一种富有正面情绪的舒适氛围。咨询师需要以一种不评价、不挑战、不面质、非未卜先知的姿态来对待来访者，接纳认可（validate）来访者的语言诉说，依据来访者能够接受的会谈节奏前进，并尊重来访者对改变方向、速度与方式的决定；自始至终，咨询师都会持续努力营造正面氛围（Lipchik，2002），并聚焦思索：

· 如何在咨询中创造友善的、解决导向的环境？

· 如何让来访者更容易去讨论、思考与应对目前生活中所面临的困境？

· 如何发展一个社会脉络，让来访者觉得集中精力建构解决之道是有意义的？

· 来访者若出现什么样的行为，会有助于咨询师在自己的工作角色上发展正面的氛围？

· 咨询师要如何提醒自己观察、注意到，对于咨询师创建解决导向的友善环境，来访者提供了什么样的帮助？

这些反思的方向，能大大帮助咨询师将整个心理咨询过程逐步建设成为来访者建构解决之道的 "厂房" （homes for solutions；De Shazer & Miller，2000）。在这样的具有正向氛围的会谈中，来访者的正面情绪能够自然生长；问题与困境也能够转化为一股正面的力量，令来访者能继续为自己创造新的、更好的生活（Bannink，2015b）。因此，在SFBT的会谈中，情绪的议题会被重视、关注与触及，但不会被视为问题的成因而被介入，咨询师也不会以情绪的议题作为咨询对话的主轴。SFBT关心的主题是：如何在会谈中营造一种具有正面解决的氛围（positive solution climate）的社会脉络，让来访者能够发展产生解决之道的思维模式，愿意开始通过对话，找到对自己有意义的另一种策略，来应对目前的生活难题（De Shazer & Miller，2000）。

（二）构建含有情绪转变的愿景与目标

SFBT是目标导向的咨询取向。对短期咨询来说，来访者的目标即工作的方向，将引导咨询对话的发展。SFBT咨询师需要得知来访者希望在咨询结束时能够达成的改变为何；在与来访者一起界定目标时，咨询师需要同时注意来访者是如何定义他的问题、如何认定问题的严重度，以及如何诠释问题的角度的。例如，来访者在经历地震后表示"人生无常，还要工作养家干什么"，就比认为"地震使我无心工作，不知道要不要放弃工作"严重得多，而且"想要放弃养家"和"选择要不要工作"，是不一样的议题，带给来访者的影响也会不同（O'Hanlon & Bertolino，1998）。

　　SFBT看重来访者对于问题及其影响的描述方式，因为通过来访者的抱怨和诉苦，咨询师可以了解来访者现在想要的、重视的以及关注的焦点。然而，要帮助来访者从抱怨和诉苦的状态转变为能够述说出想要的目标的状态，常需要一个转换的过程。Bannink（2015a）表示，要引导来访者从叙说问题的状态，转变为开始思索所欲的偏好未来（preferred future）与咨询目标，咨询师需在共情来访者当前情绪的同时，采用三个步骤：

　　1. 先认可问题的影响。如："这个事情对你的生活影响很大，让你很不好受。"

　　2. 引出一个改变的需求。如："所以，我想，你会希望情况可以有所改变。"

　　3. 询问所欲未来。如："那么，你希望情况可以变成什么样子（有什么不同）呢？"

　　之后，咨询师便可以适时地邀请来访者开始想象问题已经解决时的种种愿景细节，包含届时来访者会拥有的正面情绪。引导来访者勾勒未来愿景，除了直接使用奇迹问句之外，咨询师也可依照来访者的需要，将奇迹问句改编为"水晶球问句"。如："假设在你面前有一个水晶球，可以看到你（美好）的未来，你猜，你可能会看到什么？你的心情会怎样？你和家人的相处方式会有什么不同？"或者"如果在你面前有一个水晶球，可以看到你未来的生活，你想我们会看到你最近已经发生的改变，会如何继续发挥其作用或扩大其影响力，而使你想要的未来生活可以实现？"又或者，也可改编为"纪录片问句"："几个月后，当你的问题已经解决时，我和你一起来看一部影片。这部影片记录了你从现在到问题已经解决的这一段时间所经历的一切。想象一下，在这部影片中，我们会一起看到你采取了哪些行动，让情况逐渐发生了变化？在这个变化过程中，你的情绪会有哪些转变？你的想法、作法又会有什么不同？"这样的过程常能激发来访者面对困境的种种灵感，这些灵感包括到达愿景的可能路径、过去的例外经验，或者目前可以开始行动的一小步。这些灵感往往会让来访者更有能量去承受与应对现今的困境，从而间接地转化来访者的负面情绪。

显而易见，SFBT咨询师仍会将来访者的情绪并入于对未来目标的探询里，特别是来访者使用的描述情绪的关键词，常会被咨询师放入意图牵动社会脉络的大方向中。例如，以成果问句来询问："如果我们今日的会谈，在一定程度上满足你对咨询的期望，那么你会和现在有什么不同？你目前觉得沉重的'感受'，又会有什么转变？""当会谈后，你发现你在正确的方向前进着，那时，你的'感受'、想法、做法会有哪些不一样？"或者，假设问句的提问为："你刚才说你很生气，所以才对小孩吼叫，你也很责怪自己，希望不要再这样做了。那么，你希望自己的反应是什么样子？""你想，当你能有这个新的反应时，你的'感受'会有什么不同？""小孩的反应又会有什么不一样呢？""当小孩的反应是比较听你的话时，你的'感受'又会是怎么样？接着，你对待小孩的方式，会和之前有什么不同？"在获取来访者对愿景的细节描述之后，咨询师会接着探究：如何通过可辨认的外显行为来得知来访者的情绪变化，以及新产生的正面情绪又会伴随怎样的行为，以能增加来访者出现正面情绪的出现与落实所欲目标的机会。

若来访者直接表示情绪困扰正是其前来咨询的缘由，秉持同样的原则，咨询师可以询问来访者：希望自己的情绪有何变化？希望自己的情绪在咨询后变成什么样子？或者咨询师以含有人际脉络的关系问句，邀请来访者具体化在情绪变化后，会展现于外的相关行为，如："你说你重视这些朋友、不希望他们担心了，所以，请你想一下，当这些朋友看到什么时，他们会知道你真的没有那么哀伤了，已经有了一点点转变？"当然，增加来访者对自己情绪的辨识能力也是一个重要的方向，如："想象一下，如果出现什么信号，你就知道你的情绪开始改变了，不再这样难过害怕了？""你的犹豫不安代表着你知道这是一个重大的决定，所以，你希望自己在什么样的心情状态下做出决定？""你如何能得知，你的情绪是处于你所说的这种平和的状态？"（De Shazer & Miller，2000；Lipchik，2002；McNeilly，2000）

简言之，SFBT是善用情绪来逐步建构来访者目标与解决之道的。来访者在构思愿景与目标的过程中，他需要将自身对问题及负面感受等的知觉，自行慢慢转变为正面的改变。这包括以语言来叙述当"问题不复存在"时，来访者拥有的胜任感、愉悦、希望等正面情绪及相关生活景象。往往，在描述愿景细节的过程中，来访者就会直接体验到正面情绪，这间接地消融来访者了目前处于困境中的负面情绪。在正面情绪增加、负面情绪减少的情况下，来访者的希望感与乐观性也会因而大幅提升（Iveson，2014；Kim & Franklin，2015）。

（三）良好构成目标中的正面情绪

在接纳与理解来访者的诉苦、帮助来访者重新定义"问题"、确认来访者前来咨询的期待，以及了解来访者偏好未来愿景的细节之后，SFBT咨询师需要与来访者进行关于形成目标（goal formulation）的对话，并发展出"良好构成"（well-formed）的目标，这将能促使来访者采取具体行动来面对问题、化解困境，以及达成所欲目标。一个良好构成的咨询目标常自然地包含了来访者表述里所提及的关键情绪词语，并符合以下几个标准（许维素等人，1998；Walter & Peller，1992）：

1. 是来访者想要的，对来访者是重要的。咨询的意义在于协助来访者达成他们的目标。这个目标是来访者想要的目标，而不是咨询师认为来访者应该努力的目标，或是心理咨询"理论上"应该去介入的方向。尊重来访者，朝向来访者想要的目标前进，将能促进咨询合作与会谈效果。

2. 是来访者需花费心力去完成的。设定的目标不宜过度简单，或无意义到失去来访者的投入与认可。当来访者用心完成目标并且按照常规速度改善现状时，来访者会比较有成就感、较易继续负起责任，个人的价值感、自尊感便在转变中悄然提高。若来访者真的一时没有改变，也会因为设定的目标有一定难度，而不会感到过于受挫。

3. 在是来访者"可控"范围之内的。来访者希望达成的目标，在来访者的生活中是可行性高的；这一可行性可从时间、成本、价值、社会角色等方面进行考虑。再者，来访者设定的目标是来访者自身可以启动转变的，而非寄望于别人的改变。如此一来，来访者便较能完成目标，也更能掌握自己可为之处。例如："你希望先生能多主动安慰小孩。就你对先生的认识，你觉得要如何鼓励或影响你先生，他会比较容易出现这个行为呢？"

4. 是用来访者的"语言"进行描述的。尽可能采用来访者描述目标、愿景的语词，或使用来访者运用语言的方式来描述设定的目标，这样的做法将会较为贴近来访者的知觉，从而较能促进来访者在他的思考脉络中激发改变的动力。例如："你刚才说'当不再纠结、痛苦于这个问题时，会过得坦荡自在'。请你多说一点，你不再纠结、痛苦、过得坦荡自在的生活，会是什么样子？和现在的你、你现在的心情、现在的生活会有什么不同？"

5. 是以"正面"可行的语言表述的。是以来访者"会去做"特定有效行动的方式表述的，而不是以"不会做""停止做"不当行为的方式表述的。这样的正面语言描述包含了来访者可执行的一个具体行为，使得来访者更容易去达成。例如，如果来访者说"我不希望自己再面对这个人的时候会这样害怕、无助"，咨询师可询问："那么，取而代之的，你希望在想到这件事时，自己是什么样子？""你刚说'勇敢面对'，嗯嗯。那么，当勇敢面对时，你会出现什么样的态度或行为？"接着，可以赏识地复述来访者的回答："喔，鼓起勇气直接告诉对方他的这个行为让你感觉不舒服。"

6. 是以"动态"的方式进行描述的。目标的描述宜具体、明确、行为化，有如一场画面流动的电影，而不是一幅静止的图像。这样的动态描述常会促使来访者在心中预演一次相关的过程与行动，从而产生一种掌控感。例如，若来访者说"我希望我更能面对自己因为车祸而残障的事实"，咨询师接着提问的可能方向如："当你更能面对自己已经残障的事实时，你会做些什么不同的事情？""你说你会变得更平静，那么和你一起生活的家人会看到你说什么、做什么，就知道你更平静了？""当你变得更平静时，这又会如何影响着家人的心情？你会怎么发现这些对家人产生影响？这又会对你有何帮助？"

7. 是由可以做到的"一小步"开始的。目标的设定宜由当前来访者可尝试执行的小步骤开始。因为容易达成的一小步将带给来访者一些成功的正面感受，而持续提高其面对困境的信心与动力。例如："以1分到10分进行打分，1分是很害怕，10分是你希望自己在面对这件事时你能够非常镇定的状态。那么，你觉得现在自己是几分？你是如何到达这个分数的？什么人、事、物帮了你的忙？""你觉得你觉察自己情绪变化的能力，在1分到10分的量尺上，目前是4分，那么你想到第一个可以去试着做做看的小尝试是什么？什么行为能够帮你将觉察自己情绪变化的能力再提升1分？"或者"当情形好转、你的抑郁情绪更稳定一些时，你最先可以看见的微小信号是什么？"

8. 是此时此地（here and now）可以开始执行的。来访者需要找到一个小目标或一小步，是来访者可以"立刻开始"，或者可以"继续"去做的，而不是很久以后才能做到的事情。这样，这些小目标或小步骤便可立即在来访者目前的生活中开始发挥作用，还能让来访者产生 "问题已有改善"之感，其原有的负面情绪也会得到疏解。例如："你刚才说，过去高考时，你去跑步，对你的压力有很好的舒缓效果。那么，你觉得，如果你现在又开始跑步，可能会对你现在希望增进抗压能力有什么帮助？""你刚才说，你希望有一天离婚的阴影可以离开你的世界，不再影响你。所以，我可以多了解一些吗？从离婚到现在的这段时间，你已经开始做了些什么，让离婚的阴影对你的影响变得比较小一点？或者说，你做了什么让离婚的影响没有变得更大？"

SFBT宣称，当拥有选择权时，人们会为自己做出最好的选择；当拥有选择权时，人们也会开始行动并拥有力量与希望感。因此，如何帮助来访者建立起立即可行的良好构成目标，以促进来访者在现实生活中真正、切实地行动，是在SFBT对话中是不容忽视的重要环节。

（四）涵容负面情绪的优势导向问句

例外，与目标、解决方案有关，但与来访者所抱怨之事无关。例外的存在，乃暗示着：来访者的情况是有好有坏的、是变动的；改变一直存在着、发生着，目前的抱怨与痛苦，都将会有变化的可能性。再者，例外也显露了"差异"（differences）之所在；探讨差异，将创造新的差异。通过对问题之例外的积极探讨，来访者能将个人状态较好之时，与现在的苦恼反应之间的"差异"进行对照比较，而有助于来访者意识与说明这些例外何以能发生；当能确定例外的发生是在自己的掌控范围之内时，来访者便更有可能在未来再次复制这些例外、增加这些例外的出现，而实际带动个人及生活的联动改变。除了帮助来访者辨认例外的存在，咨询师还需深究例外发生的过程细节，从而帮助来访者发掘已有的优势，促使来访者为相同的事件创造出新的意义，进而扭转来访者对环境的观点、对自己的看法，甚至改写来访者在其生命故事中所扮演的被动或受害者角色，使其重新拥有更多的正面情绪经验，并再次构建较有希望的、较有力量的、较能平衡与适应的社会脉络与结构（Froerer，Kim & Cziffra-Berg，2018）。

以下是SFBT常见的例外问句举例以及追问细节的一些方向：

1. 直接提问问题没有发生或情况比较不严重的时候。如："你什么时候比较少想到分手这件事情？""在什么情况下，当你想起前男友的时候，会没有那么难过？或者，你会在什么时候比较少想起他？""那时你有什么不同？心情有什么不一样？""难过少一点儿的那个时候，你在做什么？""这样比较好一点点的情况，是如何发生的？""你做了什么？或者什么人、事、物，特别对你有帮助？"

2. 询问不被问题卡住或较不被问题影响的时候。如："对于这位同事的愤怒，你之前都是怎么控制住的？""在上班时，你什么时候比较不会被这位同事影响？或者，你什么时候不会被你的愤怒干扰？"　"什么想法或做法帮助了你？"　"在其他同事给你的意见当中，有哪些是你试过的？或者，有哪些是你也觉得有点儿同意的？怎么说呢？"

3. 询问问题结束当时或快要结束时可能出现的不同之处。如："看来思念过世的他，会有悲伤，而且这份悲伤是起起伏伏的。那么，你每次思念他时，那种悲伤是如何慢慢降下来的？之后，又是什么让你可以再一次慢慢回到日常生活之中？"　"回想一下，当那种悲伤降下来或快要结束时，你会注意到什么信号？那时，你在做些什么？"　"结束之后，当你回到日常生活中时，你通常会先做的是什么事情？"

4. 询问其他方面（不见得与此问题有直接相关）的成功经验。如："以前，当你对周围的人感到不满或生气时，你都会怎么处理？"　"从小到大，曾经出现过让你觉得是成功处理人际冲突的经验吗？"　"是什么让你觉得这是一个成功的经验？"　"当时你采用了什么方法？"　"这些方法哪些还适合于处理现在的情况？"

为了让来访者能够从诉苦抱怨中澄清其目标，阐述其情绪，发展可行的解决之道，SFBT咨询师需要特别注意与配合来访者当前的情绪脉络、所能接受的内容与速度，来设计优势导向的问句，以免变成非要来访者正面思考的 "强迫解决"（solution-forced）取向。若来访者觉得回答改变导向的问句有压力，或者想不起什么例外经验，咨询师则可使用应对问句；应对问句特别能显示咨询师对来访者情绪的共情、接纳、一般化，并在理解来访者痛苦挣扎的同时，仍然展现信任来访者仍然拥有特定资源的立场。如："一直以来，你是如何帮助自己度过情绪的低潮期？""当你面对这样的难题时，你是怎么让自己稳住情绪的？""当你担忧时，你又如何安慰自己，而让自己的心情没有变得更糟？"若来访者仍处于十分沮丧的状态，咨询师可就来访者"微小且无法否认的已做到之处"进行提问，比如询问他今天是如何起床的，如何走到咨询室的，如何帮助自己吃点儿东西的，等等，以能支撑住来访者，并发挥"让情况先不变得更糟"的"止跌"效益。

例外与应对问句都能促使来访者发展新的思维模式。例如：促使来访者认可已经存在的各种资源；促使来访者发觉自己已经做到的一些事情，而这些事情之前未被特别赋予正面价值；促使来访者开始思考如何可以增加这些例外经验在生活中的比例，或者这些经验中有哪些元素与方法是可以用于开始尝试的解决策略的等。咨询师要多次有意识地复述会谈中曾讨论过的关于来访者的诸多优势与胜任之处，以提高来访者将之纳为已有的可能性，特别是与来访者设定目标相关的资源，尤其要深究其意义、重要性与应用方式。当然，在例外经验中探讨来访者的优势与应对方式时，咨询师还需注意来访者是否同意愿意继续多加采用这些已论及的资源与应对方式。若来访者不同意，咨询师不要给予来访者不适宜的鼓励，而需另辟蹊径地寻找新的、被来访者认可的应对策略。千万不要急着将例外经验变成强迫来访者接受的建议，因为，每个例外经验的价值高低，仍然由来访者决定

（Bannink，2015b）。

当来访者能够认可特定的例外经验与应对方法时，将有助于目标的达成。于会谈结束时，咨询师将会鼓励来访者在离开咨询室后继续运用这些资源与方法，以创造更多正面经验，带动来访者生活脉络的变迁。倘若来访者知道有一些例外或应对经验的存在，却无法说明这些经验是如何发生的，咨询师则会在会谈结束的任务提议中，鼓励来访者多多"观察"例外是如何发生的。常常，来访者在观察到例外出现的当下，就有不同以往的反应。例如，一位母亲观察到小孩主动写作业的一些例外时刻时，她展现出高兴的样子，可能会引发孩子对母亲的正向态度，甚至出现更多自动自发的行为。或者，也可如Taylor（2009）所提，咨询师可在任务提议阶段，采用提问的方式，引导来访者自己设计任务，以开展不同的行动。如："今天回去后，想象一下，如果别人都没有以你想要的方式来回应你的难过，你可能会如何继续走下去？你会采取哪些不一样的方式来面对他们？""想象一下，这一周你可能可以做点儿什么不一样的事情，来突破你和他这个令人难受的、尴尬的感觉？"在下一次会谈中，如果来访者能确认自己在实际生活中的行动，产生与目标相关的小进展时，来访者将更愿意投入后续改变之中。

人们的情绪、认知与行为是相互影响的，其中任何一项的变化，都会带动另外两者的改变。SFBT通过例外经验进行的有效分析，将协助来访者发展正面行为，进而衍生出正面认知与正面情绪；或者，当咨询师引导来访者想象可能的解决之道并进行实验性的行动后，来访者对问题的认知与情绪反应往往会发生变化，并常出现更多建设性的行为（Kim & Franklin，2015）。当然，SFBT咨询师需要在"认可来访者的情绪"以及"开发可能性"之间达成动态平衡。对于来访者所体会到的痛苦和生命的限制，咨询师需要努力理解；对于来访者为存活下来而经历的挣扎和表现出的坚毅，咨询师需要真心佩服；尤其，在同步来访者接受改变的速度和追求的目标时，咨询师还需要协助来访者逐步接纳自己的痛苦与挣扎，并持续地制造微小的进展，以推动更大变化的出现（Fiske，2018）。

（四）接纳情绪并赋予新义

人们对问题的界定，往往决定了什么才是所谓的问题。很多时候，问题来自人们对环境的期待与解释。依据每个人的价值与信念，不同的人在同一情况下的经验以及对问题的定义与反应，不尽相同；因此，当来访者对环境的期待与解释发生改变时，其对问题的定义与反应也将有所不同。除了提出建设性预设问句之外，SFBT咨询师也会使用重新建构或一般化技术，促使来访者对原有困境产生不同的观点，松动来访者对原有问题的界定方式，如此一来，伴随问题而来的负面情绪将会发生变化。例如，当一位来访者表示上司临时交付他更多的工作，他担心自己做不好，压力很大时，咨询师或可重新建构：来访者是因为能力够好才会被提拔，且当工作量突然增大时，多数人的压力也会增大，而来访者的担心正显示了他希望自己是一位尽责、可靠的人。有时，当来访者意识到，生活环境的现实条件、自己的在乎之处或本能反应，是一种多数人在类似处境常见的自然状态时，来访者原有的负面情绪就可能因此降低甚至被化解。又例如，一位因担忧孩子高考表现不佳而自责的母亲，听见咨询师说，要应付孩子高考时期的父母，常会处于焦虑的状态，她的担忧与自责，显示着她关心孩子是否能有一个美好的前途，也期望自己能够成为帮助孩子的母亲，此时，这位母亲就可能因为被理解而舒缓压力，并产生一些希望感与信心等正向情绪，从而开始反思除了表现出担忧、自责之外，还有没有其他更有效的方式，能够真正帮助孩子建构美好的未来（McNeilly，2000）。

　　一个人会有自责的情绪，可能是因为他有责任心或道德感；一个人会觉得焦虑，可能是因为他有现实感以及想要行动的欲望。这样的观点，正是SFBT认为的正负经验具有的"同时存在性"。换言之，生命有痛苦的部分，也有快乐的阶段；或者，一个人是会感到痛苦的，但也会因这份痛苦而长出力量；又或者，这件事令人感到痛苦，可是有时痛苦的感受是比较少或没有出现的。SFBT相信任何事情都有正反两面，甚至多个维度，且这些面向与维度是同时共存的。当咨询师对来访者所描述的事件与情绪进行重新建构，如为之赋予新的正面解释或突显其可贵价值时，来访者问题的相关脉络就改变了，来访者的情绪也常会随之改变。正如O'Connell（2001）表示，通过用语言来解构来访者对问题的诠释，重新建构其对问题的描述，对问题建立新的、正面的、有意义的或具方向性的界定方式与架构，并能于日常生活中练习，将能帮助来访者自然而然地化解负面情绪，其正面情绪亦会自然而至。当然，重新建构不足以全然改变来访者，但是至少会让来访者离开令人防御的、水深火热的问题深渊；若来访者负面情绪发生的程度得到了降低，负面情绪发生的次数有所减少，或者承受和照顾负面情绪的现有能力获得了增强，那么来访者负面情绪状态的脉络就已经有所不同，其正面情绪的出现概率将大为提高。

　　一般化技巧，常能帮助来访者不过度扩散其负面情绪，并能削弱来访者害怕自己过于特立独行的恐惧（Panayotov, Macdonald & Strahilov, 2015）。一般化的使用方式之一是，咨询师在回应说"这事情真的是令人担忧（令人感到害怕和惊吓）"时，常会添加"暂时化"（如当下、当前、此时此刻等）的词语，以暗示"目前"的困境不见得是"永远"的困局。如对于因突然失业、无法养家而责怪自己的父亲，咨询师或可表示："在目前尚未找到工作的情况下，你对自己作为父亲这个角色是失望的，因为你有一份承担力，认为父亲是应该养家的。"除此之外，咨询师也会适时以人生发展阶段以及事件本身的性质，来常态化、阶段化来访者现有的情绪反应（Bannink, 2015b）。如："结婚第一年，这个时期，常是夫妻在磨合的阶段。两个人常需要找到相互协商的方法，这也常需要一段时间的。"显然，一般化的回应，可以缩小来访者所提问题的范围、削弱来访者所提问题的严重性，而发挥"部分化"（partialization）、去绝对化的治疗效果（Friske, 2008）。

SFBT咨询师对来访者情绪的自然共情、重新建构、一般化的回应，本身就示范了一种情绪辅导的理念或对待自身情绪的方式，这些技术也常有助于咨询师更加认识到来访者的情绪、想法、行动如何运作以及三者间的互动模式，从而激发咨询师思索如何帮助来访者提高改善自身情绪的技能（De Shazer & Miller，2000）。例如，如果来访者对孩子的叛逆感到失望，咨询师可以邀请来访者尝试发现孩子自主性的萌芽，并让来访者可以在管教孩子言行与培育孩子自主性之间，取得平衡。若遇到来访者因丧妻而酗酒，咨询师可以特别强调来访者对妻子的爱与怀念，进而使用关系问句邀请来访者猜想妻子对他的期望，以提高来访者改变酗酒行为的意愿。又或者来访者因地震而开始思索死亡议题，咨询师可将其重新诠释为"地震让你开始深思人生中很重要的一件大事——死亡的意义为何"，进而促使来访者接纳自己目前的状态（McNeilly，2000）。也就是说，一旦能扩大知觉，来访者将能在看见问题及其负面影响的同时，也开始愿意思考与尝试接受新浮现的正面意义，不再只将目光集中于负面情绪或困境事件，而能综观全局、鸟瞰未来，如此一来，开拓知觉的来访者常会因而衍生不同的情绪，出现弹性的想法，以及拥有建设性的后续行动。

重新建构与一般化是很有"力量"的介入，能让来访者从习惯关注的焦点，转而开始注意到如目标、意义、资源与力量等其他层面，而激发出更多的赋能感。当然，咨询师在使用这些技术时，需要特别观察来访者的非言语信息，并直接与来访者确认是否同意这些新的思维观点与角度，这样，咨询师也能同时得知来访者情绪转变的历程与要素。咨询师时时提醒自己，要尊重与跟随来访者的语言内容所直接表达出来的意思。若咨询师开始分析或评价来访者，便已失去与眼前这位来访者的真实接触（King，1998）。

（五）在独特情绪脉络中的同步与转换

对于来访者的情绪，SFBT咨询师是接纳、认可（acknowledge and validate），并且看重其代表的意义与价值的。来访者的情绪、挣扎与痛苦，常同时发生在多个层面，也与其他身处同样情境的人有着类似的反应。但是，由于每个人生活脉络的差异，每位来访者的情绪、挣扎与痛苦，也会有其独特之处。咨询师需要倾听与汇总来访者在会谈中提供的信息，梳理来访者的生活脉络，并能"涵容、接纳、不更为负面化"，精确回应来访者目前的情绪。咨询师不能把来访者的经验"平凡化与边缘化"，或采用特定理论观点予以简化，而让来访者觉得咨询师没有辨识出自己情绪的独特性。往往，这对咨询师来说，是一个专业的挑战（Fiske，2018）。

来访者在会谈中提及的种种个人情绪，都反映了来访者社会建构中的不同现象。咨询师不要简单地将来访者的情绪进行归类或对其有所预设。咨询师需先辨认的是，这情绪对来访者的独特意义为何，再依据其情绪的独特意义来思考如何给予回应，以期能将来访者的负面情绪转化为更有效用的形态（McNeilly，

2000）。例如，McNeilly（2000）不认为伤心（sadness）必定是一种不满足的情绪。有时，伤心可能是"接纳丧失或失落"的一种表现，是人们生命中很重要的、常会经历的过程。咨询师需要支持来访者，让来访者能自然地表达其伤心，因为这一个表达的过程，也常是一种疗愈的历程。对于所谓哀伤（grief），McNeilly（2000）认为，或许有些来访者的哀伤是一种"尚未接受失落"的情绪。因为当人们得知一个事实但又不能接受该事实的时候，常会倍感挫折。若能辨识出来访者的情绪是一种哀伤，咨询师或可询问来访者与哀伤有关的事件与内容，肯定这个失落事件对来访者的重要性与意义，并以一般化技巧回应，以期降低来访者的挫败感。咨询师也可适时询问来访者：已经做过什么努力，而让自己比较能逐渐接受这个失落的事实？甚至，咨询师还可引导来访者思索：希望自己多久以后可以真的接受这个失落的事实？需要什么来帮助自己度过这个恢复的时期？当能接受这个失落的事实时，自己会是什么样子？别人又会如何得知？以及，何时开始准备去接受这个失落的事实？如何开始准备？这些提问的方向，都展现了咨询师对来访者哀伤情绪的接纳，也暗示着：在帮助来访者度过哀伤的过程中，来访者是有能力来应对哀伤的，也能朝向接受哀伤的方向慢慢前进（McNeilly，2000）。

如果来访者处于愤恨（resentment）的情绪中，McNeilly（2000）表示，除了让来访者有表达愤恨的机会之外，咨询师也可以试着帮助来访者厘清其愤恨的内容并以语言述说出来。有时，来访者的愤恨其实来自受伤或受挫。有时，咨询师则可特别辨识，在来访者的愤恨情绪中，是否包含着一股想要保护自己的强大力量，而可先将其重新建构为"义愤填膺"（indignation）；在鼓励来访者更能坚定这种不让别人伤害自己的信念后，再朝向如何建设性地保护自己的方向前进。在此过程中，咨询师或许可以询问来访者："这段时间你做了什么事情来帮助自己？""如果你想从这种愤恨的情绪中走出来，你需要的是什么？""这次的经验告诉了你，未来可以多做些什么来提醒自己？"如此，将可帮助来访者集中能量去思考：如何从过去的伤痛经验中学习；未来怎样才能更懂得照顾自己；如何争取与保障自己的尊严与权益；以及，如何预防，或降低未来再次发生这类事件的可能性（McNeilly，2000）。

在来访者表达失望（despair）的情绪时，咨询师或可看看来访者是否在期待着别人的救援，但却因为觉得无法获得外界的支持而感到难过。对此，咨询的第一步可以尝试让来访者的希望感苏醒，或者使来访者能够相信这种失望的感受是有可能消失的。咨询师陪伴来访者面对失望，给予来访者走过失望的时间，以及帮助来访者寻找可以联结与支持他的重要他人等，都可能是有助于消融其失望的方向。倘若来访者觉得自己感到恐惧（fear），咨询师或可肯定来访者的害怕是因为担忧未来可能会有令其感到失落的特定事件发生，让来访者知道这种害怕的意义与重要性值得被重视，同时，协助来访者寻找一些方法来降低这特定事件发生的可能性，并探索现在可以开始努力的行动与方向（McNeilly，2000）。

显然，SFBT咨询师对来访者的负面情绪是开放接纳的，虽然会为来访者提供充分表达负面情绪的机会，但不会让来访者一直停留或深陷于负面情绪的折磨中。SFBT将情绪视为来访者"希望自己在生活中更能获得什么"的一种资源性反应；这样的思考将能帮助来访者从自责、挫败、伤心、愤恨等负面情绪状态，转而往个人的目标及行动的可能性等方向迈进（McNeilly，2000）。SFBT咨询师还会根据各种情绪所反映出的来访者目前的状态与需求，鼓励来访者在觉察自己的力量与资源的当下，通过实际行动的展开，让自己的情绪出现不同程度的缓和或不同维度的转化，让来访者从关注自己身为受害者的负面情绪中慢慢解脱出来，并逐步学习如何更懂得为自己的生命负责，从而能够积极帮助自己产生愉悦、爱、感恩、快乐、光荣等正面情绪（De Shaver et al.，2021）。

四、焦点解决压力模式的范例

由于情绪的展现与压力的产生有很大关系，所以在此以O'Connell于2001年提出的 "焦点解决压力模式"（solution-focused model of stress）作为SFBT对情绪议题介入的一个系统范例，来进行说明。

（一）焦点解决压力模式的简介

在O'Connel（2001）的"焦点解决压力模式"中，对压力的基本观点为：

1. 压力是生活中自然存在的一个部分。生活中会有问题出现，是很正常的，因为生活本身就是充满问题与困难的；常常，人们刚解决了一个困境，又会随即面临另外一种难题。

2. 在日常生活中，人们是足以处理压力并感到游刃有余的。偶尔，人们会经历一些困难，并体会到这些困难带来的各种情绪。不过，通过家人、朋友、社区的帮助，人们大都可以克服。

3. 人们是有弹性的、有创造力的问题解决者，但是对于自己没有出现问题的日子，人们并不会给予充分的关注，也常会忘记自己曾经有效处理问题的经验，或者遗忘关于拥有正面情绪的那些记忆。

4. 问题是由个人与环境的互动而来的，因此面临问题的人们不需以受害者的角色活着。不少人经常以"问题主宰了一切"的方式来叙说问题，也常指称别人才应该为问题负责。

5. 一个人不等于问题的总和，无须以受害者的角度来叙说问题，也无须以负面情绪及种种问题来概括生活的全貌。能够认可这样的观点，会是来访者改变与复原的第一步。

由O'Connel（2001）焦点解决压力模式的观点可知（如图3-1所示），社会脉络建构了来访者压力的本质。如果来访者主观知觉到，有一件事威胁到了他重视的人、事、物，那么在此压力下，来访者会觉得失去控制感与胜任感，他原有的个人力量、优势、资源，将会暂时性地衰落，以至于他一时之间无法施展原有应对问题与管理压力的机制，因而产生了焦虑、抑郁等情绪。自然而然地，来访者会不自觉地以"被问题主宰"的角度，来描述自身的压力与情绪，而更觉得自己无能。面对这样的来访者，咨询师会以SFBT的观点与技巧，来松动来访者负面形态的、"问题仿若主宰者"的语言表达结构，通过关注例外经验，拓展来访者个人技能的维度，使其能进行新的行动实验，从而帮助来访者顺利复原并拥有正面的情绪体验，甚至能重新述说自己的故事，并为其赋予崭新的意义。当然，对于来访者带来的问题与情绪，咨询师除了会引导来访者如何应对之外，也可以将会谈的方向引导至如何降低现有压力与负面情绪的强度，以及如何预防压力与负面情绪的再次发生。

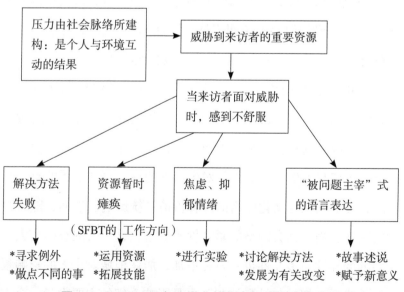

图3-1 O'Connell（2001）的焦点解决压力模式图

（二）焦点解决压力模式呼应社会建构论对情绪的观点与介入

O'Connel（2001）的焦点解决压力模式，可呼应De Shazer 和 Miller（2000）以社会建构论对情绪的观点。说明如下：

1. 产生压力与化解情绪的社会脉络

（1）在社会脉络下理解压力与情绪

从社会建构论的立场来看，压力并不是客观的情况，而是人们在其主观世界中知觉自己的能力被挑战到极限时的反应。当人们一时觉得无法应对某一特定程度的压力时，就会撼动个人原有的观点、价值、目标、安全感等，并对自己的能力、信心、人际关系等，产生需要再次协商与调整的需求。如果压力是突发的，人们将更难于立即调整其观点、期待与行为，也不太能立即调适原有的认知结构，来应对这些突如其来的新体验，以至于在短时间内，人们在其主观世界里，常会强烈地因原有世界被破坏而焦虑，因既定社会建构被摧毁而惶恐，或者持续构建着敌意、威胁或漠然等负面情绪。

在社会建构论中，个人是社会的一个运作机制（social agent），了解一个人，需从其社会文化的脉络进入。人们通过各种社会网络的紧密联系与密切互动，共同建立起社会的信念、价值、传统与习俗，因而人们对生活中的许多事件赋予的意义与目的，常受到社会文化脉络的诠释价值系统影响。然而，随着时代的变迁，当今社会网络的紧密性不如过去，个人的空间变大，人们的变异性与多元性也一直在增加，居住地域对个人的影响程度持续降低，权威与社会控制不再是影响人们的主要力量，个人的教育、工作、朋友、社团的影响力反而相对提高，这使得人们对彼此各方面差异性的包容度，逐渐成为人们需要重新学习的一个重要课题。由于传统社会固定的价值与运作规则的慢慢消逝，人们的个人自由度逐渐增大，每一个人都更加需要为自己的行为与选择负责，所以在个人选择空间增加、获得更多机会与自由的同时，人们也往往会产生无所适从的不安全感与被威胁感，或者出现必须由自己本人做出决定的种种压力。简言之，压力产生于个人对自己主观经历的体验，以及自己与外界之间诸多冲突的知觉。压力也可能来自个人的真实自我与理想自我之间的冲突；真实自我与理想自我之间的拉扯，造成了怀疑、羞愧、自责、焦虑、后悔等负面情绪的产生，而社会的种种变迁，更加重了这二者之间的对立与拉扯。当然，人们的压力仍然存在着文化上的差异，例如，身处于一些仍然十分强调社会价值重要性的文化里，人们在个人选择与大环境的价值观之间如何取舍与平衡，常导致特定的决策压力出现。

个人主观的知觉与经验是相当重要的，但是个人的主观世界并非所谓的真实（fact），因为真实是因人而异的，也会因不同的环境、不同的社会脉络而有所差别；压力亦然，压力也是受到周遭他人与文化影响的。因此，更深入地说，一个人面临的并不是问题或问题带来的情绪与压力，而是在他主观世界的构建中，他与环境协调、与自我协商的重大议题。

（2）社会脉络中的社会支持与语言运用

面对压力，个人需要再次调整其社会建构与主观世界的运作规则以能适应新经验与新生活。然而，一个人建构失落、威胁与危机的经验，也常会影响他调适的过程。在这个调适的过程里，来自家人、朋友及社区的社会支持，特别能帮助一个人面对与度过压力。

为了生存与适应，人们需要懂得运用自己的资源与力量来应对压力，语言就是其中的一项利器。语言是有情境脉络性的，是与特定的人、事、时、地、物相关联的，是在特定的社会脉络中协商出来的一种运作系统，用来描述个人与其情绪、想法及行为之间的关联。人如何使用语言描述他的困境、情绪与压力，将影响他如何看待压力、应对压力，也会影响周遭的人如何回应他。当语言描述方式不能充分表达自己所想时，人将很难从他人那里获得真正想要或需要的社会支持。

在来访者描述自己的问题、情绪与压力时，咨询师不仅需探索来访者的主观知觉，特别注意来访者使用的病理诊断词汇或固定标签，也需辨识来访者自身、环境结构和二者互动的脉络和历程，包含情绪、认知、行动之间的联动性，以及在来访者的语言游戏规则里，他又如何与环境进行协商的过程以及协商出来的结果。也就是说，对于来访者的压力及其衍生的情绪，咨询师应将其放在一个社会互动关系的角度来检视与理解，也需帮助来访者通过社会互动和社会关系的联动变化（如增加社会支持），以及语言的转换运用（如能具体表达希望他人如何协助自己），主动制造化解压力的契机。

2. 焦点解决压力模式中语言游戏的设计

（1）通过故事重述，重新诠释压力与情绪

由于意义是协商而来的，是可以被改变与修正的，在咨询对话这种语言性的社会互动中，来访者的主观世界也将会被更为澄清并再次建构。对于同一个现象场，人们从不同角度所描述出来的现实是不尽相同的，每一个人的故事都可能有着多元的面向。来访者带来的故事，是来访者在其主观世界中选择某一种特定描述角度的结果；所谓的问题之所以会发生，来访者之所以会有压力与情绪，正是因为来访者选择描述现实的角度与方式。因此，来访者需要一个新的、宽广的、合适的角度，以不同的方式来重新看待并再次叙说他的问题与故事，并能对问题、生活、未来、生命产生不同于前的观点；所谓合适的新叙说角度，则是来访者本人能够接受的、在来访者世界中可以运作的、适合来访者自身独特视角的。当能以不一样的方式来重新述说原有的故事时，来访者将创造化解压力与问题解决的可能性。

SFBT的介入技巧能帮助来访者为事件创造出新的意义，或修改其原有的意义，而扭转来访者原先对环境、自己的看法，同时，还可促使来访者修改对其压力的描述与知觉，调整其对情绪的诠释架构，并重新建构其主观世界。能够影响来访者产生新诠释角度的一种回应方式是一般化技术。如果来访者能够了解自己现在体验到的压力与情绪，是当前社会情境中常见的一种反应，将会促成"接纳"的疗效出现。因为SFBT相信，虽然累积过多的问题会动摇一个人原有的应对能力，但是这并不代表一旦来访者经验到困难，就表示这个人是生病的、需要治疗的，或是受伤的、需要修复的。也就是说，SFBT认为，在来访者主诉的压力与负面情绪的故事之外，应该还有其他的资源与叙说角度，能加入其中并改写来访者的故事，从而改变来访者在其故事中所扮演的角色。当能对压力与情绪产生新的诠释与述说时，来访者就进而能采用不同的协商措施来应对所属的环境及当前的压力。

SFBT还强调，从来访者的语言叙述中，咨询师需要尝试拓展来访者与外界互动的觉知力以及他对内在、外在资源的观察力，因而咨询师会积极寻找来访者的优势与力量，辨识差异与小改变的存在。通过挑战与改变来访者的语言描述的内容与方式，咨询师为来访者提供了一个可以回顾与反思其问题、压力及负面情绪的安全空间，也能协助来访者逐步营造一个未来导向的、改变导向的、资源开发导向的思考架构。而这种个思考、回顾与反思的架构，有别于来访者原有的主观视角，也与其他问题导向的咨询流派有所差异，但是是一种能带出来访者正面思考与有效行动的思维架构。

（2）创造小改变带来希望感与滚雪球效应

小改变的发生，是未来改变的动力。SFBT会将来访者改变的历程具体化为可掌握和操作的小步骤。因为，比起一下子要去制造大的变动，小步骤的行动实验，比较能提高来访者勇于尝试的意愿。尤其，小步骤容易带来成功，容易让来访者拥有正面情绪（如恢复对生活的掌控感，或点燃深层的希望感等）。所以，

SFBT咨询师常会强烈地肯定来访者出现的细微改变，以增加来访者的自我效能，并推动来访者在情绪、想法与行动等知觉改变的滚雪球效应。

当来访者能够采取通过会谈对话协商出的新行动时，其行动后的觉察与顿悟，常常能够帮助来访者回头发现他的问题为何会发生，理解他原有的压力为何这么大，或者接纳为何当时会产生这种特定情绪，这样脉络化的觉察与顿悟，又将推动来访者继续尝试新的改变，并再度增加他对自己与环境的了解。也就是说，了解自己，不见得只有通过对原有经验或负面情绪的探索，有时，当下立即行动的实验及其结果，会更能促使人们产生具体的觉察与新近的顿悟。

简言之，SFBT企图帮助来访者建构新的、较有希望的、较有力量的社会脉络，而这个新的社会脉络存在着更高的平衡度与适应性。尤为可贵的是，来访者经过SFBT语言游戏所获得的变化，不会是肤浅的、表面化的、治标不治本的，而会是较为持久的、深层思维模式的转变。

（3）尊重平等是营造正面解决氛围的基础

为了能与来访者共同建构新的故事，带来赋能的效应，咨询师不将自己置于一个专家的强权高位，自行重新塑造来访者的主观世界，而是十分尊重来访者主观世界的诠释架构以及其独特经验的意义，以平等之姿，找到可以与来访者对话的位置，并融入来访者的世界。

由于来访者的压力与情绪是很私人的，只有来访者自己最了解自己的状态，所以来访者想要改变的程度、强度及向度，皆需配合着来访者的需求与目标，而SFBT目标导向的问句将能有助于澄清与确认。SFBT坚信，每个人都需在其主观世界中继续过活，咨询师无权替来访者做决定；当来访者能决定如何选择自己的目标时，其个人的力量感（power）便会随即增加。

为了能胜任在SFBT历程中鼓舞来访者的专业角色，咨询师需要有充分的自我了解，也需要经常反思个人的经验，对自己的优点、价值观、盲点、偏见等有所掌握，如此才能在不断拓展自己个人与专业的成长下持续维持于咨询对话中营造平等关系的能量。

五、情绪为焦点解决短期心理治疗改变历程的重要环节

综上所述，SFBT的咨询工作不会特别强调对来访者负面情绪的探究，不会把情绪看得比想法、行为更重要，也不会试图将情绪从来访者的知觉中分离出来；而且，SFBT并不认为负面情绪是需要被解决的问题，也不认为负面情绪的大量宣泄是主要的疗愈方向。SFBT所持的论点是，在咨询中深入挖掘负面情绪以及探讨问题的成因，有时会使咨询时间变得更为漫长，或者会对来访者造成高度"情绪上的损耗"（emotional cost），而可能导致来访者在咨询初期陷入找不到缓解方法的沉重中，掉入无望的

痛苦里，以致更难以采取有效行动，甚至会因为对心理咨询失去希望而提前终止咨询（Bannink，2014；Panayotov，Macdonald & Strahilov，2015）。

　　然而，这并不表示SFBT忽略或低估来访者的情绪。实际上，SFBT看重情绪，咨询对话经常包含来访者的情绪描述，因为SFBT注重对来访者整体知觉（包含情绪）的了解以及知觉转移的工作（Iveson，2014）。尤为可贵的是，SFBT坚称来访者的情绪是协助改变发生的一项重要的资源。来访者描述情绪方式的变化，本身即一项转变。改变来访者的情绪状态，也将有助于来访者建构解决之道（Kim & Franklin，2015）。当来访者产生情绪的各种日常生活脉络发生改变时，也将能帮助来访者回忆起曾经拥有的、存在"较好感受"的"更佳状态"。倘若咨询能够协助来访者通过行动，建构出更多"更佳状态"，且在这些"更佳状态"中让来访者拥有更多"较好感受"时，来访者将能增强建构解决之道的能力（De Shaver et al.，2021）。也就是说，SFBT的咨询对话能创造"情绪上的自由"（emotionally free）之愉悦氛围，甚至会造就让咨询师与来访者铭记在心的正面记忆与情绪经验（Panayotov，Macdonald & Strahilov，2015）。

　　Kim 与 Franklin（2015）依据文献的探讨与汇总，提出了一个SFBT的改变历程，即整个SFBT咨询历程可谓以"来访者中心的解决之道"（client centered solutions）为主轴，咨询对话互动将带出来访者的各种改变，这些改变的向度相互之间会有循环影响、相互加强之效；其改变向度常包含外在行为的改变（如强化有效的行为、扩展解决方式的选择、练习新行为等）、正面情绪（如幸福、感恩、自豪、兴趣）与正面预期（如希望、乐观）的增加，以及整体思想—行动功能的提升（如对新观点与行为改变的开放态度、增加胜任感、减少负面思考与情绪）等（如图3-2所示）。就Kim与Franklin的观点而言，SFBT的改变历程发生在来访者与咨询师的咨访关系当中，而所谓建构解决之道的对话开端，则启动于来访者确认出自己想要的具体可行目标之时。会谈过程探究了来访者已有的优势，以及与目标相关的胜任能力，并协助来访者反思过去的良好社会互动，进而讨论：如何从现在和未来的日常生活中，逐步靠近来访者的所欲目标，其具体的行动步骤可能包括重组旧有的策略、加入新的行为、在社会互动中寻求突破等。在会谈对话里，咨询师对来访者时时展现的信任与肯定，将大为提升来访者对达成目标的承诺与坚持。与此同时，咨询师灵活地运用SFBT的各种技巧，以协助来访者改变无效的解决问题方式，发展出有效的、有希望的解决方式，并企图引导陷于一片"昏暗"的来访者，看到"光明"的所在。当然，所谓的 "光明"并非绝对正面的、没有问题的，而是包含着各种可能性以及自主的选择权；更重要的是，要让来访者看到他所想要的目标，得知如何朝向目标迈进的方法，以能帮助来访者在应对问题、化解困境的同时，还能够发展出与问题共处的能耐。当然，SFBT咨询师常会在共情、同步来访者的诉说时，试图以系统的观点来看待身处于各种脉络中的来访者，并运用相互循环的系统观点取代问题因果的思考逻辑；此目的在于，当发现来访者的任何改变后，咨询师能够让这些改变持续发生，并在引发所属生态系统的连锁变化里，加强后续稳定的力量，让来访者能够自助地与自我负责地继续建构解决之道，并朝向健康适应的方向迈进（Froerer & Connie，2016；Kim & Franklin，2015）。

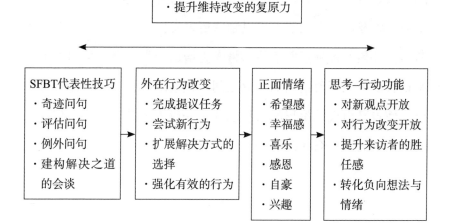

（数据源：Kim & Franklin, 2015, p34。）

图3-2　SFBT的改变历程

对应"正面情绪拓展与建构理论"里关于正面情绪实证研究的结果，Kim与Franklin（2015）在他们提出的SFBT改变历程中，再次呼吁正面情绪乃是改变的关键之一。他们强调，在来访者辨认出自己发生的多种改变后，来访者将拥有更多的希望感、乐观、幸福、喜乐等正面情绪，而这些正面情绪会接着推动来访者愿意进行反思，并执行有效行动，如扩展解决方式的选择、完成提议任务等；接着，这些改变、正面情绪、反思与行动又会带出不同想法与做法的崭新组合，从而使得来访者持续地建构与维持解决之道。毋庸置疑，正面情绪的提升，将增进人们的认知及其对社会资源的调用，也会使人们产生与以前不同的建设性行为，对于促进新解决之道的诞生大有帮助。此外，正面情绪有时看似只维持了一阵子，但实际上正面情绪对于来访者具有延续性的影响效力，这些影响效力包括：让来访者更能承受负面情绪的影响，以及让已有的能力得以制造更多发挥功能的机会。来访者若能持续累积各种正面情绪，将大为增加与强化个人化的资源，来访者也能在正负情绪的往返之间，慢慢地转化（transform）自己，使自己出现螺旋形的成长蜕变，并成为更具有创造力与复原力的智慧之人（Kim & Franklin，2015）。

第四章　焦点解决短期心理治疗对创伤经验的介入

一、焦点解决短期心理治疗对创伤与复原的观点

在整个社会进化的过程中，人们时常遭遇可怕的事件，如车祸、暴力、战争或自然灾害等，这些经历带给人们身体伤害、生活震荡，甚至是更严重的心理创伤，也是属于人类经验的一部分（Bannink，2015b）。在咨询服务中，不少来访者带着创伤（trauma）经历而来。美国"物质滥用及心理健康服务部"（Substance Abuse and Mental Health Services，SAMHS）对创伤的广义定义是：来访者从一个或数个事件，或者特定的环境因素中，体验到身体或情绪的伤害、生命的威胁，而对个人的心理、情绪、社会、生理等向度的功能运作，造成不利的、持续性的负面影响（SAMHS，2014；Kim & Froerer，2018）。

SAMHS对创伤的定义呼应了社会建构论的观点，即认为创伤可能由三个"E"引发。第一个"E"是事件（event），一个事件或多重的特定事件，如死亡、虐待、灾难等。第二个"E"是个人的经验（experience）与主观诠释，这将会决定这些特定事件是否对当事者造成创伤化的影响，因为同样的事件，对有些

人会产生很大的影响，对另外一些人却不一定会变成创伤议题。每个人对同一事件的独特诠释与应对方式，会影响他们继续往前或感到停滞的程度。一个人对特定事件赋予的意义以及产生的诠释，受到许多因素的影响，例如文化信念、社会支持、社会经济地位、个人心理健康与成熟度等危险因子或保护因子。最后一个"E"则是指该事件带来的不利影响（effect）。经历这些特定事件，有些人会产生无助、恐惧、痛苦等感受，也有人会出现麻木、脱离现实、做噩梦、闪回等急性症状，或者发生记忆困难、缺乏专注力、难以控制情绪、不容易信任他人、无力处理生活中的日常压力、出现物质滥用行为，或者避开任何可能引发该事件回忆的举动等。这些影响可能在事件发生后立刻出现，也可能过一段时间才会出现；这些影响可能会持续一阵子，也可能很快休止。大约三分之二的症状会在四周左右得到缓解，但每个人的情况是不尽相同的（Bannink，2015b；Kim & Froerer，2018）。

关于创伤的复原（recovery），O'Hanlon 与 Bertolino（1998）表示：来访者对特定事件的创伤经验，已经是来访者生命脉络的一部分，是无法改变的事实；可以改变或努力的方向是，来访者对创伤经验的主观诠释与无效的应对方式，或者降低创伤事件带来的种种影响，以及让来访者在变化的过程中看到各种可能性的存在。Cziffra-Bergs（2017）强调，咨询师需要帮助来访者创造含有各种正面可能性的经验，与来访者详细讨论这些可能性的细节，包含未来的可能性、不同应对方式的可能性、改变的可能性等。Blundo 与 Simon（2015）进一步宣称，在复原的路上，来访者需要面对失能带来的各种挑战，并在失能的限制中寻找其能有所突破、超越之处，重新建立一种新的、有价值的整体感与目的感，甚至能在一个社区中生活、工作，并为之做出贡献。Blundo与Simon（2015）还提醒，复原是一个过程，不是一蹴而就的，情况常会反复，因而，我们可以将复原视为一种态度、一种生活形态、一种面对日常挑战的方式，其中包含的要素有：自我引导、自我负责、与自我决定。

若要协助来访者复原，Blundo 与 Simon（2015）表示，需在复原的过程中注入这些要素：赋能（empowerment）、希望（hope）与尊重（respect），并使来访者能够再次获得社会、学校、家庭与同辈的充分支持。咨询师也需要对来访者在日常生活中的各种挣扎，停止病理化，这样的目的为：于帮助来访者懂得更好地克服生活中种种困难的同时，还能帮助来访者懂得运用自我引导的方式完成自己的渴望。一如O'Hanlon 与Bertolino（1998）所指出的：经历过创伤的来访者常想要在"感应、承认、放大创伤经验"和"压缩、否定、遗忘创伤经验"之间取得平衡，或者在"创伤经验中的自己"和"一般生活经验中的自己与其他部分的自己"之间进行协调与合作。

欲达成这样的平衡、协调与合作，咨询师需要协助来访者逐渐接纳创伤经验，逐步发掘、相信自己拥有的优点，甚至懂得欣赏"创伤经验以外"的自我——那些有资源、有力量的真正自我——并善加运用地帮助自己发展出 "为自己感到骄傲"的故事叙说（Cziffra-Bergs，2017）。

　　面对经历过创伤的来访者，咨询师需看重来访者的"每一个"面向，除了帮助其接纳痛苦的部分之外，也要帮助来访者开发正面的、有力量的、有价值的、有可能性的部分。咨询师需重视现在与未来，甚于过去，除非来访者觉得有必要回溯历史经验。朝向来访者所渴望的、不再遭受创伤经验影响的未来迈进，会成为来访者相当重要的支持与疗愈力量。当然，咨询师需要处在一个由来访者来告知其咨询需求的位置，也需特别辨识来访者认同的有效疗愈方式，让会谈对话聚焦于：如何帮助来访者对创伤经验、问题或困境，发展出具有功能性、学习效益的诠释角度与应对模式，并增进来访者对选择的自主感，使来访者愿意采取有效行动，继续朝向想要的偏好未来迈进。这样的治疗过程，不会让来访者只专注探讨过往创伤经验的内容与影响，不断痛苦地回到创伤经验里再次经历深度的无力感，反而会令来访者觉得安全、舒服、有力量，是一种能够诉说事实、又不易深陷于创伤疼痛中的治疗历程（O'Hanlon & Bertolino，1998）。

　　换言之，SFBT相信，要让来访者能够做到接纳创伤经验，不一定要来访者再次回忆创伤经验的细节，也不一定要学习所谓情绪管理的策略，咨询师也不应依照某种特定心理咨询理论观点进行介入，或者告知来访者应该如何突破，因为来访者自身即拥有丰富的资源，能够有效地解决或应对创伤经验带来的影响。Folkman 与 Moskowitz（2000）提醒，人们在处于创伤这样的慢性压力下，正面和负面的影响常常会同时出现；但正面影响具有的适应功能，却常被来访者所忽略。虽然在困境（如慢性病）或危机里已然出现负面影响，但是在信任来访者已有的应对机制的前提下，SFBT认为在咨询中可优先讨论的是：来访者现在要如何应对而先使情况不要变得更糟，或是开始学习阶段性的"与问题共处"的方法，而让创伤经验不再成为来访者生活中唯一关注的主轴。往往，来访者对创伤经验影响的诸多应对，本身就是一种"已经接纳"创伤经验的表现。当来访者能够更懂得处理、应对因创伤所衍生的各样负面情绪或反应时，创伤经验对来访者的影响力，便逐渐削弱（Froerer，et al.，2018；O'Hanlon & Bertolino，1998）。

依据研究的实证，SFBT对有创伤议题的来访者能产生一定程度的帮助（Kim & Froerer，2018）。例如，Kim 等人（2016）将SFBT与其他咨询取向的咨询效果进行对照，结果发现，接受SFBT的被试者，其原有与创伤相关的反应，比咨询开始前有所改善，且SFBT与传统创伤治疗介入学派的成效相似。又例如Eads与Lee（2019）的元分析研究发现，现存的SFBT研究结果显现其对创伤幸存者有着整体的疗效，且在自尊与亲职能力上有间接的效果，而且SFBT的介入能够促进这些被试者的创伤后成长，其睡眠问题也获得改善。虽然许多相关研究已证明 SFBT 具有治疗性，但将SFBT应用于创伤议题的特定研究仍为少数，未来需要更多实证研究来探究其对经历创伤议题之来访者的具体治疗成效（Eads & Lee，2019；Froerer et al.，2018）。

在实务上，Bannink（2015b）将SFBT与传统取向对创伤议题介入的重要差异，汇整如表4-1所示。

表4-1　对创伤处理的不同取向的重要差别

传统取向	焦点解决取向
1. 以病人称之（医疗模式）	1. 以来访者称之（非医疗模式）
2. 以过去历史与问题为工作焦点	2. 以未来与解决之道为工作焦点
3. 介入前先行诊断	3. 视诊断为非必要之举
4. 聚焦于负面情绪	4. 在理解、接纳负面情绪之下，聚焦于正面情绪
5. 以咨询师的改变理论为主	5. 以来访者的改变理论为主
6. 讨论什么是病人不想要的（问题）	6. 讨论什么是来访者想要的（目标）
7. 回避目标（avoidance goals）	7. 趋近目标（approach goals）
8. 缺陷模式：病人被视为受伤、受损者；探讨创伤经验如何影响病人	8. 资源模式：来访者被视为被创伤经验所影响，而不是受伤、受损者；思考的是来访者如何响应（response）创伤经验
9. 探寻弱点与问题	9. 探寻优势与解决之道
10. 问题永远存在	10. 问题的例外永远存在
11. 治疗目标：让病人从PTSD的症状中复原；让病人回忆与表达出相关负面情绪	11. 治疗目标：当来访者希望不再有PTSD症状时，希望拥有的是什么——复原或成长；来访者的目标具有独特性；正面情绪的增加，也可能是治疗目标之一
12. 病人（有时）是缺乏改变动机的（阻抗）	12. 来访者总是有动机改变的，只是他们的目标会与咨询师的不同
13. 咨询师会面质关于"不可能"（impossibilities）的对话	13. 咨询师接受来访者的观点，并询问"这如何帮助了你"；启动关于可能性（possibility）的对话，并对来访者予以肯定
14. 咨询师是专家，对于病人的创伤有特定的知识，会给予来访者建议	14. 来访者与咨询师拥有不同的领域的知识。咨询师负责发问，引出来访者的知识
15. 来访者需要学习新的应对方式	15. 来访者的应对机制早已存在

续表

传统取向	焦点解决取向
16. 大改变是必要的	16. 一些小改变时常是足够的
17. 顿悟与理解是前提	17. 顿悟与理解会在治疗期间或之后出现
18. 暴露治疗是一种必要手段	18. 暴露治疗可能会有帮助但并非必要
19. 治疗结束时可能会听病人的反馈	19. 每次会谈结束会询问来访者的反馈
20. 长期治疗	20. 多元化（个人化）的治疗次数与长度
21. 由咨询师决定治疗何时结束	21. 由来访者决定治疗何时结束

（数据源：Bannink，2015b，p.33-34。）

　　由表4-1可知，SFBT对于创伤议题的介入，与传统咨询取向的方式显然不同。明显可知，SFBT用于创伤议题的治疗，与协助来访者处理其他不同主题的观点与技术相似；SFBT咨询师对世界、人类、改变采取的一个独特立场与角度是——"所谓治疗，不仅是去处理或修补所谓不对劲之处，也要能基于什么是对的、有效的，向上建构之"（Bannink，2014a）。从聚焦在与创伤或问题有关的重点上，改为聚焦于来访者改变的意愿、能力、优势，以及目标上，是一个"希望工程"的知觉转移；而此"希望工程"的知觉转移，正是改变历程的核心，需要咨询师熟练的咨询技术及语言能力，才能帮助来访者"再次建构"（re-construction）创伤经验，创造新的现实。简言之，SFBT咨询师需要有一个心智转换（mind shift）的过程，持续秉持的是一个可贵的心向（mind set）：如何协助来访者建构更为健康的未来（Bannink，2014；Connie，2018）。

二、焦点解决短期心理治疗中创伤复原历程的重要元素

在SFBT中，关于创伤复原历程的重要元素至少包含：正面情绪（如希望与乐观）、复原力、创伤后成功、治疗语言等，这些元素紧密连接，彼此影响，循环增强。

（一）正面情绪中的希望与乐观

近年来，一些研究提出来访者的大脑前额叶皮质与其退缩行为、预警系统及情绪复原力之间，有着密切的关联性。Byrd-Craven等人（2008）宣称：密集讨论创伤的内涵或聚焦于问题的谈话，会让来访者不断回忆创伤的过程或问题的细节；这对于大脑特定区域将带来负面的影响，压力激素皮质醇（cortisol）、焦虑与抑郁症状等，也会因而明显增加。反之，当大脑前额叶皮质充满多巴胺时，来访者将拥有认知的弹性，也更能面对问题和困境；而希望感与乐观（optimism）等正面情绪，正与来访者脑部多巴胺水平的提升及其良好感受的出现高度相关。

对应上述研究发现，Cohn与Fredrickson（2009）进一步说明，负面情绪会带来来访者思维的窄化以及"立即生存导向"（narrow immediate-survival-oriented）行为，并使得两者间产生恶性循环且相互加强。而正面情绪将减少来访者的退缩行为，能唤醒来访者的认知资源与复原力，之后，这些认知资源与复原力会继而帮助来访者产生更多正面情绪，并形成一个正面循环的连

锁效应。也就是说，正面情绪会引发来访者开放的态度、接受新进信息的不同观点，并且愿意尝试新颖的做法，这样又会继续衍生更多正面情绪，循环增强了来访者有效的生活技能与问题应对能力，并增加未来各种正面的可能性（Cohn & Fredrickson，2009）。

对于负面情绪与正面情绪的影响力，Blundo与Simon（2015）还具体举例，在人们面对困境时，常有两个基本的反应：绝望和希望。在绝望中，否定性将会成倍增加，恐惧和不确定性变成压力，压力又再变成无望的悲伤或羞耻，人们也常会因此失去与他人的联系。绝望，扼杀了一切形式的积极性，打开了螺旋通道向下的大门；希望，则是不同的。希望，让人们觉得可以选择相信：未来会比今天更好。希望也会协助人们以清晰的眼光和积极的态度来承认和接纳负面情绪，人们也容易与他人建立联系。希望，打开了通往螺旋通道向上的大门，帮助人们从困境中反弹回来，变得比以往更为强大和足智多谋。Frank与Frank（1991）在医疗中进行关于"希望"要素的研究，也有类似的发现："绝望，会阻碍康复，加速死亡。调动希望，在许多形式的康复中，起到了重要作用。良好的希望，会产生乐观、活力和幸福的感觉，实际上还能促进康复，尤其是对那些具有高度心理或情感成分的疾病而言。"

在SFBT会谈中，希望感，是很重要的核心力量，对于经历过创伤的来访者而言，更是帮助他们面对生活中具有挑战性的事件以及克服种种困难的关键因素（Connie，2018）。希望感是一种正面的心理力量，是来访者积极适应和创造改变的重要且普遍的资源。希望感会减少来访者的压力，增进来访者改变的动机与行动力，激发来访者以更为多元的方式来达成目标，进而带来复原与疗愈。所以，在SFBT工作中，如何让来访者将当下的注意力，转移为以希望感为焦点，或者是促使来访者能以关于希望感的语言，来练习感知自己与外面的世界，正是知觉转移的重要向度之一（Connie，2018；Cziffra-Bergs，2017）。

希望感，常能使来访者变得更为乐观；乐观则是另一种SFBT看重的正面情绪。乐观能促发来访者不再认为眼前的困难是永远不变的、无限蔓延的，也会使得来访者开始相信：未来是能够有所不同的，目前的困境是暂时的、可控制的、只在特定情境下发生的。若来访者能够开始思考未来的各种可能性、看见偏好未来的愿景、着手预备所欲的未来，将可促成后续改变的发生。而具有乐观认知风格的来访者，常能拥有支持性的人际关系，并懂得容忍挫折，其被抑郁所困扰的风险，大为降低。因此，乐观有助于生存，也有助于人们关于适应、应对、修正、评估等技能的发展，还会促进人们更愿意参与能转移注意力或具意义感的活动，如运动、爱好等，并且能接收从事的这些活动所带来的正面影响（Bannink，2015a；Blundo & Simon，2015）。

因此，Cziffra-Bergs（2018）强调，若能在来访者的创伤故事中，"加入"（adding）或"带入"（bringing）正面情绪，就如同在创伤故事中增添新的色彩，将会带给来访者不同的体验，甚至会成为来访者萦绕于心的负面情绪的一种"解药"

（antidote）。而SFBT的治疗对话深具引发来访者正面情绪的潜力：通过语言的运用，借由解决式谈话，聚焦于复原力、应对能力，让来访者与其优势和愿景建立联结，将来访者遭逢的不易突破的困难，重新建构为需被克服的困境和发展应对的挑战，等等，都能极大地引导来访者的希望、乐观等正面情绪，而转化了那些因创伤经验而来的负面感受。当来访者建立起希望感或拥有正面情绪时，来访者的神经网络将开始适应这些转变，并且可能会开始截断创伤经验造成的负面联结与恶性循环，如此一来，新的、正面的神经网络得以产生，旧的、负面的神经元将有机会消退（die away）。正如同人类的行为具有可塑性（plasticity）一样，若来访者能在一段时间内稳定且规律地产生一些新的情绪模式，便可凭借大脑的可塑性，继续影响相关的认知与行为等系统，进而持续减少创伤经验衍生的负面影响，继续增加恢复健康功能的可能性（张佳雯，2021；Froerer，Kim & Cziffra-Berg，2018）。

（二）复原力的追求

根据创伤事件后人们罹患创伤后应激障碍（PTSD）的患病率的流行病学研究可知，大多数人不见得会因创伤经历而出现PTSD，只有少数人才会出现；同样，不见得所有遭遇过创伤的人都需要接受心理咨询的治疗才能恢复正常。因为人们具有天然的复原力，这是一种常态，而非罕见之事（Folkman & Moskowitz，2000）。

复原力是一种"运作模式"（pattern），而非特质

（trait）。复原力是指来访者处于过去或现在已遭受逆境影响的生活里，仍能保有面对挑战的正面适应模式。例如，能够克服逆境带来的艰苦，不被击垮，并能在生活中持续辨识与运用有助于复原的人、事、物；或者，能够采取有效的、健康的应对困境的多元策略，如冥想、运动、与重要他人维系良好关系，以及提高或维持健康身心功能的活动等（Puvimanasinghe，et al.，2015）。复原力深受社会文化与结构脉络的影响，常能通过与周围他人的对话获得。若来访者能够得到身旁重要他人的接纳、肯定，拥有长期良好的互动关系，经常交流有关优势、资源、胜任、自我效能、自主等，其复原力会大为增长（Kim & Froerer，2018）。此外，对于负面事件能够建构出正面意义的人，或者愿意参与可激发希望、乐观、正面期望（positive expectation）的活动者，较能产生适应性的反应，也能够在逆境或压力事件中拥有较高的复原力（Bannink，2015b）。

SFBT代表人物之一的Yvonne Dolan（2012）提醒：要帮助来访者从创伤经验中复原，需要拓展来访者的知觉；为了拓展来访者的知觉，需要让来访者体验到自己是一位拥有"复原力"的坚强者（Cziffra-Bergs，2018）。SFBT相信：来访者即使有过创伤经历和生活挑战，仍然持有应对资源、胜任力，以及天然的复原力，也知道什么是适合疗愈自己的方法与历程，因此，咨询师需要信任来访者所选择的行动是与来访者想要的方向一致的、不相冲突的；这样的信任将有助于来访者发展出最佳的自我。基于这样的信念，SFBT咨询师在咨询中会侧重协助来访者详尽地描述其所希望的未来，让来访者能够怀抱希望地、乐观地朝向这个未来前进。简而言之，SFBT未来导向的思考，让来访者聚焦于得知自己是在如何运作乐观正面的力量，让来访者于转变的过程中，成长与疗愈也会相伴而生（Kim & Froerer，2018）。

若咨询一直着眼于来访者创伤经历的细节或当时的感受，会让咨询师处于一个"受害者心理研究专家"的位置。这也表示，SFBT的来访者，不会在咨询过程中大量谈论可怕事件、负向认知与问题行为，或者忙于探讨缺陷与不健康的应对策略，而再次详述或重新体验他们的创伤经验。创伤事件常使来访者会出现闪回的情况，这也代表着创伤事件影响了来访者的大脑；经常探讨创伤经验这件事本身，会使得来访者关于这些负向经验的神经回路更为壮大。人类的大脑是一直在变化的，如果创伤事件足以影响来访者的大脑，那么心理治疗也将能够影响它；人们新的经验会创造大脑新的神经回路，如果新的神经回路经常被使用，这些回路将更为强壮。所以，SFBT咨询师经常使用的是赋能导向问句，让来访者努力思索后予以回答；这样的一个思索与回答的过程，就是一个在建立与强化新的正面神经回路的训练。再者，SFBT尊重来访者的关注、重视与目标，不越俎代庖地替来访者决定什么是适合的咨询方向，持续发现来访者尝试努力或已经做到之处，不断重新发掘与汇总来访者的优势，经常引发来访者回忆具有生产力的生活片段与建设性的有效行动，时时肯定来访者是一个具有应对能力及复原力的人，从而协助来访者与外界产生新的正面联结，创造新的正面生活经验。这样的咨询对话历程将能促使来访者觉察与认可自身的勇敢、优势、控制感、韧性等品质，进一步使来访者大脑的新神经传导历程更具长期稳固性，而能不断累进来访者生命中的美好记忆（张佳雯，2021；Cziffra-Bergs，2018）。

优势导向的精神不仅鼓舞着来访者，也会使得咨询师处于一种谦逊、赋能且有希望的经历之中。SFBT希望咨询师能成为"复原力心理研究专家"，邀请来访者再次掌控人生，以赋能的方式发展出看待自己与未来的崭新角度（Cziffra-Bergs，2018）。当然，SFBT并非忽略导致危机的因素，也不是对已经发生的困难或创伤视而不见，而是更为信任与倚重来访者的优势、弹性、潜力，更为相信来访者能从过去经验中有所学习而拥有一些克服困难的资源与能力。所以，一如Bolton等人（2017）宣称的，SFBT的咨询对话是能协助来访者直接发现并建构复原力相关的保护因子的。也就是说，提升来访者的复原力，正是增强来访者的"保护因子"；这不仅能直接增加来访者的适应能力，也能削弱重大压力事件对来访者的负面影响，甚至还能减少日后引发危机的危险因子或降低危机发生时的冲击力量（Blundo & Simon，2015）。

关于SFBT以及复原力，Worsley与Hjemdal（2020）更直接地指出：来访者于SFBT中的改变历程，是通过协助来访者重新发现与再次运用自身已有的技巧、优势与保护因子，来解决当前的挑战，与此同时，来访者将会改变其原先对自我、人际与社会关系、体验到的世界和未来可能性的理解方式；这样的改变历程，与复原力的发生历程或复原力的运作历程十分相似。所以，SFBT凭借着扩大与转移来访者的知觉，为来访者带来弹性与创造力，引发来访者回想起一些自身所具有的效能，进而产生多元的想法、行动，以及正面的情绪，使得来访者能够将其对现实的知觉更为聚焦在偏好的未来与满意的生活上，如此一来，来访者将具"复原力"地持续推动自己朝着幸福螺旋向上成长。

（三）发展创伤后的成功

优势与资源导向的 SFBT坚持着"来访者不等同于问题"的信念，认为来访者的问题只表示"暂时"让来访者卡住或困扰之处，并不代表来访者本身有其弱点或缺陷；除来访主诉问题以外的其他生活议题，来访者的能力是足以应付的。SFBT也相信，虽然人们不一定能完成每一件自己想做的事情，但是每个人都拥有优势、资源、智慧、经验去解决自己遭遇的困难，不管当前的处境如何艰苦（许维素，2014）。同样，面对经历过创伤的来访者，SFBT并不会只与来访者讨论症状改善或期望来访者恢复如过去一般，而是会将创伤带来的压力予以善用，希望能将其转换成为来访者继续成长的力量，并凭借彰显复原力等成长资源，在咨询对话中持续探究优势、资源、希望、乐观，让咨询对话的聚焦重点，从创伤及其症状，转移至来访者认为更有帮助的主题以及来访者希望拥有的美好未来，以激发来访者从这些所谓"不好"的生命经验中"重新活过来"（re-live），并懂得应对与管理自己的现状（Bannink，2008）。

基于前述信念，Bannink（2014，2015b）宣称，SFBT的创伤治疗工作是以"创伤后成长"（posttraumatic growth）为关注重点的一种咨询介入，或者是将创伤后压力转为"创伤后成功"（posttraumatic success）的咨询历程。Bannink（2015b）表示，创伤后成功含有"3R"层次：（1）从创伤经历中复原（recovery）；（2）丰富（richment）或创伤后成长；（3）复原力（resilience）。换言之，在创伤事件发生一段时间之后，有些来访者从症状中复原，出现症状缓解的现象，或者恢复到之前的状态；有些来访者则会从创伤中成长，最后甚至出现比经历创伤之前更高的功能水平。Bannink（2015b）指出，创伤等逆境可能带给来访者成长的领域，包括重新认识生活、增强个人的优势力量、人际关系的改善、确定并采取行动来应对人生新机遇等。精神深化与提升也是常见的一种，如来访者更能体会何谓"好"与"坏"，更能感受到幸福，更懂得欣赏目前所拥有的，也能鼓舞自己不再有着无谓的担忧等。甚至，有些来访者还会产生复原力，如：懂得应对逆境以维持自己的能力与幸福；拥有维持平衡的韧性；即使会在正常功能中经历短暂的波动，如数周专注力较弱或睡眠不稳，但是随着时间的进展，能够表现出懂得帮助自己再次恢复稳定的健康功能与状态；能对原有事件产生新的体验，重新拥有产生与保持正面情绪的能力，并在自己的人生中继续前进；等等。

对多数经历过创伤的来访者而言，"创伤后成长"与压力常同时存在；"创伤后成长"是一种正面的变化，是来访者与创伤经历斗争而获得的增值状态。所以Tedeschi 与 Calhoun（2004）相当支持以"创伤后成功"作为咨询方向。因为，如果以创伤后成功作为会谈的焦点，咨询师和来访者便无须将心力一直置于来访者的艰辛或受苦经验上，来访者也无须不断重述逆境事件或创伤经历，反而，咨询师能够在接纳来访者因逆境受苦或纠结于特定脉络时，大为突显来访者在这段创伤经历中的成长。聚焦来访者的能力、想要的未来，以及正面的发展，可以拓展来访者原有心智的关注重点，让来访者重新深刻觉察自身的资源与优势，进而能将其进一步地运用在处理问题情境或建构解决之道中，并落实在开创想要的生活上（Bannink，2008）。因此，谈论"创伤后成功"会比忙于诊断PTSD，更能带来希望。

　　然而，无论如何，生活中的危机与失落是不被期待的，创伤亦然，更何况，创伤也并非一定会带来成长。当然，人们的成长也不是只通过创伤而来的，如果来访者没有出现创伤后成长或复原力，也是可以被接受的。SFBT认为，人们可以运用有意义的方式逐渐成熟，并不一定要经历悲剧或创伤（Bannink，2014），毕竟生活中许多事情（如接受生命的限制、现实的界线等）都可以是"令人成长的疼痛"（growing pain），也可以是激发来访者发挥潜能的机会。往往，来访者能够从经验中学习和成长，但其成长方向有其独特性，咨询师需尊重来访者的期待、动机及能力，不要预设来访者经历创伤经验后的目标、需求、愿景，或者自行评断来访者所需的疗愈过程、方式与速度，而需时刻提醒自己保持于尊重、未知之姿，持续位在身后一步引导的位置上（许维素，2014）。

呼应着创伤后成长与复原力，Dolan（1998）认为：无论来访者所经历的创伤有多么严重，创伤都不能被用来定义来访者这个人，只能被视为这个人的"一部分"。因此，对待经历过创伤事件的来访者，仅仅帮助他们从受害者（victim）状态转为幸存者（survivor）状态是不够的，引导他们成为"生命的奋斗苦壮者"（thriver），会是更具意义的（Bannink，2014）。经历过创伤的来访者在见到咨询师之前，常会经历一段困难时期的无力无望感，因此，建构希望与乐观是重要之举。创伤后的成长来自应对创伤的可贵挣扎历程，是来自来访者奋力应对的力量，而非逆境或创伤本身。若能帮助来访者正视自己已经做到应对创伤的诸多事实，并善用已经具备的自助意愿与优势力量来继续改善生活，将能避免来访者深陷痛苦之渊。甚至，当来访者更为信任自己的特质与能力、更懂得进一步运用与发展自己的擅长之处与技能，那么即使创伤经验带来的苦痛仍然存在，来访者也会变得较不悲观，或者不会再让自己被创伤所限制或被失败所定义，那么，来访者通往成长、蜕变和成功的可能性，将会大幅提升（Bannink，2014，2015b）。

（四）语言的艺术化使用

咨询师用什么样的语言描述来访者的情况，反映了咨询师的价值观、心向、态度，以及对何谓事实的认知。语言是思想的工具，会塑造（shape）人们的生活。语言的描述性与创造性，会影响事实的多元"样貌"（如不同版本的"事实"），也会促进改变的发生；对于某些能力的实现，语言也具有巩固效益。SFBT强调，在咨询对话中，咨询师的语言应用，乃与治疗成效密切相关；因为，语言本身就是治疗介入的主体，也正是改变发生的所在，甚至可直接将语言称之为"改变模式的要件"（essential of change-model）（Froerer，Kim & Cziffra-Berg，2018）。

对于经历过创伤的来访者，运用语言来影响来访者修改之前对自己及创伤的思考内容与方式，是SFBT的重要介入方式。在共构会谈对话的过程中，咨询师着重的是借由提出SFBT代表问句，邀请来访者在思索如何回答的过程中，改变原有的思考方向与内容，从而造成知觉的转移与注意力的转变。来访者在回答提问问句时会听见自己的声音，这将会帮助来访者在触及希望的各种可能性下，解构围绕创伤故事的主流语言，促使来访者对创伤体验重新建构出新的意义与生命故事（D'Arcy & Holmes，2020；Kim & Froerer，2018）。例如，咨询师问："你那一天为什么能够那么勇敢地打破玻璃门，带着女儿逃出去？"来访者回答："我就是本能地做了。因为我要保护小孩。"来访者这样的回答正暗示着她信任自己的直觉，而且她是一个想要保护小孩的母亲。来访者在回答SFBT问句时，正是让自己所回答的内容，成为一个可见的事实。若咨询师多去探问来访者的应对方法、能力与资源，那么来访者关于复原力的相关经验便会不断浮上台面、持续积累，而使得来访者的复原力更被强化、更为提升。如此，来访者将能够跳离创伤造成的痛苦，产生知觉转换效益，从而逐渐拥有对他们自己生活的赋能感与控制感（Cziffra-Bergs，2018）。

SFBT咨询师是有意图的、有策略地推进具有治疗效益的对话的。通过提问，厘清来访者对于前来咨询的最大希望与期待的成果，邀请来访者详细描述期望拥有的实际生活细节，尝试辨认生活中新的可能性以及可用于改变的各种资源，如此，咨询师也同时有效地传达安全、希望、动机、目标、进展、信心等正面力量，激发与增强来访者对自身能力、优势、资源的觉察与信心，引导来访者发觉与增强自己应对创伤的复原力，从而让来访者原本处于问题导向的心理状态，转变为愿意开始觉察自己是谁、拥有什么优势、想要的是什么，甚至能够开始尝试创造新的想法、理解、经验的心理状态，并愿意致力于如何在"正视痛苦与困境"以及"改变的真实可能性"之间取得平衡（Froerer，Kim & Cziffra-Berg，2018；Frisk，2018）。

再者，当面对经历过创伤的来访者时，咨询师使用的语言需要是清晰的、中立的、不批判的、不标签化的、不专业术语化的，以及符合事实的，以避免造成来访者的在理解上的困惑、耗能或二度受伤。尤其是，咨询师特别需要在来访者的语言系统和沟通模式里工作，尽可能贴近来访者的诠释模型和立场，注意来访者使用语言的习惯，采纳来访者的语言表达方式与内容，借用并纳入来访者的用词于介入回应里，以期能贴近与符合来访者于当前需求、思维角度、生命脉络、世界观等的语言、观点、方式与速度，来传递信息。虽然SFBT咨询师不会特别深入探究来访者的创伤体验或痛苦阴影，但是咨询师一定要给予来访者决定如何自由叙说其创伤经历的空间，持续展现对来访者痛苦反应的尊重、接纳与理解，从而让来访者觉得自己的经验是能被听见、已被看见的（Frisk，2018）。

SFBT还提醒，由于经历过创伤的来访者常会觉得问题是"永久的、固化的、失控的、全面的"，所以SFBT咨询师所使用的语言及其所传递的信息，需要在配合来访者此时此刻的情绪状态下，采用自然共情、一般化或重新建构的方式来回应来访者，以激发来访者具有弹性的思维方式。咨询师特别会使用含有暂时性（在这个阶段里）、变动性（情绪常起起伏伏）、可预期性（只有针对这件事）、部分化（有时候会）的语言或观点，而让来访者从觉得"无法忍受"的状态，改为出现"难以忍受"的小小转变，进而逐步拥有反思力、希望感，产生可能性的思维，以及执行具体有效的行动（Frisk，2018）。

在重视实用的SFBT会谈里，咨询师会充分关注并善用来访者语言运作的方式与规则，时时考虑来访者的情绪脉络与整体状态来进行提问或回应，同时，咨询师在会谈对话中选择突显的每一个字词，都是企图联结复原力、支持系统、应对机制、希望感、所欲目标等疗愈方向，以期能带给来访者持续性的印刻（imprinting）效益、促成来访者的自我赋能（Froerer, Kim & Cziffra-Berg, 2018）。显而易见地，治疗对话中的语言运作以及不断弹性变化的对话历程，是SFBT咨询师应游刃有余的一大艺术能力（Kim & Froerer, 2018）。

三、焦点解决短期心理治疗关于创伤复原历程的工作重点

（一）接纳、理解的正面开场

1. 营造倾听、接纳、理解的咨访关系

倾听与理解，是所有助人对话中的灵魂（Connie，2018）。对于带来创伤议题的来访者，咨询师展现接纳与理解（acknowledgment）其经验的努力，是特别重要的态度（Bannink，2015b）。在会谈开场，在SFBT咨询师想要转向探讨来访者偏好未来或提出例外问句之前，先让来访者诉说一番觉得非说不可的故事情节，或者能够安心流露种种负面情绪，都会是很重要的铺垫过程，也是让咨询师展现接纳、理解的机会。

咨询师如何展现接纳与理解的态度？有多种方式。举例来说，当来访者难以开启话题时，咨询师只是陪他坐着，即使不说话，也会是很有意义的。或者，鼓励来访者以适合自己的速度，慢慢将心情诉诸语言，也是一种方式。对于来访者倾诉的种种，咨询师还可以用一般化的态度回应："我想，这对你来说，一定是很不容易、很艰辛的过程。"其实，询问来访者截至目前做了哪些尝试来处理创伤经验带来的影响，也是一种理解与接纳的表示；绝大多数来访者在前来咨询之前，或多或少都做过一些应对创伤的努力。例如，咨询师可以这样问："我实在很想知道，你是如何应对，而让这情况变得比较可以被控制下来的？""你是如何应对这些，让自己的心情不至于被淹没的？""目前的

情况比事情刚发生时缓和了许多，这是怎么发生的？你身上的哪些优势与资源也帮上了忙？"认可与肯定（validation）来访者的观点，是特别有意义的做法。如："我相信你会这样做，一定有你的考虑，或者存在着一个重要的理由。"甚至，咨询师直接重新建构来访者能够幸存下来的存活意义，或者以英勇的英雄论点回应，都会比采用受害者的观点来看待来访者会更有助益（Bannink，2015b）。

再次强调，在咨询过程中，令来访者觉得自己的感受、知觉、经验、行动被咨询师听见、理解与接纳是相当重要的。咨访关系，是心理咨询产生改变效用的必要条件（Bannink，2015b）。在与经历过创伤的来访者工作时，SFBT咨询师更需提醒自己，要心无旁骛地与来访者"这个人"建立关系，而不是和创伤故事紧密联结；咨询师也需要谨慎使用描述该创伤事件的语言，甚至考虑是否使用 "创伤"二字。本着SFBT的原则，咨询师会尊重来访者愿意在不同时间点吐露关于创伤事件细节的程度，且不会给予来访者一种需要多次重新叙说创伤故事的感受；当然这并不表示咨询师忽略或轻视创伤事件的影响。让来访者觉得咨询师真诚地关心他们，愿意了解与尊重他们的主观知觉，将降低来访者的孤立感，也能支持来访者厘清与倾听自己的想法，从而增加其自我掌控感（Connie，2018； D'Arcy & Holmes，2020）。

在建立咨访关系的同时，SFBT咨询师常会以自然共情、一般化、重新建构来回应来访者的知觉，支持着来访者经历过创伤而感觉到无力、无望，使来访者愿意再次相信改变的可能性，并建立起希望感与乐观性（Bannink，2015b）。倘若来访者认为自己遭遇的这些或产生的各种反应是一种不正常的情况，就容易衍生后续的其他问题；咨询师将来访者的担忧，一般化为人们遭遇重大困境时的自然反应，在发挥"去病理化"效果的同时，也能够帮助来访者放松、冷静，并增加对自己反应的涵容能力。对于来访者的创伤经历、出现的各种知觉以及周围人的反应，咨询师都可以予以一般化并重新建构之；同时，咨询师可以再次尝试"脉络化"（contextualize）来访者个人的特殊状况或当时身处的情境条件，或者加入"来访者不等于其创伤经历"的"外化"（externalize）精神。当然，咨询师必须以中立的方式表达，避免出现指责、威胁、言语伤害或带有负面情感含义的其他词语，而让来访者以为自己是大惊小怪而减损个人感受的独特性（Bannink，2015b；D'Arcy & Holmes，2020）。

2. 发挥"同时存在性"的涵容力量

SFBT认为，人们的各种经验常具有"同时存在性"。例如，离婚常让人觉得辛酸，但又有从中解脱的舒缓；位于高位有其权力，但也有伴随的压力。同样的，悲伤与疗愈也是可以同时进行的，因为，悲伤是生活的一部分，是一个动态的历程，无法将其从生活中抽离出来，也无法与疗愈的历程分开；一如具有咨询效益的对话，常是在悲伤出现的时候，同时建构出疗愈的历程。所以，SFBT强调来访者不等于其问题，来访者在困境中，仍然拥有很多展现优势力量的动人生命故事。虽然咨询师需要理解特定创伤经历对来访者的主观知觉所造成的影响，但是咨询师也需要特别在来访者本人及其创伤经历之间进行区分，以避免咨询师与来访者觉得：来访者等于他的创伤或症状。当咨询师与来访者的注意力皆转移到来访者之前的成功而非失败经验时，来访者对未来将会进一步产生正面的期望，而强化来访者拥有的控制感。有时，这样的想法也能提醒来访者——问题有可能是由自身之外的环境因素导致的，从而让来访者消减经常涌现的自责或罪恶感（Bannink，2015b）。

来访者愿意前来接受咨询、与咨询师进行对话，就是希望感和正面期望的可贵信号。如果能将来访者的注意力转移到他过去的成就、目前可有的选择上，而不是着眼于个人的限制时，其希望感与正面期望将会获得加强（Connie，2018）。SFBT咨询师需秉持身后一步引导与协力合作的态度，让咨询可以开始朝向来访者接受咨询的目标前进。追随来访者对咨询的最大期望，慢慢找到来访者认同的会谈起点或咨询大方向是很重要的工作原则。即使有些咨询师会结合其他咨询取向有效处理创伤的策略来协助来访者，也都仍然需要将来访者置于一个专家的位置，时时与来访者确认咨询里的方向或步骤。这些方向或步骤是来访者认为对目前的自己有帮助的，或者是来访者愿意先行尝试的。例如，有些来访者希望自己先有转变，再去处理过去的伤痛，但是也有些来访者希望自己拥有真正想要的生活，而无须再回头去触碰这些事件；又或者，有些来访者愿意尝试冥想、静坐的方式，有些来访者则倾向于动态的活动（如与好友相处、户外运动）来帮助自己的情绪回稳。

一些经历过创伤的来访者在一开始不见得能说出自己前来咨询的最大期望，似乎也常处于忽略咨询师提出成果问句的状态，而只是想诉说发生过的事情。对于来访者的任何反应，SFBT咨询师是倾听的、接受的、同步的，也会邀请来访者尝试以一种反思的态度，来对自己的负面情绪、存在的困境、动摇的信念或起伏的困惑进行了解。这些向度对来访者来说，都是相当有意义的，是能显现出来访者咨询动机的重要线索（Kim，1998）。但是，咨询师切记不要迷失或深陷在来访者的创伤故事里，需提醒自己，根据经验的"同时性存在"原则，千万不要忽视来访者过去与现在所拥有的优势，或者忘记探讨来访者想要的未来及其能带来改变的可贵力量，而错失了每一个情境里的希望所在。

因此，SFBT咨询师需要持续创造一个安全、信任与支持的对话环境，时时捕捉关于希望、未来、优势、复原力等的重要对话内容，以来访者的目标为方向，令解决之道得以在会谈对话中逐步浮现（Connie，2018）。

（二）引领来访者朝向其目标与未来

1. 与目标同步

只有解决之道中的目标是来访者真正想要的，在达成目标时，来访者才会产生高度的幸福感与满足感（Froerer，Kim，& Cziffra-Berg，2018）。在协助来访者应对创伤经历时，咨询师记得与来访者详细讨论"想要出现什么"的目标或期盼拥有的未来，而非一直谈论他们想忘掉的过去或"消除"已经发生的创伤事件，因为这将会协助来访者觉察自己所握有的控制权，并产生"接受限制，但不放弃希望"的态度；如此一来，来访者类似自责的情绪将会大为减少，过去的惯有思维与行动模式也会有所松动（Connie，2018；Froerer，Kim & Cziffra-Berg，2018）。举例来说，若来访者对自己的创伤经历感到不安且容易愤怒，咨询师需要澄清来访者渴求的目标究竟是什么，因为来访者在乎的、希望被协助的，很可能是想要懂得如何控制与处理因创伤经验而来的愤怒与不安；而在来访者能够控制与处理因创伤经验而来的愤怒与不安时，其实来访者也就同时接纳了创伤体验的发生与存在，也将更能发觉个人已经拥有的情绪处理能力，以及更懂得运用这些能力来取得内心的平衡（O'Hanlon & Bertolino，1998）。因此，SFBT咨询师不要设定来访者的目标应该是什么，也不要假定来访者目前的抱怨一定得和某创伤体验联结，如此，才不会自动化地带领来访者回到过去的伤痛体验中并深究之（O'Hanlon & Bertolino，1998）。

来访者对于想要的目标，常以诉苦抱怨的方式呈现。SFBT咨询师对于来访者的负面叙述，除了持续保持理解、接纳的态度外，还会以"建设性的焦点解决之耳"来倾听，从中挑选出来访者的优势、资源、应对方法，并予以反映和肯定。除此之外，咨询师还会共情地反映来访者不想要继续发生之事，进而以重新建构的角度引导来访者思索：取而代之的（instead），希望出现的是什么。如："你刚说你不想再这样痛苦，这也表示你想要有改变。所以，如果可能，你希望取而代之的，自己可以过的是什么样的生活？"有时，一些来访者，包括经历过创伤者，可能会提出一个很大或过于理想的正面目标，但是，SFBT的咨询师不会直接评价该目标的现实性，而是会持续地通过好奇与身后一步的姿态，与来访者继续对话；随着会谈的进行，来访者常会慢慢明确自己真正想要的目标，也会逐步修改先前提出的浩大目标，使其变得具体可行（Froerer，Kim & Cziffra-Berg，2018）。

倘若来访者一直不断诉说一些相关经历，在倾听一段时间后，咨询师可于合适的时机再次询问来访者："详细描述这些经历，对你的帮助会是什么？""对你想改变的，又会有何帮助？""你如何得知对这些经历你谈得已经足够，可以不用再谈论它们了，也觉得可以朝向你想要的未来的这个方向开始进行讨论了？""如果有一天，你可以把这些经历'放下'一点点，你第一个会注意到的信号是什么？"（Bannink，2015b）SFBT希望咨询师能非常细腻地陪伴来访者，同时慢慢地将其知觉的焦点转移到复原力的方向。这样的一个知觉转移过程，咨询师需要理解和接纳来访者整个人的状态，敏锐于来访者的核心价值，同步于来访者能接受的速度与方向，同时配合着来访者优势资源与未来愿景，选择具有反映性、选择性与转化性的咨询介入技术（Cziffra-Bergs，2018）。

2. 未来导向的提问

由于一个人的未来是可以被创造与再协商的，来访者将在会谈历程中逐步厘清与建构个人想要的目标。为了协助来访者发展属于自己的目标，SFBT"以提问为基础"（question-based）的方式，让来访者在产生希望感的同时，能通过问答，详细地描绘出所欲未来的细节。之后，咨询师再以来访者的愿景为咨询方向，设计后续问句，让来访者于生活中通过实验行动产生新的、好的体验，以强化来访者追求改变的决心，并持续学习如何"管理"（manage）创伤经历及其影响（Froerer，Kim & Cziffra-Berg，2018）。

运用奇迹问句或假设问句，询问来访者期望走出创伤时的生活细节，以及何谓好转的细微迹象，是协助来访者厘清愿景与目标的有效方法，也是提高来访者的乐观性、希望感与复原力的重要技术。在邀请来访者构思其偏好的未来时，咨询师需多使用"当（when）所欲未来的细节发生时"的句型，因为，这样的句型会增添未来可能性的暗示力（Bannink，2015b）。必要时，咨询师可邀请来访者以图画、照片等方式来具体化、可视化自己的未来愿景（D'Arcy & Holmes，2020）。

一些奇迹问句或假设问句（Bannink，2015b），例如：

·如果有一个奇迹在深夜发生了，这个奇迹是，你克服了这件事带来的种种影响，并且到达了一个够好的程度，让你对生活在一定程度上感到满意，你甚至觉得自己不用再来咨询了，那么，你的生活会是什么样子？与现在会有什么不同？

·假设明天醒来的时候，你发现你的过去不再困扰你了，你会第一个注意到的迹象是什么？

·当你能够再次相信未来的日子是有可能变得好过一点点时，你会有什么不同？

·当这些创伤性记忆对你造成的困扰大大减少之后，你会做些什么不同的事情？

·当什么信号出现时，你就会知道，这些过去的经历，已经被你抛诸脑后了？

·当你觉得自己真的能够懂得处理自己的这些波动，或者就是觉得自己比较能够处理这些状况时，你会如何辨认、得知自己已经可以做到了？

·可以显示出情况正在好转的最微小迹象会是什么？当看到这最微小的迹象时，你会有什么样的变化？那么，下一个显示好转的小迹象可能又会是什么？

当来访者已经开始进入创伤后成功的奋斗茁壮阶段时，咨询师则可以多多询问这样的问句（Bannink，2015b；Henden，2020）：

·你能够生存下来，对你来说，具有什么样的意义？

·当你觉得你更能克服这些经历的影响时，你将如何庆祝自己的胜利？

·现在，这些事件与经历可能会具有的积极意义是什么？未来，这些经历又会带来什么样的积极意义？

·当这些治疗性的改变持续了更长的时间（几天、几周、几个月、几年）之后，你的生活将有什么不同？

·重要他人会如何发现与描述你的这些治疗性改变？这个发现，对于你本人以及你和重要他人之间的关系，又会产生什么正面的影响？

·当这个创伤事件真的褪色了，变成你的一个人生回忆了，那时，你会有什么不同？你又会如何运用你的时间与精力？或者你还会做什么不一样的事情？

·你所创造的这些改变，会对你家庭的未来，甚至子女的人生，带来什么样的正面影响或变化？

显而易见，对任何咨询主诉议题，SFBT皆不以重塑过去为工作重点，而是致力于协助来访者能够于现在积极投入努力，以创造想要的未来并能继续向未来迈进。当然，来访者的目标不一定都能如愿达成，但是在谈论未来、形成目标，以及具体化实验行动的过程中，来访者常会同时萌生希望感，或出现建设性的、乐观的正面成果（Blundo & Simon，2015）。所以，SFBT的来访者在离开咨询室时，常有的体会是：想要的明天，是可以靠近的、可以实现的，而自己是愿意改变、希望改变的。

（三）探索优势与资源

积极探索优势与资源，并停留在对优势与资源的讨论上，是影响来访者及改变其家庭、学校等社会脉络的第一步。通过再次掌握内外在的资源与优势，来访者将能与家庭、学校共同修复原有对自己与彼此的信念，再次找回拥有塑造生活能力与影响力的信心。提升自我赋能感及增强自我决定力是突显来访者优势与力量、克服失能标签化的核心工作，其将帮助来访者及其家庭、学校对于困难带来的威胁做出新的选择与应对，并再次获得对生活的掌控感。

不过，聚焦于优势与资源的SFBT，不只关注生存与复原，还希望通过对优势与资源的探讨，帮助来访者不断成长，使其更懂得如何持续面对生活的挑战（Blundo & Simon，2015），同时推进来访者"创伤后成功"的累积，使其从受害者位置，向前进展到幸存者或奋斗茁壮者的位置。Henden（2020）建议，对于位于幸存者位置的来访者，需帮助他们理解到：自己的生活与生命里不只有创伤事件，生活的范畴包含了很多面向，远远大过创伤事件；生命本身也一直在向前迈进，在过去与现在的日子里，不是只有这段记忆。面对目前处于低自尊、低自信状态的来访者，若能发展出一份关于个人内外在优势、正面特质的具体清单，将会大有鼓舞作用。当然，咨询师也可以鼓励来访者学习一些特定技能来促进自己的复原，并拥有更高的赋能感与控制感。再者，若要促进来访者朝着奋斗茁壮者的方向发展，咨询师需要充分地欣赏与理解来访者，并持续提醒来访者：即使有可怕的过往，他们也已经难能可贵地复原到当下的状况了。在朝向来访者的目标前进的同时，咨询师还可鼓励来访者学习或提升关于生存与复原力的技能，如：拒绝关于"瑕疵品"的标签，拥有人际关系与社会支持，强化个人优势及能力，并能体验到真实的喜悦与成就感等。所以，SFBT提醒咨询师，要信任来访者自身的力量，不过度掉入来访者的创伤故事中。SFBT咨询师会有意识地选择来访者创伤经历中的特定情节予以细节化，特别是关于如何存活下来的应对过程，其常包含了胜任优势能力的运作方式以及超越创伤的自我认定、价值与资源，这些环节是在创伤事件影响的范围中，时常被来访者所忽略与遗忘的（Connie，2018； D'Arcy & Holmes，2020）。

SFBT的例外问句，能带领来访者反思问题不发生、较不严重的时刻，以使来访者能觉察既存资源与有效策略，例如，可以询问来访者创伤体验较没有占据心力的时候或较少想起创伤事件的生活时段等。帮助来访者发现与认可生命中的例外，常使来访者对于自己如何取得这些成功的历程，变得更有意识，日后在类似的情境中，也能更为懂得选用相关策略来处理。尤其，属于例外架构的应对问句，能用来探究一些被来访者视为理所当然的微小行动出现的过程，激发来访者发觉自己早已在发挥的诸多潜力，或者能正视自身承担困境的种种自发力量，往往会促使来访者从关注创伤事件的严重性，转而开始看见情况可被解决或能被控制住的可能性，对于那些一时觉得自己无法再有任何能力来处理创伤经历的来访者来说，特别有助于转移与拓展他们的知觉（许维素，2014）。

通过探讨例外与提出应对问句，有助于来访者反思与发掘一些有效方法，是来访者自己曾经做过的、无须重新学习的，这些方法并非来自咨询师的说服、教导，也无须旷日持久的练习，所以来访者可以更快速地提取这些优势与策略，并将其应用于创伤体验的管理与疗愈中。

一些例外与应对问句如：

· 在事件发生后的这段时间里，什么时候你觉得自己的日子好一点儿？好一点儿是什么样子的？是怎么发生的？

· 在事件发生后的这段时间里，什么时候你觉得自己的日子过得还可以？那是什么样的情况？这样的日子是怎么发生的？

· 在事件发生的当时或之后，你曾经做过哪一件事，是让自己能有一点点开心的？那件事是什么？你是如何发现自己开心了一点点的？

· 在事件发生的当时或之后，你曾经做过哪一件事，是让自己觉得有一点点满意的，那是什么事情？让你有一点点满意的理由是什么？

· 在这段日子里，什么时候你曾经尝试安慰自己？那时，你采取了什么样的方法？是什么让你想到要尝试安慰自己？

· 在这样的情况下，你做了什么来照顾自己，即使只做过一两次？

· 在这段日子里，什么时候你曾经帮助自己的情绪恢复稳定？那时，你采取了什么样的方法来帮助自己？

　　·最近，你在什么时候会感到比较安全些？那时发生了什么？

　　·最近在什么时候你会拥有一点点掌控生命的感受，即使偶尔才有？那时你做了什么，让你能有这样的感受？

　　·你之前感觉到过这样的……（某种负面感受或现象）吗？那么，上一次，你是怎么恢复、回稳的？

　　·你做了哪些有用的、正确的事情来帮助自己？是什么让你愿意去做这些事情的？你是怎么能够做到的？

　　·在目前的情境中，哪一个面向（层面），让你觉得自己是仍然拥有一些影响力的？

　　·你是如何重拾希望感的？

　　·你是如何重新相信未来的日子是有可能可以变得更好的？

　　·以0~10分进行评分，0分代表你完全无法处理，10分代表你对发生的情况处理得很好，你觉得自己在几分的位置？何以不是0分？在不同的时期，你的分数有什么样的变化？你是如何发生这些变化的？怎样能有分数比较高的情况出现？（以及后续的扩展问题。）

一些询问来访者如何支撑下来的应对问句，例如：

　　·你是如何应对所发生的这些事情的？

　　·你是如何存活下来的？

·在这样年轻的时候，你是如何学会应对这一切冲击的？

·所以，到目前为止，你是怎么支撑着自己没被这件事情击垮的？

·尽管……（发生了这些），但是你能继续处理……你是如何做到的？

·在此事件中，你有这样生气、伤心的感觉，所以你都是如何安抚自己的？

·你仍然设法继续上班（或者来到诊所），你是如何形成这份决心的？你是怎么能够做到的？

·你是怎么能度过看似没有希望的一天的？

·是什么让你愿意持续努力地重建自己的生活？

·是什么让你愿意拯救自己的生命？

·这件事是你生命中最难受的一件事情吗？这件事改变了什么？没有被改变的又是什么？这些没有被改变的地方，是如何被保留下来的？

对于不容易看见自己优势或一直停留在痛苦中的来访者，咨询师也可集中探讨：来访者目前的情况何以没有变得更糟？这是因为来访者拥有什么样的应对力量？必要时，可以邀请来访者在日常生活中以具体的象征物（如图片、照片、纪念品等）提醒自己这些应对力量的存在，并继续发挥力量。一些相关的应对问句如：

· 是什么让情况至少没有变得更糟呢?

· 你是如何阻止情况变得更糟的?

· 为了防止情况恶化,你采取了什么措施?

· 一般说来,情况常会起起伏伏,有时好些,有时是会更糟的。你认为,是什么让你没有处于更不好的状态呢?你做了什么帮助了自己?

· 你没有让创伤性图像一直占据你的脑海。是什么帮助了你?

· 是什么人、事、物帮助了你,使你没有让这些创伤的记忆一直搅扰你的思绪?

· 你是如何做到让这些创伤性图像和记忆的出现,在你能控制的范围之内的?

· 你如何帮助自己阻止了想伤害自己的念头?

· 你是如何设法停止伤害自己的?

· 当你觉得自己进入恍惚状态之后,你又是如何让自己清醒过来的?

· 你做什么事让自己所谓的罪恶感少了一点儿?

· 这件事情最令人感到困难的是什么?你是如何度过的?

· 发生被人骚扰这件事对你的影响是什么?你当时做了什么没有让情况变得更糟?之后,你是如何让你的生命可以开启另一章的?

· 在目前的情况下,你至少可以继续做些什么,使目前的局势在一定程度上是在你的控制范围之内的?

·尽管发生了这些事情，但是你仍然希望生活中的哪些事情是可以继续维持的?

·如果情况还是没有改善的话，你会如何处理?

在会谈过程中，记得提醒来访者关注那些可以协助他的外在资源或人际支持，并鼓励来访者提高再次运用的意愿。如:

·什么人、事、物可能可以帮助你处理所经历的这些事情?

·当时，什么人、事、物帮助你走过了那个最艰难的时期?

·到目前为止，你发现什么人、事、物对你会有一些帮助? 他们怎么能够对你有所帮助?

·之前对你有帮助的这些人、事、物，哪些可能对现在的你再次有所帮助?

·什么人、事、物能够安慰到你，哪怕只是一点点?

·对你而言，在目前的情况下，记得先继续做哪些事情，会是很重要的?

·过去，曾经有什么事情是对你有一些帮助的，即使你觉得它们微不足道?

·你认识其他经历过同样磨难的人吗? 是什么帮助那个人能够处理相同的情况的? 他的哪些方式，是你觉得可以拿来参考的？

Yapko（2001）研究发现，当人们聚焦于某个特定的念头时，会扩大这个念头在心智中的重要性，因此，当咨询师聚焦于来访者的能力与优势上，而不是让来访者不断重述逆境或创伤体验时，将能协助来访者在咨询中持续体验自身的资源与优势，并进一步将这些解决之道的元素应用于介入创伤议题的情境当中。当然，咨询师要持续提醒自己，需时时关注来访者做出改变的能力，甚于关心他对创伤故事的述说，同时不要比来访者更积极、乐观，而是要与来访者目前的关注焦点与当下的情绪状态同在。切记，来访者常是令人惊叹的，特别是他们能够自发应对创伤经历的种种能力。若咨询师对来访者失去信心或不再信任来访者的能力，咨询师也会停止提出具有希望感的各种问句（Connie，2018）。

正如Cziffra-Bergs（2018）强调，对于经历过创伤的来访者，咨询师需把来访者看成有资源的、有能力的人，而不仅是创伤经历的受害者。这样的优势导向思维，将促使来访者有机会再次获得掌控感，在生活中也能务实地创造实际的改变。若咨询师能于会谈中重复且持续以优势导向的方式提问与回应，那么来访者将能逐步觉察或慢慢回想起自己所拥有的优势力量、复原力与自我疗愈能力，也能勾勒出最好的自我认知版本，并逐渐蜕变成想要成为的那个自己。尤其，在面对复发时，这些例外时期的经验以及适合来访者的有效应对方式，都会是来访者可以优先考量使用的原则与策略，以能加快回到先前稳定的状态，并同时强化来访者阶段性"与创伤体验共处"的能耐。如此一来，来访者将能在自己的心理咨询中成为有效的"协同治疗者"，甚至能持续地在现实生活中运用自己的优势与复原力来帮助自己，并成为有功能的自我协助者（许维素，2014；Cziffra-Bergs，2018）。

（四）改变来访者与问题互动形态的其他技巧

SFBT咨询师需要了解来访者与其创伤经验之间的关系或互动形态，以能找到可打破连锁循环或建立新的正面循环的重要环节。SFBT最希望的工作方向是：能再次动员来访者的正面资源，使其与来访者当下的目标或所期待的未来产生联结，并创造更多正面循环，带动生活的实际改变。在此过程中，于必要时，外化（externalizing）、仪式化行动（ritualization）、录像带式谈话（video-talk）、譬喻（metaphor）或故事，也是一些可以发挥辅助效果的介入方式。

1.结合外化技巧

由于来访者通常会将问题或创伤经验认定为自己的全部，外化问句便可以协助来访者将这些问题或创伤经验与他本人"分开"，让来访者的问题或创伤经验独立化地变成另一个需要处理的对象。这将打破来访者觉得"我就是问题，我就是烂人"的想法，咨询师也落实了"来访者不是问题；来访者是来访者，问题是问题"的信念。一些外化问句如（Macdonald，2011）：

·这件事让你的生活变得艰难，这种情况持续多久了？

·这件事对你的生活、你身边的人、你的人际关系，产生了什么影响？

·你生活中其他的什么人、事、物，助长了这件事的力量，而让它能顺利地"降服"你？

·对于这件事，你是如何处理的？

·对于这件事，你发挥了什么样的影响力？

·你能够"不"被这件事所影响（或"没有被降服"）的那些日子，是什么样子的？

·你对自己"能够控制这件事的影响"的相关能力，有着什么样的看法？

·在你感觉你"拥有可以左右这件事的影响力（控制力）"的那段时间里，有什么人、事、物能特别帮助你加强对这件事的影响力（控制力）？

·告诉我，什么时候这件事"无法阻止"你与你的希望有所接触，或者"无法"切断你与你梦想的联系？

Mecalf（2017）在SFBT会谈中也结合一些外化的技术，让来访者可以产生对问题或创伤经验的抵抗力，增加一些足以忍受问题的力量，或者能把自己与创伤经验"拉开"的一些具体策略。这些技术特别适合儿童、青少年，以及有特定情绪困扰的来访者。其步骤是：

（1）命名。请来访者给这个创伤经验或情绪议题起一个名字，将其看作一个独立的对象，甚至可以把它画出来。之后，邀请来访者详细描述它的样貌。

（2）影响。请来访者描述这个创伤经验或情绪议题是如何对他造成困扰或带来影响的。

（3）评估问题影响力的程度。请来访者用评量问句对这个创伤经验或情绪议题的影响力进行评估。1分是这个情绪议题/创伤经验的影响控制了自己，10分是自己能够控制这个情绪议题/创伤经验的影响。

（4）寻找例外与应对。邀请来访者列举出自己比较能控制创伤体验或情绪议题影响力的几个具体事例。详细询问这些事例的过程细节以及做到的方法，并探问他人的观点。

（5）复述优势与任务提议。针对这些例外与应对的事例，咨询师对来访者复述（朗诵）一次，请来访者专心听。然后，再通过这些事例，与来访者讨论这一周可以再试试看的方法。需要时，来访者可以把例外与应对事例的清单带回家提醒自己。

（6）后续谈话开场。与来访者探讨"何处变好了？"，也可深入探讨"评量问句中创伤影响力的分数，如何发生了正面的变化？""自己的控制能力何以能上升？"，或深究让当前情况没有更糟的正面因素，以及何以能维持现有力量的有效方法等。

2. 恢复稳定的仪式化活动

创伤经验常使来访者失去与原来生活的联结，例如，来访者会产生一种生活失序的不安感，或者容易在当前的生活里出现退缩反应。因此，咨询师需引导来访者思考：现在开始做些什么事或目前愿意尝试哪些活动，会让自己比较容易重新回到过去那种有秩序感的生活，或能够增加生活中的稳定感与规律感。比如，恢复一些过去的规律行程（如吃三餐的方式与三餐菜色、常穿的衣服、常去的地方、常做的休闲嗜好等），或者开始与原有的人际关系再次接触、回到旧有社交互动模式中（如和谁去做什么有乐趣的事）等。

有时，经历过创伤的来访者可能容易产生难以控制的悲伤、怒意，甚至自伤的冲动，这会影响他们追求目标的动力。咨询师可以与来访者直接讨论，当每次有这种强烈的感受或冲动浮现时，哪些富有象征意义或有替代效果的"仪式化"活动，可以让自己既能宣泄，又不至于伤害自己。例如：以书写、唱歌来纾解情绪；焚烧、撕毁写好的信或用手打枕头，来发泄愤怒；把写满害怕与愤怒感受的册子，锁在安全、隐秘、坚硬的盒子里；用口红在手腕上划或用橡皮筋弹手腕，取代割腕；参与艺术画图、园艺活动、养宠物等活动，等等。这些具有支持性、宣泄性或替代性的仪式化活动，最好由来访者自己提出，或者至少要获得来访者的认可，才会发挥效果。当然，这类处理负面情绪的仪式化活动是被视为过渡阶段的暂时做法，SFBT希望能引导来访者在可能的范围内，尽快恢复原来的生活规律与运作能力。

3. 打破循环的录像式谈话

"录像式谈话"（video-talk）的方式即先询问来访者："如果在你的身边架一台摄像机，把目前你的生活，包含你所做、所说，以及和身边的人相处的情况等，都录了下来，你想我们会看到什么？"在会谈中，即使不提出这样的问句，咨询师也会花一些时间来了解来访者目前与创伤经验的互动模式，包含相关的人、事、时、地、物之间的交互影响，各事件发生的顺序、重复性，以及来访者采取的应对行动与结果。收集这样"外在"看得到的客观事实，会让咨询师与来访者再次审视目前生活各环节之中的关联、顺序及相互作用；之后，来访者便可以尝试改变它们之间的关联方式、先后顺序、互动循环，以打破其连锁反应。

例如，在做夫妻治疗时，咨询师了解到：先生一拥抱太太，就让太太产生地震受困的联想，会使她骤然推开先生，两人因而日增嫌隙。在得知这样的流程细节之后，先生可以理解太太不是因为不爱他而有此反应，咨询师也可进一步引导太太思考什么样的拥抱方式，可以让她不会联想到地震受困经验，或者可以减少她不舒服的感受。当两个人重新找到新的拥抱或身体接触的方式时，两个人的关系与互动，就能产生正向的连锁改善。

换句话说，了解所谓的"问题"在来访者生活中运作的细节，经由"外在行为"方式的改变，引出成功的经验，常能制止来访者想要分析、评价或修理自己（或配偶）的意图，并停止使用无效的处理行为。

4.故事与譬喻促使知觉转移

必要时，咨询师也可以在会谈的关键时刻提出，来访者的情况让他联想到一则具有正面意义的、含有重新建构效益的譬喻，或者是别人走出创伤经历的故事。例如，咨询师可以说："虽然你觉得在这件事发生后，你变得好像躲在一个墙壁的后面，在暗自难过，不容易再信任别人。但是这堵墙也很像是一个城堡的围墙，在你和别人相处时，区隔出你的区域，使你保持安全性、独立性与隐私性。这显示着你更懂得保护自己，也让你自己拥有选择权，包括决定何时打开城门，让安全的人进来。"

故事与譬喻并不是SFBT咨询师会优先使用的技术，常是在来访者提出之后，咨询师才会接续使用，不过，在必要时，咨询师还是可以尝试用该技术来推进会谈对话的发展。

故事与譬喻常有助于将来访者的世界立体化，能将来访者的某些状况具象化，从而产生促成来访者反思的效果。有时，通过听到他人类似的经验，还会产生"有人跟我一样"的一般化的效果。亦即，故事与譬喻，在发挥接纳、肯定效益的同时，还能为来访者提供希望感与崭新观点，促使来访者改变原有对创伤经历的知觉或态度，同时修正来访者看待自己与对待自己的方式。

（五）滚动改变的自我照顾应对行动

1.评量问句促进"部分化"思维与具体应对行动

评量问句是一种相当实用的介入工具，可以引导来访者构思理想的愿景或目标达成后的结果，并且帮助来访者了解到截至目前的努力是如何帮助自己产生改变的。评量问句还能为来访者提供一种前进的动力，提高来访者的信心与希望感，同时促使其思索下一步的具体行动。为了协助来访者顺利进行表述，评量问句不仅能将来访者的感受、态度、想法等抽象的元素变成具体、可量化的数据，也能催化来访者自我澄清，逐渐表达出难以说明的内在状况或关注、在乎之处。通过评量问句，咨询师能够得知来访者想要改变的动机、对于改变的信心、愿意努力的方向，以及认为咨询的成效如何等。此外，评量问句特别能多元地拓展来访者的知觉与观点，例如，邀请来访者在同一件事情的不同面向进行评量，（如来访者认为女儿复原的"可能性"为何，以及不管可能性多高，帮助女儿复原的决心又为何等），或者让来访者猜想重要他人与自己对特定情况的评量差异，以及所持的角度与理由又各为何等。

在与经历过创伤的来访者工作时，咨询师可尽快以尊重的、理解的、共情的方式提出评量问句，并且依据会谈内容与脉络，设定评量问句的向度；因为，评量问句特别有助于来访者在会谈中集中注意力，而且和其他焦点解决技术一样，是能够帮助来访者突破现状，产出更易于管理与掌控的小行动，以及便于记录、回顾与确认自己的可贵改变（Friske，2018）。尤其，Friske（2018）还强调，评量问句能够打破来访者绝对化、全面化的思维，而将之予以"部分化"（partializing）。例如，咨询师可以邀请来访者评估创伤对自己的影响程度、想帮助自己削弱创伤事件影响力的决心程度、希望拥有更佳生活的动力程度、相信自己有能力回稳的程度、想要轻生时仍决定活下来的程度等。对于来访者给出的现在所处位置的分数、最近比这分数更佳的状态，咨询师亦可予以适当强度的肯定，接着，便可以询问来访者如何达到目前位置，近来曾经出现的最佳状态及其有效策略，需要继续做些什么以求稳定，以及万一低于目前分数1分时的信号、回稳的具体方法、再次回稳的信心等。

Friske（2018）强调，在回答评量问句时，来访者的脑部需要联结"评估性的思考"，这将使来访者运用另一种神经传导的方式，进而产生缓解与统整的效果。有经验的咨询师所提出的评量问句，常含有包容性及缓解性的温暖，从而能够立即对来访者产生支持效果，甚至会让来访者对生活中的种种刺激与痛苦经验，出现更具适应性的和正面回馈功能的应对模式。如果，来访者能在会谈外自行加强练习自我评量，亦能有助于来访者减小压力，并能再次联结和取得健康的应对技能。往往，在来访者回答咨询师提问或自问自答的评量问句时，"与问题共处"的思维，便已悄悄地进入来访者的知觉脉络（Friske，2018）。

2. 培养"与问题共处"的自我照顾技能

SFBT鼓励来访者发展"与问题共处"的自我效能，强化原有的自我照顾技能。在有余力时，来访者还可以学习新的技能来应对创伤经历的影响。

对于经历过创伤的来访者，Friske（2018）提醒，咨询师要尽快协助来访者建立生理上与情绪上的安全感，找到能缓解痛苦、稳定混乱、降低自我伤害的多元应对策略，即使只有一点点效果也好。必要时，咨询师应与来访者直接确认"愿意去做"以及"能够做到"的几种方法，是能够立即缓解一些负面情绪或增强一点忍受情绪张力的能耐。这些方法常包含自我觉察、自我肯定、自我安抚等维度，比如：使用具体事物或象征物作为自我提醒的方式，增加正面自我对话的次数，降低负面认知的影响，增强人际的支持，加入模范人物的示范，改善饮食、保持运动、调整呼吸，以及对过去坚韧的生命故事进行梳理等，都会是有效的行动（Friske，2018）。

会谈结束前的反馈及提议任务，对于经历过创伤的来访者也具有延续应对的效益。咨询师的反馈，常紧扣来访者对愿景、目标、例外、应对的回答，也常将来访者的思考脉络、语言习惯、改变动机纳入。提议任务之目的在于邀请来访者能于会谈后实验新的小行动，或先多做已经存在的有效策略，以促使来访者更能专注于正面应对、例外经验的开发，以及通过一小步的具体行动，带动改变的发生并促进正向循环的出现。提议任务可以是思考性的、观察性的或行动性的，包括：观察自己与他人对创伤影响力的正面应对行为，多做一些不被创伤体验干扰或缓解情绪的有效行为，或者观察自发性的自我照顾的行为以及能与创伤体验共处的时刻等。

3.一小步实验行动的滚雪球效应

在来访者找到一些解决的方向时，咨询师要具体追问来访者的"下一步行动"，以增强来访者离开咨询室后的改变动力，如："离开咨询室后，你会尽快去做的一件事是什么？""你预期自己会如何提醒（帮助）自己继续保持下去？""你如何让这样美好的事情再次发生？""当你的改变被别人注意到时，你又会希望什么样的改变能继续出现？""如果邀请你对目前有同样创伤经验的人说一些对他们有帮助的话，你会对他们说些什么？"这些追踪性问句常能帮助来访者将改变与有效的应对方式保持下去。SFBT认为创造改变的行动原则即有效就多做一点儿，无效就改做其他的尝试。来访者执行这些行动策略时，需以"实验"精神来尝试，因为"实验"精神将促发来访者对行动结果的成功或不顺利，都会更为开放与接受，而这也将衍生后续改变的可能性与希望感。

对于经历过创伤的人，咨询师特别需要发现来访者十分微小的改变及其所带来的细微连锁变化。倘若来访者能够开始对创伤经历产生一点儿不同的看法，或者愿意开始做些不一样的事情，那么更多具体的改变将会发生。其实，当来访者能够辨认并说出自己的微小变化时，这本身就是一种改变的信号。细微的改变相当可贵；任何细微的改变，都可能成为解决之道的素材，特别是对于经历过创伤的来访者而言。当情况变得更好一些时，来访者及其周围的人（如家人、同学、老师、朋友）是可以发现的、予以肯定的，而这将会加强来访者改变的持久性。改变是随时在发生且无所不在的，所以SFBT会持续关注微小改变出现并促使其增加，进而期望产生小改变带出大改变的"滚雪球效应"（许维素，2017）。

四、会谈艺廊：一个会谈阶段范例

Chris Iveson 曾提及SFBT会谈有如参观一个艺廊（art gallery），Froerer、Kim与 Cziffra-Berg（2018）进一步将其用来综合说明协

助来访者管理创伤经验的SFBT会谈阶段，也可作为一个会谈阶段的整合性的范例。此SFBT "会谈艺廊" 的概念如图4-1所示。

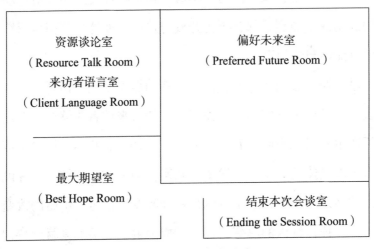

资源谈论室
（Resource Talk Room）
来访者语言室
（Client Language Room）

偏好未来室
（Preferred Future Room）

最大期望室
（Best Hope Room）

结束本次会谈室
（Ending the Session Room）

图4-1　SFBT会谈艺廊

（一）最大期望室

在SFBT的 "会谈艺廊" 里，人们第一个进入的地方是 "最大期望室"。咨询师需要获得进入此会谈艺廊的 "入场券"。为了得到进入艺廊的许可，咨询师需询问经历过创伤来访者的最大期望（best hope），以了解来访者期望咨询会谈的结果为何，不然咨询师将会失去工作的方向。

一般而言，SFBT咨询师在会谈一开始会尽快提出类似最大期望的问句，使会谈能够开始离开 "以问题为焦点" 的氛围。最大期望的问句能引导来访者：反思前来咨询的期待，回想会谈前自己已经做到的程度，以及思考还需要发生什么，咨询期待才能达成。当然，来访者不见得立刻就能说出自己对会谈的最大期待，因此咨询师需要接受来访者当下回应的内容，再依据来访者的答案，选用来访者的语词，谨慎地以来访者比较能够接受的方式，再次提问。以不同的、合适的方式，重复提出类似最大期望的问句是很重要的，这样才能确认所要推动的咨询前进方向。在这个过程中，咨询师需要位于一种由来访者教导自己如何提出合适问句的位置，并同时考虑来访者的回答与用词，斟酌形成下一个问句。如此一来，咨询师才能通过这个会谈艺廊帮助来访者建构出新的现实，也才能真正成为足以为来访者提供协助的专业工作者。

在这个阶段，咨询师最容易听见来访者提及关于问题的内容或创伤事件带来的种种负面影响。由于来访者常会想起创伤事件，也可能不断重复体验遭受创伤的感受，因而容易发展出只有关于创伤故事的意义构建。来访者还会预设自己在来到咨询室时，会被问及与创伤相关的细节，也会认为咨询师应该知道自己的创伤故事；来访者甚至会相信，自己"卡住不动"是因创伤事件所致，且大量诉说创伤经历，或许可让自己不再深陷泥沼。对于来访者非说不可的内容，SFBT咨询师不会予以阻止，也会在理解、倾听、接纳的同时，特别"竖起具建设性之耳"（constrictive ear），尝试听见来访者的关注焦点以及想要改变之处，并再邀请其明确说明；同时，咨询师还会询问来访者如何得知与判断他们何时已经达到了最佳状况或较好状态，以及那时的各项细节。如此一来，来访者才更能逐步厘清自己真正想要的是什么，即使是在这些创伤已然发生之后。

　　SFBT咨询师需要信任来访者是很棒的、令人惊叹的，也愿意好奇探问来访者可贵的优势能力及所憧憬的未来；咨询师若失去这样的坚持，将难以执行SFBT的工作。当然，在探究来访者目标与优势时，不能让来访者以为咨询师是忽略或不接受他们对创伤故事的意义建构，而是要让来访者清楚明白咨询师想要知道的是：来访者自己所希望创伤事件的"尽头"（end）或创伤故事的"结局"为何，以得知他究竟"想要往何处去"。当然，引导来访者能够构建"希望出现什么，而不是停止什么"的良好构成目标，对于经历过创伤的来访者特别不容易，但是也因此特别具有启动来访者发展解决导向思维的重要价值。

（二）资源谈论室

　　第二个是"资源谈论室"。这是一个关注来访者语言的地方，咨询师会特别运用"语言拓展"（language expansion）的方式来认识来访者，真正地与眼前的来访者一起建构有意义的对话，并且开始拓展来访者叙说的内容、角度与方式。

　　来访者在一开始进入会谈室时，常常只会描述问题或创伤经历等不顺遂的事。在此阶段，咨询师会邀请来访者暂时离开创伤事件的相关思维，转而谈谈其他生活层面，如对他们重要的人、地方与事物。在来访者开始谈论这些层面时，咨询师会专注于来访者所提及的信息中的优势与资源，包括来访者看重的自身特质，来访者状况好转时会去的地方、会做的事情，或者令来访者珍惜的人、事、物等。同时，咨询师还会注意与学习来访者表达的语言内容及其独特形式，并将其应用于后面的会谈中，尤其是在提问时。如同每一个艺廊的结构不同，每一个展示室与下一个展示室的连接方式，也都有其独特的设计与深层的用意。

显而易见，例外、复原力、正面应对、优势等主题，是这阶段最常出现的对话内容。

（三）偏好未来室

参观过艺廊的人都知道，艺廊的主要展示厅陈列的是最重要的艺术作品。"偏好未来室"正是这个会谈艺廊最主要、最美丽的杰作。

"偏好未来室"将之前会谈的内容带入，提出为来访者"量身设计"的偏好未来问句，继续发挥语言拓展的效益，以促成来访者的改变。在此阶段，咨询师常常使用奇迹问句，并将来访者的最大期望及来访者所珍惜的人、事、物（即在艺廊其他两室的谈话内容），以来访者先前的用词与描述方式，放入奇迹问句之中，从而使得这个问句具有个人独特性。SFBT咨询师会温和且坚持地邀请面前历经创伤的来访者，一步步详述奇迹发生后可能出现的改变细节，包括在各种功能的运作上，再次达到最佳状态时，将会出现的感受、想法、行动，或者于人际互动、生活细节（如用餐、睡眠）中的变化。在这样的引导下，来访者所表述出来的内容，是"正在发生的正面状态"（如"我会和朋友用手机聊聊近况"），完全不同于"不再出现负面状态"（如"不想再这样讨厌自己")。当然，咨询师也可将假设问句、评量问句适时地加入其中。

这样的问答所产生的反思历程，其目的不只是达成咨访双方认可的咨询目标而已。这样的问答历程，是一种非常安全的介入，能适当地挑战来访者的世界观及表达方式，让来访者能够开始使用新的语言描述方式，创造出一个不被创伤体验主导或不受创伤阴影影响的新现实；在这个新的现实里，来访者不会再次陷入创伤体验，甚至能进一步地带动自身思维与知觉的拓展，增加自我赋能感，产生现实生活中的正面连锁转变，从而使其脱离刚来会谈时的痛苦状态。

（四）结束本次会谈室

一般艺廊的设计，会希望参观者在结束参观时，能有着记忆犹新、余音绕梁之感。陪伴来访者走过这个"会谈艺廊"后，"结束本次会谈室"即表示SFBT咨询师信任与尊重来访者在离开会谈时所带走的记忆与事物。

在艺廊出口，常设有礼品部。SFBT会谈艺廊也会邀请来访者带走一个有具代表性、象征性的"礼品"离开。对于经历过创伤的来访者，除了给予包含赞美的正面反馈之外，咨询师也可给予来访者一些有助于走过创伤的提议作为任务；或者咨询师只是再次肯定他们有效应对创伤与生活的种种能力与策略，这也足够。当然，咨询师也可能需要提供一些相关的心理教育知识，来帮助来访者装备自己。

切记，在结束本次会谈时，不要破坏了"偏好未来室"的谈话成果。所以，在结束前，还可以邀请来访者在日常生活中特别去注意与观察那些与在"偏好未来室"提到的类似的内容，同时去积极发现，在这些事情发生的过程中，自己所扮演的角色。

五、希望工程的建构

SFBT希望通过会谈发展出一个具有策略性的改变历程，以培养来访者能采取不同的角度看待自己，以及有效管理生活与生命（包含对创伤经历的应对）的能力。SFBT也希望能够帮助来访者找到真正想要拥有的生活，使他们能够再次信任自己，并愿意再次努力建构具有希望的未来。然而，经历过创伤的人，常会失去对自己的信心、对人的信任，以及对未来的希望，所以，O'Hanlon（1999）特别强调咨询师介入创伤议题的几个重要原则。

第一，咨询师需先找出来访者希望从会谈中获得什么，并且确认他们是如何判断咨询的有效性的。咨询师也需要寻找来访者能够接受的方式，配合来访者的节奏，与来访者建立合作式的互动，持续维护这份滋养的健康关系，并作为来访者的良好榜样。当然，咨询师也应持续学习创伤议题或其他相关领域的技能与信息，以胜任各式各样的专业需求。

第二，经历过创伤的来访者有时会有自杀或自我伤害的倾向，咨询师应先确定来访者是安全的，并避免其自杀、杀人和其他潜在危险情况的发生。为了保证来访者的安全，咨询师需进行安全性评估，与来访者共同制订安全计划。例如，以书面的方式撰写：当有自伤、自杀念头与冲动时，来访者能够执行的具体安全行动为何（如打电话给谁、立刻到操场跑步等），以能让自己迅速冷静下来。SFBT相信，来访者会引导咨询师懂得如何来帮助他治愈自己；除非来访者出现危机，否则咨询师不需特别主动地介入。必要时，咨询师也可邀请来访者的重要他人加入，随时轮班观察与陪伴来访者，以建立来访者的安全网。

第三，咨询师需秉持的一个信念是：来访者不一定都需要通过回顾创伤性记忆才能复原，因为每一位来访者都是独特的，所需要的复原历程与要素，是不尽相同的。咨询师应创造一个会谈空间，让来访者有机会告诉咨询师：尽管有创伤经历的影响，但他们又是如何阻止自己采取破坏性的行动，甚至能前来寻求治疗的。当然，咨询师需要支持与接纳来访者体验到的每一个部分，但不给予来访者"未来会被创伤体验决定"的印象；如果来访者从其他人那里接收到会令他产生自责或无助于自我认定的评论，也都值得受到挑战和改写。所以，咨询师需积极寻找来访者的优势和资源，并将咨询工作的重点放在强调来访者是如何走过创伤经历的，以及他为了生存下来所发挥的应对机制；如此，方能推进来访者逐渐拥有创伤后的成功与复原力，并继续成为生命的奋斗茁壮者。

与以上原则相似，对于经历过创伤，甚至有自伤、自杀念头的来访者，Frisk（2018）汇总了以下咨询师需要特别掌握的注意事项：

1. 需专注、心无旁骛（be mindful），有意识地将自己的注意力转移到此时此地正在发生的经验上。

2. 细腻、缓慢地进行咨询对话。

3. 贴近、跟随来访者（follow the client）。

4. 保持一个信念：目前，来访者拥有活着的希望以及活下去的理由，是可以让咨询师轻敲触碰的（请记得，毕竟他现在还活着）。

5. 用"建设性之耳"倾听来访者所言。

6. 仔细倾听与搜寻：来访者同意、认可的盼望是什么，以及让咨询师对来访者怀有希望的原因是什么。

7. 使用来访者的语言。

8. 不要让关于自杀的对话继续发展下去。要发展的对话是关于下列主题的：来访者真正想要的、所期望的结果或目的地；资源、例外、应对、活下去的理由；关于奇迹及偏好未来的详细愿景；已经在做的有效行动（即使只有一点点效果）；可能的、微小的行动步骤，以及发生改变时的小信号。

9. 使用"部分化"（partializing）、去绝对化的语言（如评量问句），或者形容词、副词（如"有时候"）。

10. 于关于改变的对话架构里，多加使用评量问句。

11. 在谈论关于想死的理由或探讨现有的危机时，一定要记得谈论活下去的理由，并且探讨来访者一直以来是如何存活下来的。记得要在这两种不同方向的主题之间取得平衡。

12. 使用SFBT的问句来轻触来访者的思考，促进其反思。

13. 使用关系问句，鼓励来访者使用人际关系资源。

14. 建构适合来访者的安全计划。这个安全计划是相当具有个人独特性的。安全计划的重要指标为：能获得来访者注意力的，对来访者是有意义的，以及能纳入来访者的资源与活下去的理由的。

15. 突显、增强、庆祝任何正面的微小改变。

16. 致力于维持任何正面的改变。

17. 练习处于向来访者学习的立场或邀请来访者分享信息的位置。

综上所述，以建构解决之道为焦点的SFBT，不强调传统处理创伤的方式，不聚焦于创伤事件或负面情绪的抒发，而更重视的原则是：咨询师与来访者平等、尊重、合作关系的建立；以来访者想要的、较为满意的未来作为会谈工作的前进方向；深入探究来访者的优势、例外、资源、过去的成功、应对策略；特别珍视来访者在经历创伤事件之前、之中或之后出现的关于存活的意愿、努力、成长或复原力，以及来访者期盼在现实生活中能更好发展与运作的最大希望。当然，通过咨询，来访者带来的咨询问题可能被解决，也可能仍然存在，但是来访者看待问题的方式常会因会谈对话的发展而有所转变。通过会谈，来访者常愿意改为采取新的、不同的应对措施，从而使创伤事件对生活的影响力下降，或使其不再成为生活的主轴，而能拥有"与问题或创伤经历共处"的自我照顾能力（Bannink，2015b）。因此，SFBT这一个强调正面、尊重、希望、未来导向的取向，希望能通过咨询的对话历程，撒下希望的种子，强化勇气和力量，让来访者在懂得应对与管理自己创伤体验的同时，能够产生"创伤后成功"，并再次拥有"完整的"（whole）全人感受与更佳的日常生活（Blundo & Simon，2015；Cziffra-Bergs，2017；Kim & Froerer，2018）。

第五章　焦点解决短期心理治疗在华人文化中的应用

一、焦点解决短期心理治疗具有多元文化应用性

　　咨询是以"人"为本的职业，凡是对人有着深远影响的因素，如文化、社会、家庭等，都会影响咨询历程与成效。近二十年来，心理咨询在本土领域（indigenous）相关主题的讨论与研究蓬勃发展，这更加确认了文化价值对于来访者的求助态度、咨访关系与咨询历程相当具有影响力。而且，当咨询师具备"文化回应性"（cultural responsiveness）的介入技巧，且咨询师的文化规范、价值观及期待与来访者一致时，咨询成效将会得到提升（Chan & Chung，2017；Huey & Tilley，2018）。例如，Kuo（2004）表示，在亚洲文化中，孝道、社会阶级、角色期待、互惠性、集体主义、家族意识、成就取向、道德规范以及情绪控制等文化信念，与欧美文化里强调个体的独特性、自主选择、自我主张、自我实现等观点有所不同，这些文化信念十分影响来访者对咨询过程的参与程度。Debernardi 与 Wang（2008）也指出，若无适当的文化因素的考虑，咨询师与来访者合作关系的建立与维持将会受到干扰，甚至导致过早结案或个案流失的现象。

多元文化观点强调，所谓的知识与现实，都是社会建构而成的，是历经各个时代与多元文化族群的，是富有历史性与文化性的；相同地，所谓的问题以及解决之道的定义、信息组织与解释模式，也都受到各种社会与文化脉络的影响。多元文化观点提醒着咨询师：在咨询历程中，需避免对人类本质、行为、发展、心理健康或病理，采取绝对唯一的标准；对于来访者所谓的问题、解决方案及咨询目标，也不适合采取所谓最佳的、特定的理论立场，而是应尽可能最大化地考虑来访者独特的文化信念、价值观、生活经验与专长技能，同时将个人、家庭、民族等期望与需求的适配性纳入考虑。咨询师若只是依照主流价值实务工作的标准来推进咨询历程，将很容易造成来访者的脱落（Lee，2003）。

近年来，由于各地移民现象的出现以及多元文化观念的流行，SFBT在世界各地也随之茁壮成长（Hsu & Kuo，2017；Kim，2014；Thomas，2016）。SFBT之所以在不同社会文化中具有高度的应用性，De Jong与Berg（2012）以及 Lee（2003）认为，是由于赋能与合作导向的SFBT十分强调咨询师需专心倾听来访者的想法和感受等知觉，且需以来访者所处的文化、社会、经济、政治脉络，来理解来访者的经验并赋予其意义，以期能在来访者含有文化脉络的主观推论架构中进行咨询。对于咨询目标的建构与达成，咨询师亦需尊重来访者的决定，以正面的、充满希望的、不预设的未知态度，与来访者一同商议。尤其，咨询师需鼓励来访者充分参与并主要负责自身改变的历程，如目标的设定、解决之道的建构、改变速度的主导等，以便在促成来访者确认、善用与发挥其优势的同时，提升其自我决定的能力与自我效能感。对应于这些观点，已经有一些相关实证研究（Lee，2003；Kim，2014；Franklin et al.，2020）确认SFBT确实具有高度文化适应性的重要因素，这些要素包含：去专家化立场，强调不预设与评价的未知姿态，优势与赋能导向，尊重来访者设定的目标与解决方案，以及重视改变的实用性等。这些要素非常有助于合作式咨访关系的建立，也能提高来访者对咨询的投入度、参与度，甚至能降低来访者对前来求助专业咨询的羞耻感，特别适用于社会中的少数弱势族群。

由此可知，在面对不同文化背景的来访者或涉及文化差异的主题时，采取社会建构论、赋能导向、优势观点、未知之姿的SFBT咨询师，将能在跨文化情境中，创造含有文化回应性的尊重氛围，并进行具有文化敏感度、文化胜任力的实务工作。然而，除非来访者主动提出，否则关于来访者的文化适应与差异等议题，并不是SFBT最为优先考虑的工作主题。当然，这并不表示SFBT不重视文化议题（De Jong & Berg，2012）。SFBT的代表人物Miller（2014）曾说："无法想象SFBT是不考虑文化的，因为我们目前居住在多元化的现实社会中，大家是无法不将文化观点纳入考虑的。"（Thomas，2016）对SFBT来说，关于文化议题及觉察能力，本就是人类的多元化与差异的重要因素之一，自然直接涵容在对来访者"独特性"的尊重里。

关于如何提升SFBT在多元文化中的应用，Bayard、Rambo与Richartz（2015）指出，虽然SFBT是一个相当适合应用在多元文化中的咨询取向，但是咨询师若能避免文化刻板印象的强化，秉持关心文化议题以提升文化敏感度与胜任力的意图，采取开放、好奇的态度，来尝试理解SFBT在特定文化中的应用性，将会更能发挥SFBT的实务价值。例如，文化意识（cultural awareness）的增长，一定会有助于咨访关系的建立以及咨询对话的启动，也能支持咨询师更懂得跟随来访者语言中与可能性、解决之道有关的线索。Kim（2014）也表示，当SFBT咨询师对于特定族群的文化价值、危机或保护因子具有一定的知识时，他们"身后一步引导"的能力将得到提升，也能依循来访者特定处境及世界观，为其量身打造合适的介入方式，而有利于咨访关系的营造与咨询成效的出现。

二十世纪八十年代是SFBT首次传到亚洲的时间，在亚洲第二次产生较大影响力则是在2000年左右。之后的二十多年，SFBT在亚洲地区广为流传（Tuomola，2017）。由于亚洲文化的历史、社会、宗教的独特特性，关于SFBT在亚洲及华人文化中的适用性，特别引人关注。目前已有不少研究（宫火良、许维素，2015；Franklin，et al.，2020；Kim，et al.，2015；Liu，et al.，2015）极大地支持了SFBT在华人文化中的适用性，其中，特别是在华人校园以及对青少年的辅导中，SFBT显示出了高度的应用价值（许维素、陈宣融，2015；Chen et al.，2018；Gong & Hsu，2016）。对于SFBT应用于华人文化的一致性及适用性，张佳雯、许维素、陈秉华（2019）曾对华人咨询辅导相关人员进行了访谈，发现受访者普遍持有这样的观点：（1）SFBT具文化一致性且文化适用性高之处为——SFBT的目标导向、优势观点、聚焦可能性、重视关系，以及看重具体行动等；（2）SFBT具文化互补性且文化适用性高之处为——能拓展思维、强调自主、欣赏来访者已做到之处、强调来访者是自己生命的专家、关注进展，以及促进未成年来访者自我赋能等；（3）SFBT不具文化一致性且文化适用性低之处为——华人常视例外经验为非常态的经验、希望直接获得答案、自我要求高、不易回应未来导向问句等。陈秉华（2006）指出，SFBT的咨询专业价值看似与华人文化有着文化上的对立性（如赋能、赞美、对照、反求诸己），但实际上与华人文化有高度的文化互补性与兼容度，只是在实际应用SFBT时，咨询师仍需考虑华人文化的特征而有所调整。因而，Kim 等人（2015）及Tuomola（2017）呼吁，虽然多数研究显示SFBT在华人文化中的咨询实践能发挥一定程度的疗效，但是对于SFBT何以适用于华人文化的运作机制，仍值得多加探讨。

在本章中，作者尝试以自身在华人社会应用SFBT的经验为本，将SFBT的精华与华人文化的要义进行联结，以期有助于SFBT在华人社会的应用与推广。

二、焦点解决短期心理治疗在华人文化中的应用

（一）去病理化的重新建构，开展咨询工作的契机

1. 前来咨询的"智仁勇"，化解"面子"的尊严议题

由于在华人文化中，人们常觉得"有问题"的人才需要接受

咨询，加上"面子"议题影响了集体主义社会中的个人自尊感，以致在一开始进入咨询时，不少来访者会觉得"丢脸"，或让家人蒙羞，而处于羞愧、无力、自贬的状态。即使华人社会对咨询专业的理解与接纳度日渐提高，但是相较于参与提升自我的活动（如禅修等），人们对接受咨询的印象仍偏负面（Lee，2003；Kuo，Hsu & Lai，2011）。

SFBT认为，来访者之所以会来到咨询室，并非这个人整体有问题，而是他目前暂时卡在某一个特定议题里且想要有所突破；或者，来访者前来咨询不一定是遭逢困难，而是他希望自己或生活能够变得更好。所以，优势导向的SFBT，认为来访者能够建构自己的解决之道，懂得应对生活中的种种挑战，强调咨询师需要与来访者这个"人"一起工作，而非对问题或病理积极进行诊断及分析。SFBT这份对来访者前来咨询的"去病理化"（depathologize）的尊重姿态，常能打消华人对接受心理咨询的犹豫，或降低来访者陷于困境时的羞愧、自责感，进而能提高其投入咨询的合作意愿。

例如，咨询师将来访者前来咨询的举动，重新建构为主动使用资源、努力突破现状或积极解决困难的态度，常能化解华人来访者位于求助位置的窘境。如：

"显然你已经承受这件事情很久了，也一直在想要如何改变。你也已经注意到，如果事情再不改变，将会造成很大的影响。所以，这次你怎么能下定这样的决心，让全家都来咨询呢？"

"那么，你希望咨询能怎样对你们有所帮助，让前来咨询成为一个正确的选择？"

又例如，在合适的时候，SFBT咨询师会将来访者遭逢的困境予以一般化，或重新建构为人生必经阶段的阶段性重要关卡。如：

> "是啊，进入青春期的孩子常令父母很头痛，作为妈妈的你，能敏锐地感觉到孩子的变化，并且希望和孩子仍然保持能良好沟通的关系，真的是很不容易的。"

对来访者决定前来咨询的那一瞬间，SFBT将其视为来访者希望有所突破的可贵时刻，或者是复原之路的美好开端（许维素，2014），这将使来访者有机会从另外的视角审视前来咨询这个选择，认为这个选择是自己已经拥有"临危不惧的智仁勇"的证据，从而使来访者更愿意开放地参与到咨询中来。

2. 可能性征兆的聚焦，创造承受"家丑不可外扬"的力量

不少在集体主义文化中成长的华人，深受"家丑不可外扬"信念的影响，不仅不容易选择咨询的协助，在咨询中要去说明个人来访议题或事件缘由时，也会出现煎熬难堪或有难言之隐的样貌，使得咨询会谈对话在坎坷中进行。对此，SFBT咨询师十分尊重来访者此刻愿意表达的内容与吐露的程度，也会邀请来访者自己界定何谓问题，并不期待来访者全面揭露关于问题的详细故事情节，从而使华人来访者易产生安全感。

SFBT看重"可能性征兆"（hints of possibility）的咨询主轴，这能在一定程度上化解来访者对"家丑不可外扬"的担忧。"可能性征兆"指的是来访者想要有所不同、已有过的成功经验，或曾经试着改善问题情境的行动等，为建构解决之道的重要

线索（De Jong & Berg，2012）。例如，SFBT咨询师在倾听来访者诉说问题的同时，会秉持"问题不会无时无刻不在发生"的信念，并提出关于例外经验的询问："何时情况是比较好的呢？你是怎么让这样的情况发生的呢？"在回想起这些较好的状态或曾经解决同一处境的方法时，来访者的自信与自尊感将会得到提升，且可带给来访者更多面对困境的力量。又例如，聚焦于来访者想要拥有的未来，将促使来访者把注意力放在改变上，这十分符合追求更佳人生的华人文化观念。或者，SFBT咨询师并非只针对来访者的成功、优秀之处予以赞美，也会突显与认可来访者的努力尝试、顾及他人、辛苦付出、尽力应对之处，这些将特别容易令看重"默默耕耘""造福他人"的华人感动，从而对咨询师快速产生信任感。

此外，SFBT咨询师虽不积极探究过去的负面经验，但是会全然接纳来访者愿意倾吐的故事，并持续以共情、一般化、重新建构等去病理化的态度回应。如：

"在这样的处境下，很多人都会有类似的不悦反应。"

"适应环境常需要一段时间，从你的挣扎中，看到你其实很快就能发觉环境中可能出现的挑战，并且努力在学习新的方法。"

这样非面质性的、欣赏性的回应方式，让华人来访者不会再次经历平日遭遇的社会评价或建议型的关怀，这能降低来访者自责、内疚的影响力，维持了关乎"面子"的尊严，产生接纳与释怀的效果，自然而然地，来访者便愿意诉说更多，也能将注意力进一步放在朝向解决之道的努力上（Lee，2003）。

由于SFBT并不意图深挖过多问题与过去的历史，咨询师会聚焦于来访者难能可贵的优势、已经努力做到之处，以及如何前进与改善等方向，这将能顾全来访者的颜面和尊严，减少来访者的羞愧与自责，进而创造一个让华人来访者认可的安全咨询环境（张佳雯、许维素、陈秉华，2019）。

3. 转化"不能流露负面情绪"的文化压力

在咨询中，来访者在描述困境时，常会自然谈及负面情绪下的各种体验，但是对一些华人来访者来说，这并非容易的事。对于"情绪"，华人文化多强调人们应"不以物喜，不为己悲""不迁怒""哀而不伤"，应能处于平稳、中庸、祥和的状态，与所属团体"和谐"相处，因而，展现出"多愁善感""伤春悲秋"的人，会被视为"弱者"；特别是位高权重或具有父亲角色的人，也多会希望自己具备"喜怒不形于色"的能耐或"男儿有泪不轻弹"的坚强。凡此种种，使得不少华人对于表现出强烈情绪的自己与他人，容易直接加以否定或间接予以批判，这也造成在集体主义背景中生活的华人，并不习惯直接表露、分享或讨论负面情绪，即使是在面对咨询师时（Lee，2003；Kim，2014）。然而，不视情绪是问题肇因的SFBT咨询师，对于来访者的情绪，一如对待来访者在咨询开场时叙说故事的态度，仍然坚持尊重来访者愿意自然流露的程度，并常以"当然""是的""难怪"等自然共情（natural empathy）的态度表达支持。SFBT并不以停留于负面情绪的探讨为主要工作意图，这将大为减轻华人来访者在咨询中进行叙说的压力。

此外，对来访者的负面情绪，SFBT咨询师将配合着一般化及重新建构技巧的应用，汇总并反映出来访者的关注、动机、在乎之处或善意，或者在其情境脉络中的独特意义与生命价值，而为来访者提供"事出必有因""师出有名"的自我接纳与理解的机会。例如：

> "你刚说你觉得先生已经过世几个月了，你还是这么悲伤是很不应该的事情。但是从你说的悲伤中，我听到你和你先生之间，有着很深的情感。要在几个月内放开结婚多年的情感，立刻恢复稳定，对很多人来说，都是很不容易的事情，更何况你和先生感情这么深。"

当然，有一些来访者希望来咨询时能痛快地倾诉一番（Lightfoot Jr，2014），对一些华人来访者也是如此。由于平日对外界评价的担忧，有些华人来访者特别希望能在安全接纳的环境中尽情吐露苦水；甚至，华人常以身边亲友为优先倾诉对象，当决定来咨询时，有些来访者已受挫于亲友的回应，积累了诸多情绪，所以会有相当大的倾诉欲望。对于这样的来访者，咨询师的专注倾听十分重要，但是SFBT希望咨询师在接纳理解来访者诉说的同时，能进行来访者知觉转移工作，促使来访者开始思索如何运用咨询的协助，来满足目前情绪中所反映的需要或在乎之处，进而确认自己的咨询目标。所以，SFBT咨询师仍会尝试从来访者的诉说中，了解来访者对事件的主观知觉或对世界的推论架构，并让来访者能从自己的抱怨中，厘清自己希望在突破困境

后所想要的不同。如:

"这样的情况,真的会让人很生气、痛苦,你也不想再这样继续下去。那么,你希望情况可以转变(instead)成什么样子呢?"

"成长的辛苦经验让你知道,夫妻关系是很需要经营的,不是理所当然就会平平顺顺的,所以,你的生气,也表示你真的希望能和先生突破现在的沟通模式。"

因此,SFBT对于来访者负面情绪不做负面推论,亦不积极探讨,而是将情绪视为有其道理、深蕴目标意义的指标,这常让来访者转而能专注探讨自己真心想要改变的方向,并为之努力;对于一些不习惯探讨与表露情绪的华人来访者而言,在咨询初期,这是一种不具威胁性且常满足其咨询期望的有效做法。

4. 去污名化的效益,可提升被强制咨询者的合作意愿

对于被强制咨询者或者被所属系统与重要他人转介前来的来访者(如未成年人保护法的介入、学校为避免学生问题的恶化或重要家庭成员期待推动其他家人改变等),常处于非自愿参与咨询的状态;看重外界评价的华人来访者,在非自愿参与咨询时,特别容易觉得有被贴标签或被污名化的感受。即使近来华人主动寻求咨询的意识逐年增加,但是在华人文化中,咨询服务仍不被认为是人们惯用的资源,所以这些被要求前来咨询的来访者更容易拒绝合作。而SFBT所持的 "来访者不等同于问题" 的信念,提醒咨询师应致力于辨识来访者愿意合作的信号,对于被强制前来的来访者,相当有助于提高其合作意愿。

    SFBT相信，治疗的成功基于来访者自己所做的决定，而治疗的无效，正是咨询师可再次思考如何与来访者合作的契机。所谓"阻抗"（resistance）并不存在，其可被善意解读为来访者保护自己的一种方法，或咨询师没有成功倾听与贴近来访者目标的征兆。所以，怀抱着不预设的态度、采取未知之姿的SFBT咨询师，在听到"不想来咨询"是非自愿来访者目前的关注点时，除了会尝试了解来访者的被要求前来的心情、一般化来访者无奈或生气的感受，也会与来访者充分讨论：转介者或强制单位的期待是什么，以及在这些期待中，来访者认同的维度或不同意的理由、愿意改变的底线等，希望从中找到来访者愿意在咨询中开始讨论的主题。之后，咨询师或许可以邀请来访者想象自己若能有些小改变时可能会带来的好处、意义或对他人的影响，而增加来访者愿意改变的动力。如：

    "对于被爸妈要你来这里谈话，你的看法是什么？"

    "你太太认为你来咨询是一个好主意，你同意吗？你怎么说呢？"

    "你猜想如果你的老师看到了你有了什么样的改变，就不会一直要你来咨询了？"

    "因为你这么在意你的家人，所以当你真的决定停止喝酒时，你猜，你和太太、孩子的互动将会有什么不一样？"

    咨询师持续展现对来访者目前的情绪状态的关怀、"想要结束咨询"意愿的尊重，尝试消融来访者目前暂时的拒绝姿态，邀请来访者构思未来不同的可能性，希望能转而提升来访者的合作意愿与改变的动力。

5. "一定有一个重要的理由"，能化解"犯错"的标签化

在华人社会，无论来访者基于什么理由前来咨询，都可能出现"因为做错事或没做好，才会沦落到今天需要接受咨询的境地"这种外在评价或自我怀疑，这样的标签化观点，常会影响咨询工作的开展。然而，SFBT认为，来访者即使做了他人眼中所谓的错误言行，也一定有其个人的重要理由，或这样的言行存在着一些不为人知的意义。

因此，SFBT咨询师会持续展现开放、不评价的好奇姿态，以"原来如此""当然"的自然共情来表示支持和理解，或者适时给予一些合宜的赞美、鼓励，之后再伺机询问来访者选择表现该言行的动机，以自然地传递出信任与"去标签化"的影响力。例如：

"听起来，你平常是一个很温和的人，今天你会跟同事起冲突，一定有你的理由或特别的立场，你愿意多说一点儿吗？"

"我很好奇，你选择割腕的方式，对于目前失恋的你，可以发挥什么作用或能帮上什么忙呢？"

将来访者的动机、目标、需求予以突显后，在来访者理解与接受的前提下，与之讨论如何以具有"建设性"的方式，来真正有效地达成目标。例如，寻找一些不被人有机会评价并具有抚慰自己效果的合适的方法，来取代割腕，以稳定自己想要忘掉失恋痛苦的期待。

此外，SFBT并不认为要改变一个人，必须先挑战其错误之处。优先确认来访者期待的美好愿景，接着去探讨实现愿景的有效做法，让来访者在行动成功之后，自然地反思过去的无效策略，有时会更容易被来访者接受。这样的方式，特别是对于地位高者、青少年、原本自责或拒绝改变等情况的华人来访者，在顾及其社会角色及面子、尊严的需求下，自然而然地营造出让来访者愿意开放与改变的可贵机会。

6. 尝试"双专家"观点的运作

SFBT 咨询师"去专家化"的未知姿态，对华人来访者来说，一如"去病理化"，是相当重要的尊重力量。SFBT "以来访者为专家"的信念，在跨文化咨询中常正面影响咨访关系中关于权力的动力运作，也能让来访者与咨询师更为平等且迅速地建立合作协力的互动关系（Lee，2003）。

SFBT强调，咨询师需要时刻觉察并放下内心的专家理论，才能精准地理解与同步地跟随来访者；在试图接纳来访者的负向知觉并厘清其隐而未觉的自身力量时，咨询师也需要对文化生活中的共同现象及难能可贵之处有所反思，这将更能贴近来访者目前主观的生命经验与情绪脉络，并发挥共情、支持的效益。不预设地跟进来访者所能所欲的行动，目的在于增加来访者扩大其生命与知觉的各种可能性。

然而，一如Cheung（2009）、 Corey（2013）以及 Lightfoot Jr.（2014）所提及的，不少来访者（包括华人来访者）仍然期待咨询师是专家角色且能提供建议，若这些来访者对此感到太过失望，反而会导致其不信任心理咨询。对于这一个论点，Bannink（2015c）提出的"双专家"观点将会有所帮助，即：将来访者与咨询师视为各自拥有不同特定领域的专业知识的人。换句话说，咨询师负责发问、引出来访者生命与生活的专业知识，是一个"改变对话专家"（the experts on the conversation of change）。这位专家能改变环境的脉络，让改变的目标以及引发改变的资源更为清晰，但是并不主导改变的内容。在引发优势、愿景与行动的咨询师面前，来访者则是他自身生命与生活的专家。来访者才是咨询过程的"决定者"，也才是真正创造成功的主体（许维素，2014；Thomas，2013）。

若能让来访者感受到咨询师所展现出的是"咨询师与来访者都是'专家'，皆为'不同'的专家"的态度，将能使SFBT咨询师持续保有"身后一步引导"的未知姿态，也能使得看重专家地位的华人来访者，对咨询师怀有足够的信任，至少不会质疑咨询师的角色，而维持其对心理咨询的信任度。

7. 小结：阴阳太极思维发挥转念效益

综合前述，对于华人来访者一开始前来咨询常见的疑虑或不安，SFBT咨询师持续以赋能、尊重的态度予以关注，除了有助于咨访关系的建立、协助来访者安心投入咨询之外，来访者也会自然地接纳其目前的处境或情绪的状态，并转而思考自己想要的方向。当然，SFBT咨询师对来访者所属的文化社会的共同性或个人的独特性，除了从会谈一开始就持续保持的开放、好奇、不归类分析的姿态之外，还会观察目前咨访关系的形态以及来访者对改变的心理准备程度，尊重且敏锐地同步来访者目前的状况，以及稳健地逐步建构会谈中的共同理解基础（grounding）。

SFBT咨询师的去病理化思维以及一般化、重新建构的回应方式，将华人文化中对前来咨询时常有的负面信念（如没面子、犯错、羞耻等）予以转化，赋予如"智仁勇"的正面意义与价值，乃与华人文化中"阳中有阴，阴中有阳""黑中有白，白中有黑"的太极概念相符合，使得华人来访者容易接纳"正反两面同时存在"的观点，从而起到"四两拨千斤"之效，让咨询能够顺利地开展。所以SFBT十分强调，咨询师需要在"困难的情境中，保持简单的想法"（如避免病理化与解释心理机制），保持"单纯、简单"的心，运作着"简单并非简化，简单并不容易"的SFBT精神与技术，发挥着SFBT这一个既具有实际性又深藏"禅风"奥义的极简哲学（许维素，2014）。

在咨询过程中，咨询师要展现尊重、平等、合作的未知之姿，但又不被华人来访者质疑其专业性与专家地位，也是在华人文化中人际互动中的一门学问。整体而言，来访者在咨询中体验到的平等尊重，以及通过咨询师这位专家将自己视作"自身生命与生活的专家"的这种尊重信任，将十分有助于来访者发现自己、认可自己，其自我决定性与自主性，亦会随之提高。

（二）优势导向的挪移力量

1. 例外的浮现，使"颜面增光"

SFBT相信：每一个人都是独特的，虽然每一个人不见得都能完成自己想做的事情，但是每一个人都拥有资源、潜能、力量、智慧、经验、决心等优势，来解决问题、产生改变，尤其当他们被允许时（许维素，2014）。然而，对应强调"谦受益，满招损"以及"三省吾身"的文化理念，华人特别关注自己负向行为，惯于重视反省不足之处，以致常忽略自己已经拥有的优势，或者对于要去肯定自己抱有迟疑态度，也会对被赞美感到不自在。因此，要让华人来访者逐渐接受SFBT优势导向的思维，并不一定会是一个顺利的过程，但是，若华人来访者能够接受，那么SFBT优势导向的思维，将极具赋能之疗效（张佳雯、许维素、陈秉华，2019）。

深受社会建构论影响的SFBT秉持着一个毫不动摇的信念：来访者是带着答案与资源前来咨询的，只是他们不知道自己已经知道；所以，咨询师在了解来访者困扰的现状以及来访者与问题的互动之后，常会对"何时问题没有发生"或"何时问题没那么严重"等例外经验多加探讨。例如：

"你说你与孩子发生冲突，是因为孩子长大了。我看到你很在意自己和孩子的关系，难怪这会让你难过、担心，你也很希望改变。所以，你回想一下，最近什么时候你们在相处时，冲突是少一点儿或比较不严重的呢？"

"你觉得这种不一样的、好一点儿的情况，是怎么发生的呢？"

"当时，你做了什么不同的反应吗？"

对例外经验的搜寻，常让容易专注于困境的华人来访者，在错愕中暂停原有的问题导向思维，开始思索何谓有效之举。之后，SFBT咨询师会积极推动来访者多去运用那些已经存在的、较好的行为模式，引导来访者回忆过去经验中的有效方法（如发短信或赞美孩子等沟通方式），或者提炼与编辑成功要素（如在夫妻沟通时的冷静、不说伤害对方的话，或者在无他人在场时沟通会较为顺利等），这样介入的目的在于协助来访者能够有意识地将各种优势最大化地利用。

以评量问句发掘例外经验，是一种很明快的做法。评量问句邀请来访者以评分的方式（如0至10分，10分是最高分），对特定维度（如对自己能够解决问题的信心）进行评估，只要来访者的评估是1分以上，例外资源即浮现：

　　"怎么会有3分呢？"

　　"曾经什么时候高于3分呢？那是怎么发生的？"

　　"你是怎么没让自己掉到2分的呢？你又是怎么做到的？"

评量问句所提供的多个思考维度，常能松动来访者坚持的唯一标准而拓展来访者的知觉，鼓励来访者看到已有的、不同渠道的可贵资源。例如，面对自责自己不够完美的母亲，咨询师可以改为问其尽力的程度，以及会继续协助小孩的决心，或者请来访者猜想孩子对她的肯定，这些都将会是振奋来访者的重要力量。由于华人更为重视效率及具体成就，所以让来访者看到自己在"尽力""努力"等过程性或态度维度上的付出，将会影响来访者对自己原有的评价标准，也会使得来访者更为接纳与谅解自己，并降低其批判、责怪自己的程度。

2. 善用集体主义的特定优势

除了来访者自身的优势之外，SFBT提醒，每个社会文化都有特定可贵的价值、追求、信念、知识、生存技能、社会网络、家庭支持、仪式、宗教等优势，这些常为可贵的资源。咨询师可以好奇地发现与具体地探究这些深植于社会文化里的优势与资源，同时积极协助来访者充分地辨识、强化与善用这些常被视为理所当然的力量，而让来访者能在所属的文化脉络中建构出可行的、所欲的解决之道（Kim，2014；Lee，2003）。

例如，Kim（2014）认为亚洲人重视学业表现或各种实际成就，其学习的意志、坚持的努力，都是值得多加肯定与深入探讨之处。

"你是怎么这么有意志力半工半读拿到学位的？"

"这样的意志力对于你面对现在的磨难，可能会有什么帮助？"

Kim还提及，精神层面对亚洲人而言十分重要，如宗教团体的支持以及相关的价值信念，也是可以被善加运用的资源。特别在与华人来访者就苦难与死亡等议题进行工作时，运用来访者所认同的宗教的力量或民间信仰的观点，将会十分有帮助。

"你刚提到轮回，那么，对于年纪轻轻就离开人世的人，依据轮回的观点，是意味着什么？这样的观点会带给你什么样的变化？"

"基督教对于人死后的去处是怎么说的？这个观点对你

有何意义？"

再者，在看重集体主义的华人系统中，权威（如教师、父母）角色者常期许自己担负起更多责任，而这也常是一个重要的影响力量。若在华人来访者紧密的人际系统中，善用优势观点及例外架构的精神，往往带来意外的正面循环成效。例如，当学校邀请父母来校处理孩子的问题时，如果能在会面时，先多赞美孩子在学校表现不错的地方，对华人父母来说，正如同赞美到他们自己，如此，将会缓解学校与家长会谈中的张力。又例如，若能事先得知父母曾经对孩子做过的有效协助，或者当场邀请父母多想想以前能帮助到孩子的方法与原则，然后再鼓励父母优先尝试这些方法，常会使得原先觉得颜面无光的父母，因为确认了自己拥有自发的有用策略，而提升了自尊感与合作度。此外，当学校想要协助特定学生时，可以邀请相关的教师群体，分享自己与该学生相处时的有效互动策略，甚至将这些意见汇总并提供给该生的父母参考，这样一来，常常可使一直陷于担忧的父母、教师，知道可以先行采取的具体行动策略为何，并且在减少众人担忧产生扩散效应的同时，增加了让现状停止恶化、平稳过渡的机会。

3. 咨询师的赞美，发挥社会认可力量，促进来访者自我认同

华人社会重视社会声誉与外在认可，但是多数华人并不习惯赞美自己或身边亲近的人，常秉持"严以律己，宽以待人"的原则，或以直接给予建议的方式来替代关心和爱意的表达，希望能"教子有方"地提醒小孩或家人"不宜得意忘形"，或避免"贻笑大方""家教何在"的外在负面评价。所以，当SFBT咨询师

赞美来访者时，华人来访者常有喜出望外、喜不自胜或暗自窃喜等反应，因为咨询历程也是一种社会互动过程，咨询师算是一个"外人"，甚至被视为一个"专家"，因而咨询师的赞美大大符合了华人期待被社会认可的需求或被权威肯定的期望。

除了直接赞美之外，SFBT咨询师常常采用问句形态来表达对来访者的欣赏和肯定，例如经常邀请来访者回答如何做到特定的事或取得难得的进步；当咨询师提出类似赞美的问句时，此"请教来访者如何做到"的态度本身，对于华人来访者就是一种提高自尊与心理位置的鼓励。此外，来访者在回答这类问句时，自然而然地接受咨询师在问句中已镶嵌的认可来访者的正面预设立场，而具有自我强化的效果。回答这些问句的过程，会与华人来访者在平时社交中以"哪里""过奖"等谦虚的方式回应他人的肯定大为不同。因为在咨询互动关系中，来访者通过持续思索与回答SFBT赋能导向的问题，将逐渐学习到新的、正面的思维角度，从而能重新看待自己、欣赏自己，并促使自己日后有意识地多做这些足以带来转变的有效行为（陈秉华，2006）。

由于大多数华人来访者的自我要求较高，所以咨询师在赞美来访者时，避免过于强烈的正面用词，要选择不渲染但不低估意义的词语，以免带给来访者"华而不实""情溢乎辞"的疑虑。例如，西方社会经常出现的"以你为荣"（be proud of you）、"优异卓越"（excellent）、"精彩绝伦"（awesome）等称赞言词，并不是每一个华人都能坦然接受的；"实属不易""难能可贵"等用语，或许就已经属于高度肯定的表达了。换言之，由于华人不习惯以赞美的方式对待自己和别人，咨询师要特别注意来访者对赞美维度的同意以及接受的程度，并随时弹性调整赞美的维度、强度和频率。这也符合SFBT强调咨询师需特别尊重来访者所使用的词语与描述方式，也需通过捕捉与确认来访者的同意与在意之处（包含社会文化的价值）来使用赞美及其他各项技术。当然，咨询师可从来访者的表述中，清楚举出具体的支持证据，即使这些事实证据非常不起眼或十分微小；来访者在无法否认这些事实证据的情况下，常会开始思索如何定义这些证据并逐渐接受这些事实的存在。倘若来访者能够辨认自己微小的改变，逐步采取不同的眼光来发现自己的优点与生命的可能性时，也将更能接纳自己及所属的生活脉络，并更加拥有尝试改变的意愿与信心。

大多数华人重视"学无止境"的不懈努力，或习惯"人无远虑必有近忧"的深思熟虑，要华人大方接受他人认可，有时有其难度。对此，SFBT强调"足够好"（good enough）的原则，以及"继续迈向理想目标的过程中，目前已经到达的程度"形式，常会让华人来访者感到放松和缓解压力，并产生阶段性的、里程碑式的自我肯定。SFBT也提醒，来访者身上的优势不是由咨询师强势灌输的，而是由来访者自身来发现与定义的，这样，来访者才能真正地"拥有"（own）它们。为了使优势导向的思维更能被华人来访者所接受，咨询师提出的赞美或重新建构，都需要给予来访者进行修正的机会与空间，这对于不习惯接受和使用赞美的华人来访者来说是很重要的尊重。有时，这份尊重与不强迫，反而会更让华人来访者愿意尝试从咨询师的角度来思索自己的优势。也就是说，咨询师对来访者的肯定，只是展现了一种世界观的可能性，并非强迫来访者全然接受，不然就变成了"强迫解决"（solution-forced）取向。

4. 自发应对的可贵，引发"尽人事"的转念

探讨"如何应对而使情况没有变得更糟"的应对问句，也可以帮助来访者产生例外思维，例如：

"在分手后的一段时间内，你的心情容易起起伏伏，你希望自己快点儿走出分手的难过情绪，那么，你注意到什么时候你比较能承受这份难过？当时你在做些什么？"

"在你因为先生过世而这么痛苦的情况下，你如何还能够注意到孩子需求的变化？"

"这么多年，在承受这么大经济负担的压力下，你是怎么能持续这样照顾父母的？"

对于处于低能量状态的来访者，协助他们对目前的、最近的应对方式更有觉知、更有意识，常能提醒他们这些是他们现阶段能够做到或愿意去做的一些行动，也会是立即降低风险的有效方法之一。

应对问句对于有着无力感或失控感的来访者非常有帮助，对于处于情绪低落或危机当中的来访者，也常发挥稳定效益。如：

"在这些（轻生或自伤）想法常跑出来影响你心情的这个阶段，你是怎么让这些想法离开，然后再次稳定住自己的心情的？"

SFBT视来访者经历的种种挑战为"成长性的疼痛"（growing pain），相信这些经历会带来生命的韧性与智慧（许维素，2014）。这与"天将降大任于斯人也"的说法有相似之处，华人来访者容易认同此观点并感到被鼓励。虽然并非来访者遭逢的所有议题都能立即得到解决，甚至不少议题已发生多年，很可能还会继续多年，但是回答应对问句，常促使来访者在一定程度上远离困境的纠缠，从而觉察到自己已经做到的事，发现自己"打落牙齿和血吞"的坚韧，以及明确得知如何在现实恶劣的环境中继续"匍匐前进"的策略。询问来访者如何能够长期承受这些挑战，或者与来访者探讨如何继续应对这些挑战，将能鼓励来访者在不放弃追求愿景的情况下，提高"与问题（疾病或危机）共处"的能力。这也是突显来访者的自发力量并启动其复原力的一种重要介入方式。

在能配合来访者的表达方式与考虑其生活脉络的情境下，应对问句有助于来访者渐渐转移与改变知觉的焦点。例如，让来访者觉察到自己在辛苦挣扎中所努力做到的事，或者发觉自己已经拥有的优势力量与自发应对的各种能力，将会使质疑自己因为"不够优秀尽责，才会陷入困境"的华人来访者，有了停止自责、减少羞愧感的机会，或者让视"脆弱，即为失败的软弱者"的华人来访者，在减少能量继续损耗的同时，还能开始产生离开痛苦、稳定自我的前进力量。对于追求"功成名就"的华人来访者来说，持续提醒他们已获得的具体微小成果，将使他们重新定义何为"成功"。若来访者能认可自己尝试突破或持续努力的行为本身，这就是非常难得的改变，这份认可将成为来访者的自我安慰力量，也能帮助来访者懂得自我接纳。

与西方社会的个人主义相比，对于较为看重"牺牲小我，完成大我"的华人，应对问句的引导，常使期待咨询能立竿见影的华人来访者在产生"被理解"感受的同时，开始"转念"注意到自己、他人、生命的种种难能可贵之处。尤其是，华人来访者虽然会有"人定胜天"的期许，但也能接受"尽人事，听天命"的观点，而这个观点，让应对问句的效益，更有了发挥的空间。

5. 小结：优势导向是乾坤挪移的力量

正如SFBT创始人Berg所言，优势导向可减低来访者觉得被质疑的风险，也是一种"顾及颜面"（saving face）的立场，为正在面对敏感议题的来访者，提供一个适度的转圜空间，使其可以决定如何应对（Berg & Steiner，2003）。当来访者能意识到自己已经做到的有效方法，或更懂得善用已有的优势资源时，自我赋能（self-empowerment）与希望感（sense of hope）的效果将会出现（De Jong & Berg，2012）；这将进而成为来访者建构解决之道的重要基石（陈秉华，2006）。

SFBT相信，一个人虽会被过去影响，但不会被过去所决定。来访者能从其个人经验当中有所学习，也拥有足以改变自己的天然复原力与克服困难的力量。所以SFBT咨询师重视来访者的成功经验、有效行动、力量与资源。在整个会谈过程中，SFBT咨询师持续以赞美、重新建构或具建设性预设立场的问句，营造一个欣赏、接纳的对话环境，对于重视省思及社会关系责任的华人，这样的咨询氛围常能大为舒缓来访者因为无法符合自我期许的焦虑自责，或者减轻没有符合各方社会角色期待所引起的自我贬抑。尤其是，运用过去成功的例外经验，会比学习新策略更快。这种"借力使力"的方式，容易带动起改变的连锁循环，也因来访者更懂得辨认后续改变，而产生持续推动的力量。

一如"山不转路转"的"转念"观点，重视例外与应对的思维方式，正如逆向思考一般，能帮助来访者产生"知觉转换"效应。优势导向思维常使来访者在得知当前施力重点的同时，沉着稳定地正视现实的困难，并以建设性的方式来承受及应对挑战，或者愿意开始发展自我照顾的能力，从而准备好与问题长期共处的意识与力量。再者，SFBT还认为"生活会一直有挑战，但能应对，便已足够好"。"够好足矣"（good enough），对于有些华人来访者而言，仍属一种转念，但是这个观点因接近华人期许自我应有"大度能容""海纳百川"的宽容或能有"稳如泰山""如如不动"的稳定圆融，而使得华人来访者愿意朝此方向迈进。特别是，SFBT的例外与应对问句蕴含了咨询师高度共情的欣赏，咨询师列举出来访者细微的、具体的各种有效应对策略，常能鼓励来访者远离"受害者"的角色，并开始朝向"幸存者"与"主动应对者"的位置挪移。这些位置也更能满足华人期许"反求诸己"的自我负责。当SFBT咨询师持续地、坚定地邀请来访者对其应对方式、优势及进步予以肯定、探讨、庆祝时，将让来访者有机会在会谈过程中，开始练习使用咨询师看待自己与生命的眼光，进而逐渐发展出自我欣赏、自我鼓励及应对生活的能耐。

SFBT相信，即使在非常困难的处境下，来访者已然尽了全力应付，也依然拥有能改善其生活质量的优势力量与努力之心。一般来说，在来访者更能觉察到生活中已有的各种资源，更懂得珍惜生命中的各种力量时，常会产生更高的自信来认可自己已经做到的难能可贵之处，也更懂得自己所欲追求的意义与价值。当来访者能有这样的转变而再回头审视原有困境时，来访者常因已然位于能同时看到优势资源与困难挑战同在的知觉立场，而发展出不同于之前的目标与行动，如：开始愿意接纳困境、思考如何承受困境、运用例外经验来解决问题、采用具体行动去追求目标，或者能够开始与问题共处、愿意自我照顾等。如此一来，存在的困境，将不再是来访者思绪与生活的唯一主轴。一如"阴阳""太极"等概念，来访者生活中的有效模式与无效模式常常共存，探讨与强化例外架构，可以促成来访者的"转念"，带动其正面情绪及优势力量的出现，从而使其愿意多采用有效模式来替代无效模式。这样一来，来访者就可在"多做对的，没空做错"的情形之下，产生"牵一发而动全身"的滚雪球效应，甚至出现"乾坤挪移"般的奇迹。

（三）实用主义中的希望种子

1.短期奏效的特征，符合华人的求助期待

SFBT"短期"治疗的色彩，并非指一定要在特定次数内工作，而是强调"不做没有必要的会谈"。这一点不同于传统长期

治疗的工作理念（Ratner，George & Iveson，2012）。对于认为接受咨询并非光彩之事且期待立即见效的华人而言（Hsu & Wang，2011），不管是"不做没有必要的会谈"的概念，还是短期有效的特征，都让SFBT成为一个深具吸引力的咨询取向（Chan & Chung，2017）。

SFBT之所以能在较短的次数内获得一定成效，与前述SFBT的优势导向以及去病理化的特色有着紧密的关联。例如，SFBT认为来访者前来咨询是一个面对问题的积极态度，即使目前有困扰也仅代表来访者被特定问题暂时卡住而已，而不是来访者本人有问题。这个正面态度的展现，容易让华人来访者减少对咨询的负面观感，较能更快地投入咨询，进而提高咨询的成效。又例如，来访者若能参考过去的例外经验，立刻采取一些已经会的、有效的方法应对问题，将能出现快速缓解现状的结果，并让来访者不会认为改变太过艰难而选择退缩，也会在更相信改变能够发生的同时，对咨询与自己更具信心，从而大大加速改变的发生。也就是说，当咨询能帮助处于困境中的来访者正视挑战，再次联结自身已有的资源，并继续朝向想要的生活迈进时，咨询会谈的结束，便是可以被预期的。

再者，SFBT相信一个人的未来是可以被创造与被协商的，人们对于未来的愿景，往往会影响现在的行动，因此，秉持对来访者的高度尊重，SFBT会积极协助来访者形成咨询目标、发展所欲愿景。SFBT认为，当咨询目标是来访者想要的、符合其参照架构（含社会文化价值）的时，来访者将最有动机去积极努

力；往往，这会是加速会谈进展的另一关键因素。所以，SFBT
咨询师会持续处于不预设的未知立场，不分析来访者的困境，不
臆测来访者的目标，而是致力于引导来访者以自己的语言，具体
表达希望出现的理想愿景，如此一来，也可大大避免咨询师因误
解来访者的目标，而造成会谈对话方向的"迷路"。例如，一名
大学生说因为被室友批评而觉得很生气时，咨询师并不推测来访
者自我价值低，或分析来访者有被人关注的需要，反而是详细询
问来访者认为困境不再时，在实际的人际情境中，"取而代之"
（instead），会出现的是什么样的具体情形。有时，来访者描述
的目标会是：希望室友相信与认同自己所诉说的感受，而能让自
己更有信任自己的感觉；而有来访者可能会希望能拥有一个与室
友和平共处、尊重边界的互动关系。

简而言之，SFBT的人性观点与咨询专业价值，特别能化解
华人对咨询常持有的负面观点，也容易获得华人来访者的合作并
激发其高度改变的动力，进而加快改变的速度，产生短期咨询的
效益（Ratner，George & Iveson，2012）。

2. 在务实思维中微调奇迹问句的应用

于SFBT会谈中，来访者与咨询师需要一起厘清来访者期待
的改变究竟希望朝向何处。为了勾勒来访者的所欲未来与咨询目
标，奇迹问句是一个神奇、有效的媒介。通过详细描绘突发奇迹
后的图景，来访者能清楚地叙说自己真正想要的未来，并产生描
绘蓝图的锚定效应。在具体描述奇迹发生后的细节时，来访者犹
如进入了一次"美好未来的旅行"，能直接体验那份美好，再次

涌现希望感与乐观，并激发改变现状、追求愿景的动力。

然而，"奇迹"二字，更像是西方童话的用语，一些华人来访者并不容易立刻接受。为使具有奇迹效益的提问历程能够顺利发生，对于华人来访者，咨询师可结合来访者宗教的神迹、华人文化寓言里的神奇力量，或者可以采用其他替换方式，将奇迹改设定为：神明托梦的协助、庙里抽签的启示、因缘际会的灵力等，当然，也可配合来访者自行提出的神奇力量与譬喻来进行。如：

> "听你说家中有摆放祖宗牌位希望其能庇佑家庭，那么，如果家里的祖先想要拯救子孙而显灵告知的话……"

询问"泪水后的奇迹问句"，常使华人来访者联结到"柳暗花明又一村"的论点。这样的奇迹问句涉及了已经发生的痛苦与困境，但又有不放弃希望、不停止等待的"拨云见日"态度，会让务实的华人比较容易接受。如：

> "是的，这件事对你影响很大，它带来的影响常让你哭泣……在你为这件已经发生的、让你遗憾的事情哭泣之后，如果可能有一个小小的奇迹可以发生，那么，你会盼望能有哪些不同出现？"

相较之下，运用假设问句中"如果可能"等词语，来配合或替换相关的文化用语，是华人来访者更容易理解与接受的方式。例如，使用华人文化价值中"福禄寿喜""圆满幸福"的定义，来构建来访者的未来所欲愿景。当然，在这个建构愿景的过程中，咨询师需要细心辨认，不强加个人价值于其中。最容易被华人来访者接受的方式是直接询问：如果可能，你期待中最理想的情况（或最棒的结果、最期待发生的情况等）是什么？以此来假设理想未来的状况，较符合华人实际导向的思维，也容易促使来访者对终极目标进行细节层面的描述。

以评量问句邀请来访者详细描述10分等级的愿景样貌，对许多华人来说，是更简单的做法，也能呼应华人对"十全十美"的期待。评量问句能帮助来访者讨论所欲愿景与现在情况两个评量分数之间的差异，这将可以串联起来访者想要的愿景与已有资源之间的关系，激发来访者构想如何能善用所长，朝向所欲未来去采取行动。因而，评量问句也有了"奇迹评量"的称号（De Shazer, et al., 2021）。虽然，使用能反映SFBT架构的评量问句来建构愿景，是华人来访者特别能理解的方式，因为，"分数"的概念，在华人成长与学习的过程中，经常于评估各种表现中被使用，但也因为如此，在运用评量问句时，咨询师应特别避免使华人来访者陷入评分比较的评价系统或掉入学业成绩打分的压力，而失去寻找目标、资源、行动的原有意图。

虽然奇迹问句可有不同的替代形式，但是奇迹问句是SFBT非常重要的代表型问句，具有相当独特的疗效。若时机合适，咨询师仍可以尝试以典型的奇迹问句，邀请来访者详尽描述愿景中各个人、事、物的动态互动方式，让来访者能在"美好奇迹发生后的情境中停留更久并徜徉其中"。如此一来，华人来访者将能突破现实导向的惯性思考，进而能跳开问题、进入各种可能性的想象，真正厘清自己想要的目标，并在拥有美好未来的愉悦情绪里，产生放松感，激发后续行动的灵感。也就是说，对华人来访者来说，"奇迹"二字，不是华人的习惯用语，所以来访者在回答奇迹问句时，能激荡出不同于华人文化中常有的情绪状态，而出现拓展新思维轴线的可能；对于认同"深谋远虑""居安思危"的华人来访者，典型奇迹问句的问答历程虽然不容易进行，但仍是十分值得尝试的对话过程，并会给华人来访者相当惊喜的体验。

3. 反馈的设计，满足华人行动导向及请教专家的需求

具有实用主义色彩的SFBT，强调自我决定、有效行动、实际改变（De John & Berg，2012；Thomas，2013），这些观点对于偏好务实及自我负责的华人，在价值上十分契合（Lin，2004）。

为提高改变的可能性，除了对所欲愿景的勾勒之外，会谈结束前的反馈，是SFBT另一个具有重要代表性的会谈要素（Bavelas，et al.，2013）。在提供反馈时，咨询师在支持来访者面对诸多挑战的同时，汇总该次会谈所得，整体性地赞美来访者，以突显其生活中已有的成就、胜任处及其他正面层面之后，再依据来访者的目标与解决之道，提议来访者可先在现实生活中实行某些小小的、"实验性质"的任务，或请来访者自行设计愿意尝试的行动。反馈中提议的实验行动或任务，常是鼓励来访者先多去做在会谈中论及的有效方法，或者迈出略有难度但容易成功启动的第一小步。倘若会谈中没有任何目标或例外信息，则提议来访者观察与预测其日常生活会拥有的小小美好时刻，以促使

来访者的知觉有所扩大与转移。

反馈的设计，除了让来访者更能自我负责地在其独特的生活脉络中体验、发现与确认可以有效运作的解决方案，也相当能满足华人"请教专家"的来访需求，发展出尝试应对现状的策略，如此，将能增进华人来访者对咨询师的信任（Bavelas，et al.，2013；Lee，2003；Kim，et al.，2015）。尤其，SFBT希望来访者能成为一位懂得评估自己与接纳环境的主动者，并能在咨询室外继续帮助自己；这样的信念，将会使希望尽早离开咨询服务、喜欢化解问题的华人来访者，更为珍惜针对目标达成的诸多行动策略及自我协助能力的培养。

在讨论与实践一小步行动时，一些未在来访者预期中的疗效也常同时发生。例如，在会谈中与遭遇管教小孩困境的来访者讨论：当自己能够情绪平稳地处理小孩的问题时会是什么样子？以前，在什么情况下，你在管教孩子时，情绪是平稳的？在评量问句的评分中（1分最低，10分最高），你平日管教小孩时，情绪平稳度在几分的位置？你看到什么信号就知道自己的平稳度又增加了1分？要想提高1分，需要再做些什么？之后，于下次会谈中继续讨论这一小步的成效，包括与小孩互动的改变、个人情绪平稳地进行管教小孩的变化等。这个过程看似是关于管教小孩的一小步行动，但是这个过程也展现了咨询师对来访者的主观情绪知觉的接纳，促使来访者提高对自己情绪的觉察力，也为来访者提供了练习调适情绪的具体方法；对于不习惯于直接深入讨论情绪议题的华人来访者来说，"一箭双雕"的效益，十分具有吸引力。

4. 确认微小进展，可满足咨询期待并松动 "精益求精" 压力

在后续咨询的开场时，SFBT咨询师都会主动邀请来访者探讨两次会谈之间的正面变化及其发生过程，并细化维持这些正向变化的步骤。当咨询师积极辨认来访者有所改变的事证，大大肯定来访者的小小进展时，来访者的自我效能感将得到提升。务实导向的华人常希望付出是有收获的，所以确认两次会谈之间的进展，会让期待咨询能够立竿见影的华人来访者，提供一些安慰与鼓励。这样讨论微小进展发生与维持的过程，一如行动研究（action research）的反思，能更进一步地协助来访者认识自己的优势或环境的条件，逐步建构现实化、脉络化的会谈目标与解决方案，并且通过时时监控后续改变，不断修正行动与目标，如此将能更为巩固与维持进展，并累积改变的质量强度。

SFBT认为，当情况变得更好时，来访者与周围的人是可以辨识出来的。若来访者努力的成果是能够被自己与他人看见的、肯定的，或者来访者发现自己的行动是能够对实际环境及重要他人发挥影响力的，那么，来访者的合理控制感与自我赋能感，将得到大幅提升。这对于华人来访者（特别是青少年）而言，特别能稳定其继续努力的决心，甚至愿意将会谈收获多加迁移到其他生活领域。因为，能够列举出来访者在人际系统中实际改变及对他人影响力的证据，对看重社会关系与谦虚美德的华人，将是难以否认的赞扬。所以，在与华人来访者确认微小进展时，咨询师可以深入探讨该进展在人际系统中所带来的涟漪效应，而这也是

华人来访者相当重视的咨询成效。

关于进展，邀请来访者再次使用评量问句在相同维度或不同维度进行评估，是SFBT常见的方式。然而，由于华人"精益求精"及"反求诸己"的思考方式，来访者不见得会满足于小小进展的发生，咨询师除了需要大量使用自我赞美与间接赞美之外，必要时，还可以用低于0分的负分方式来突显来访者的改变，或邀请来访者具体比较在一开始咨询与目前状态的差异。例如，刚前来咨询时，来访者评估自己处于-9分的位置，现在已经变成在+2分的位置，即使目前的+2分没有让来访者或重要他人满意，但是其进步幅度之大是不争的事实。这样的对比，将使那些认为改变不够快速或不够令人满意的华人来访者，会在惊讶中承认自己的进展，并产生一些欣慰之情。

5. "失败为成功之母"与"活在当下"，培养"与问题共处"的复发应对

对于会谈后的行动，认为"有效就继续多做，无效就改变做法"的SFBT，是以"实验"精神在进行的。实验，就是一种尝试，并开放接受任何可能的结果。在反馈阶段，咨询师常用"试试看并观察有何变化"来给予提议，因而提议的任务并不被保证一定会是成功有效的，如此，将使来访者不至于过度失望。然而，最为可贵的是，就如人生智慧的积累过程一般，实验行动后的结果，即使是失败，也都深具学习价值。例如：

"看来你原本认为会成功的处理方法，在尝试后发现，目前对你的同事并不适用。虽然这让人感觉受挫，但是从他

的这些反应中，你对他这个人有了什么新的认识吗？"

当来访者行动结果不如预期时，SFBT咨询师常温和而坚定地引导来访者对于行动及其结果进行反思，从而使得来访者对自己与现实，产生更多"行动后的顿悟"，包括：目前自己实际能够做到的究竟是什么？自己所处的人际系统及生活环境的实际状况是什么？后续可以再次调整的目标与行动方向是什么？这种"从做中学"、从经验中学习的立场，与华人"失败乃成功之母"的价值观相合，容易降低华人因失败带来的挫败感、自责感或羞愧感，并能维稳来访者继续发展适合当前自己与所处环境的行动方向与具体策略。

再者，儒家"不二过"的信念，使得不少华人对于"再犯"持有严格的批判态度。然而，对于复发，SFBT反而视其为一个学习了解如何稳定自己的重要历程。来访者若有复发的情况，咨询师会引导来访者回忆先前的进展是如何发生的、改变是如何维持的，以及每次复发的变化是如何发生的、哪次是比较不严重的，这些都将帮助来访者更加懂得如何在复发中学习与问题共处并掌握回稳的方法（许维素，2014）。如：

"你这次好像更快、更敏锐地发现自己的状况又不对劲了。你觉得你这次是怎么做到的？"

"这一次，你是怎么能够控制住自己，选择一个不一样的方式来回应他的呢？"

"从这次复发的经验里，你发现你需要什么，来帮助自己回稳？以及需要继续做些什么来保持自己的稳定？"

也就是说，SFBT咨询师会与来访者探讨各种正反面的经验并从中反思、学习，或从所谓的错误、再犯中，探究其对生命的启示，以及后续该如何在目标或行动上进行调整。这对于期待问题立即消失、永不复现的来访者（包括华人来访者），是相当实际的一项提醒，也是一种新思维的训练。从会谈一开始，SFBT咨询师即邀请来访者提出目前的最大期望（best hope），会谈所讨论的行动是即刻可以尝试的步骤，之后，也会依据来访者的进展与变化拓展来访者当下的知觉以及修改后续咨询的目标，但是在问题化解之前，来访者仍然需要先"与问题共处"，并提升在此期间的自我照顾能力。

因此，SFBT咨询师着重与来访者探讨的，常是来访者"目前"所能掌握之处，以及如何朝向"此刻"的希望采取"当下"能承担的行动，让自己从现在开始继续前进；至少，咨询师会协助来访者懂得如何稳住"目前"的自己，不至于让自己变得更糟，甚至还能得知在此阶段如何从低谷中再次走出。显而易见，这些观点同时彰显了"活在当下"的东方哲学以及"此时此刻"的人生价值（许维素，2014）。

6. 小结：目标与行动导向，促发与巩固改变

SFBT信任来访者分辨何为目标、何为进展、何者有用、何者无用的能力，认为所谓问题并没有绝对正确的答案，应该由拥有资源、力量与智慧的来访者本人，来主导建构咨询目标、会谈间隔与结束的决定。这份鼓励来访者主导咨询历程发展的尊重，将激发来访者负起改变的责任。由于华人来访者更看重权威性与

专业性，所以当SFBT咨询师如此细腻地尊重与信任来访者时，华人来访者会有受宠若惊之感，也多会珍惜这些被尊重与信任的经验，并且"不负所望"地从中学习如何聆听自己的看重与在乎之处，以及渐进认可自己所能运用的优势资源。这样真诚、持续的尊重与信任，往往让华人来访者对咨询的参与度更高，不易出现所谓的"阻抗"，因而为达成目标所需的会谈次数，也会相应减少（许维素，2014）。

SFBT咨询师在确定来访者的咨询目标时，常通过奇迹问句、假设问句来建构愿景，让来访者对目标的描述，由负面转向正面，由抽象转向具体，由大到小，并从多中选一。在这些细节的描述过程以及对所欲愿景的想象中，来访者的希望与动力油然而生。在反馈时，咨询师所给予的提议，是考虑来访者意愿、能力、目标与例外，而给予来访者可经常练习的一个行动，或者目前可以尝试的、不同于之前的实验方法。这个提议的设计，常让来访者可立即看到正向的微小变化，从而打破华人来访者"万事开头难""水中捞月"的担忧，增强来访者能够继续应对困境的力量。这对于重视实用与效率的华人而言，特别有用。

SFBT相信，来访者是有能力改变并会尽全力做出改变的，也会为自己做出最好的选择；拥有选择权，将带来实践与力量。SFBT也认为，小改变能带出大改变。当一个新进展能够维持并叠加另一个新进展时，来访者的改变将能持久与内化；这将能鼓舞来访者拥有继续努力的动机，并激发来访者对改变的合理期待与持久耐力。虽然华人来访者大多期望改变能一蹴而就，但华人

文化中也提及 "一步一个脚印" "水滴穿石" 的踏实态度，或者 "千里之行，始于足下" "积沙成塔，聚少成多" 等持久努力的价值观，往往能提高来访者对改变的耐心与意志力（张佳雯、许维素、陈秉华，2019）。此外，在SFBT的咨询历程中，来访者经常被提醒小小进展的难能可贵，来访者也可能开始学习更为欣赏自己的努力或更加珍惜目前的生活（许维素，2014）。这种珍惜、欣赏的心态，对于多数认同 "感恩" 或 "知足常乐" 的华人，是能再度增强对微小改变的喜悦与看重程度，并能提高面对困境时的信心与决心。

SFBT坚持，改变随时在发生，生命的各种可能性及更好的转变的是很有可能出现的。这与华人文化中 "人生无常" 的理念呼应，也和 "福祸相生，正负辩证" "相生又相克，否极则泰来" 等理念不谋而合（黄宗坚，2007；刘淑慧、卢怡任、彭心怡、洪瑞斌，2013）。尤其，如何持续在困境中有所突破，如何从复发中练习回稳，都将促使华人来访者对所谓错误、失败、再犯更为包容，也让华人来访者在现实生活中，发展出 "与问题共处" 的智慧，练就持久的、合宜的自我协助与自我照顾的方式，从而加快后续会谈议题的突破速度。当然，对于许多来访者（包括咨询师）而言，这些都是需要不断练习的思维习惯与行动方向。

（四）社会关系中自我决定的滋长

1.社会关系是面对无常的重大支持力量

对于华人而言，紧密的家庭系统与社会关系，是华人强大的资源。对于多数华人来访者来说，当身陷困境时，启动与联结身边的社会支持系统，常是很有帮助。如：

　　"上次帮你的那位老师，你很喜欢。如果可能，你希望他这次能怎么帮助你？"

提醒来访者的平安、快乐或改变，对其重要他人的意义，常使来访者更愿意自我协助。如：

　　"如果有机会问你在远方无法照顾你的爸爸妈妈，他们会希望你过的是什么日子？"

　　"如果能访问你的好朋友，他会说你还有什么梦想希望能实现？这些梦想、这些朋友，对于你继续活下去可能有着什么样的意义？"

SFBT本来就是一个重视来访者社会关系脉络的取向，也常会积极寻求与建构来访者身边的支持系统，甚至会于合适时机促使来访者的重要他人能够"见证"来访者的改变。这对于生活在集体主义文化下、重视他人认可、希望对他人能有良好影响的华人，是一个"借力使力"的实际资源。如：

　　"当你太太发现了你的改变，看到你能开始为自己、为你们的家，非常努力地在帮助自己，你想她会有多欣慰？"

　　"对于你目前的这些改变，谁肯定不会惊讶，并且早就知道你一定做得到？"

　　"你提到你很喜欢这位同事，他曾经帮过你的忙。你想，当他知道他对你的帮忙让你产生了这样好的改变时，他会有什么反应？"

由于华人社会对"鞠躬尽瘁"是持正面、肯定态度的，所以询问华人来访者周遭重要他人对其目前成就的欣赏、对其诸多付出的感谢、对其竭心尽力的欣慰等，会让重视社会角色来定义自己价值的华人来访者，激发出意想不到的支持效果和鼓励力量。所以，咨询师在列举来访者种种难能可贵的能力或优势时，若能同时侧重来访者在社会角色（如父母、子女、教师、学生等角色）的胜任之处，会让华人来访者更易欣然接受（Thomas，2016）。如：

"从你与孩子的争执里，我看到你最希望小孩能够培养认真学习的态度。你真的是一个用心良苦的父亲。对于你这自己这样用心良苦，你的太太可能会怎么肯定你？"

"由于你是一个很希望帮助小孩成长的母亲，为了让你自己能够情绪稳定地处理小孩上学的问题，你需要什么来帮助自己稳定情绪？"

"在这么多年担任班主任的工作经验中，什么人、事、物特别能帮助你稳定情绪？"

当咨询师想给予来访者赞美时，除了考虑来访者个人能接受的赞美之外，也可考虑改为采用包含重要他人（如父母、爱人、老师、老板、好友等）观点的关系问句，来间接赞美来访者。当然，也可以通过对来访者在人际关系中各种担心的讨论，赞美来访者对周围的人具有察言观色或顾全大局的能力，而能带出不同于以前的人际互动方式。例如：

"如果有机会访问你的男友，他会说他看到你对爸爸妈妈的孝顺体贴，是表现在哪些地方？"

"如果你爸妈能更清楚你的这些孝顺和体贴，特别是你之前没有说出来的，你想他们可能会有什么不同？"

对于华人，人与人之间的联结特别值得注意，例如赞美孩子，也常能赞美到身负教养责任的父母，这不仅能引发其赋能感，也能促使其回忆起有效的方法。如：

"虽然小孩有让你担心的地方，但是我可以先更多地了解一下你是怎么培养你的小孩，才令他拥有这些很好的习惯与素质的吗？"

不过，由于华人重视集体和谐的价值（如"家和万事兴"），咨询师在表示认可来访者时，对于类似"任劳任怨""忍辱负重""牺牲小我"等维度，需要特别考虑给予赞美是否会促使来访者更为牺牲自我或过度付出。当有此疑虑时，咨询师可改为询问来访者决定做出这一选择的重要理由，进而与之讨论其他合宜的建设性方法，尝试找到人我需求的平衡点，或增加来访者在困境中的自我照顾。

因此，SFBT认为，来访者所建构的解决之道，常会是符合社会关系与文化脉络，进而能改善原有问题的（Lee，2003）。对于相当重视社会支持的华人来说，来访者所隶属的社会系统、宗教群体、亲密关系等，都可成为支持来访者持续前进的力量，以及一同承受"人生无常"的重要陪伴。正如SFBT所相信的，在足够的社会支持下，人们将会走出想要的、不同的、更好的人生道路（Hus & Wang，2011；Lin，2004）。

2. 考虑重要社会脉络，建构个人独特目标

华人对社会关系相当重视，对于亲近之人表达关怀的方式多是直接给予建议与提醒，这使得一些来访者在来到咨询室时已然淹没在诸多外部意见之中，而不易厘清自己真正想要的目标，或者，来访者会因为各方意见里的期许而感到痛苦，或自责自己让人失望。这与西方非常重视个人独特性的社会空间，或直接表达自己想法与需求的习惯，大为不同。所以，要让华人来访者从各种人际期望与评论中听见自己内心的声音、找到自己真正的希望，会是相当重要的咨询原则。SFBT一以贯之的目标导向，以及，同时尊重来访者的个体差异与社会人际的脉络化，对此咨询原则颇具帮助（Hsu & Wang，2011）。例如，通过回答奇迹与假设问句，来访者容易建构出个人未来愿景中的社会关系，来访者也常被继续鼓励在愿景中鲜明描绘所期待的人际互动细节。如：

"如果可能，你最希望爸爸妈妈支持你做什么？对你来说，能够做这件事的意义与重要性是什么？"

"如果有一个奇迹出现，你与爸爸不再冲突了，那么你会看到你和爸爸的相处，会和现在有什么不同？"

"如果你爸爸真有这些改变，你的情况会有什么改变？你对他的反应又会有什么不一样？你的反应接着会如何影响他的行为？你们的关系会与以前有什么不同？"

"你的妈妈在旁边，会看到你与爸爸之间的互动有些什么改变？你自己又有什么改变？"

倘若来访者的目标及解决之道是在所属生活及文化脉络中

被认为是可行的，显示改变的指标也将变得更多。SFBT强调，来访者的改变是需要被他人观察到的；如此一来，系统转变的连锁效益，将更容易发生（Lee，2003）。当然，在建构咨询目标时，咨询师除了需要特别探究来访者希望在个人目标与他人期许之间的理想互动状态，还需要位于一个"由来访者来告知"的未知姿态。因为对多数华人来访者来说，咨询师处于一个专家的位置，若咨询师以西方咨询心理学中鼓励来访者应发展个人自主性的角度，或以西方社会亲子、夫妻等人际关系形态予以期许，往往会使来访者因为遵从专家权威的期待，再次导致来访者违背自己真正心意，或者屈就于另一个社会期许的境地。

SFBT咨询师会不预设地以邀请开放的态度，持续引导来访者详细描绘愿景中的图像，包含各种人际情境与社会脉络，让来访者在叙述所欲愿景的细节时，逐步从诸多外界声音中，澄清、确认自己想要的方向，认可自己目前的需要，甚至找出愿意尝试的行动。SFBT尊重来访者个人化的目标与愿景的建构历程，不加诸专业的意见，将使华人来访者产生解放与被支持的感受，从而增强其承担结果的自我决定力。

3. 突显关系中的看重与善意，提高表达与沟通的勇气

要让来访者离开陷在人际议题中的自责、痛苦，并厘清自己的需求，并非易事；对于重视社会关系的华人，尤其如此。为了协助来访者抽丝剥茧地厘清与确认自己在人际困境中的个人目标，SFBT咨询师常会一般化来访者所遭遇的人际难处，将其视作常见的阶段性挑战或一种暂时性的人际困境，如：刚结婚第一

年常是必要的磨合期，不同年代者教养孩子常有观念上的差异等，一如"家家有本难念的经"，是家庭常需时间来练习协商的议题。这样，将能减少华人对自己一时无法与人和睦相处的失望，降低华人担心自己不合群或过于特立独行的焦虑。

对于常使用间接沟通方式的华人，在人际冲突或自我责怪里，常存有对重要他人深度的重视或关爱。SFBT咨询师一般化及重新建构出存在其中的人际深层情感，常会融化或冷却这些强烈的情绪，并将情绪转化为目标或动力（Hsu & Wang，2011）。例如，一位大学生痛苦于生涯决定上与父母有了争执与冲突，让他十分犹豫该如何抉择未来的方向，因为他很希望父母能够支持他的决定；此时，咨询师可先肯定这来访者已有规划生涯发展的能力，同时共情来访者其实在意父母的理解与祝福，他目前的犹豫和痛苦，或许代表他拥有愿意多方考虑的宽容，但也有自己的坚持。之后，依据来访者的叙说，咨询师可以使用关系问句结合假设问句继续探问：

"如果你的父母知道你这么把他们的想法放在心上，或者你的父母知道你这么希望获得他们对你的信任与认可，你猜，他们可能会有什么不一样的反应？"

"如果你的父母知道你是懂事的、想要独立的，不想让他们再为你操心，而不是拒绝他们的付出与意见，你想他们会有什么不同？"

突显来访者身处社会关系中的深层善意，常有助于来访者化解人际的冲突，也常促成来访者对自己的需求产生肯定与理解，进而，来访者往往能有勇气与决心地开始构思：基于自己对他人的善意与关注，要如何真正表达出自己的想法与需求。如此一来，来访者即能突破平日与人的沟通模式，特别是亲近关系者。

4.同时考虑人际关系双方的知觉

由于对人际关系的重视，华人在决定目标与行动时，常会自动考虑社会的观点，特别是家庭的需求与社会角色的期望，因此，咨询师需要十分尊重来访者所重视的社会关系里这些重要他人的影响力。在协助来访者处理其人际冲突时，可在理解、支持来访者的同时，大量使用关系问句来帮助来访者拓宽视野，于"知己知彼"的原则下，再次邀请来访者思索重要他人的立场与价值，并从中认识到对方与自己在目标或行动上的观点差异。如：

"由于你和你先生都很在意公公对你的看法，所以，我想问一下，站在你公公的角度，他究竟认为一个儿媳妇什么样的表现才是好的？"

"以你班主任的立场，他会看到什么，便会赞许你是一个对班级有贡献的学生吗？"

"如果有机会访问他，他会说这些期待对他来说为什么这么重要？"

这样的原则将促使来访者再次检视彼此的关注焦点与相对位置，从而找到协商双方目标的可能性，至少能帮助来访者对于即将进行的直接沟通，做好心理准备。"人际'双赢'"的追求，或同时设想自我与他人需求的考虑，常让华人来访者从他人的观点中获得启发，也更能安心地稳住自己继续前进。

然而，在与华人来访者探讨自己与重要他人双方在意与重视的过程中，因为华人文化看重对所属团体的贡献，以及肯定所谓"牺牲奉献"的精神，咨询师要特别小心不要再次以重要他人的期待，直接压迫来访者，而是需要与来访者确认其所认同之处，并在稳住来访者自我价值的立场下，让来访者找到双方可达成共识之处而采取日后的行动。如：

"对于你先生希望你也能好好照顾小姑、小叔这件事，你同意的部分是什么？不能同意的地方是什么？怎么说呢？"

"在理解你婆婆的这些价值观之后，你要怎么'帮助'你婆婆理解你这位儿媳妇的想法与用心？"

5. 社会角色的责任，激发改变的决心

不少华人以社会角色定位自己的生活价值与生命意义，因而也常会因为考虑重要他人的福祉，而产生强烈的改变动机。举例来说，当面对希望孩子有所成就，但尚未意识到需要调整自己教养方式的父母时，咨询师或可从父母对孩子的失望、愤怒及担忧家教不严的自责情绪中，先行重新建构其为孩子未来考虑的良苦用心，以及期许自己成为好父母的责任感。之后，可再用假设问句或奇迹问句厘清父母对孩子的具体期待；再倒回来引导父母思考，要如何达成所望，如，需要什么样的建设性教养方式，才能有效提高孩子"成龙成凤"的可能性。或许，这样的过程会让来访者自然而然地愿意修改原有的过于保护孩子或伤害孩子的言行。

再者，一如"为母则刚"的原理，不少华人来访者不见得会为自己的福祉努力，但是为了看重的人能有所获益，会愿意努力调整自己。有时，当华人来访者对认为自己已称职的完成社会角色职责时，也会较有意愿关照自己的需求。例如：

"你是一个这么看重孩子的母亲。当你能够有稳定的睡眠时，你情绪也会稳定，这个时候，你就能把小孩照顾得更好。为了能好好照顾你的孩子，你需要做些什么，来帮助自己保持稳定的睡眠和情绪？你有注意到，之前的哪些方法可以帮助到你？"

"对于家庭，你很有责任感，也很重视你的家人。所以，当你能停止抽烟时，你家人的生活会因此有些什么改变？你太太的心情会有何不同？这又会如何影响你太太对孩子们的照顾？"

与此相似的是，对于被重要他人转介来咨询的非自愿来访者，询问他愿意为这些人前来咨询的理由，从中反映转介者与来访者之间的情感联结与相互照应（如"不想让对方一直担心"），或许能有开启咨询对话、建立资访关系的机会。尤其是，当谈及来访者有意愿改变后，对他自己、重要他人和彼此之间的互动可能有的正面影响、意义或益处（如自己不会被找麻烦、让对方安心、家庭气氛平和、小孩更能专心读书）时，常会软化来访者原有的拒绝立场，使其愿意开始思考改变的可能性。

6. 回顾美好互动里的正面情感与有效策略

一如SFBT的小改变会滚动成大改变的信念，华人人际关系的紧密度，会使任何微小的变化都容易被人际系统扩大与强化。深入探讨来访者与重要他人互动中的美好例外经验，或者详细回顾来访者在过往类似人际冲突情境中的解决方案，对华人来访者是很重要的、很实际的做法，因为这些关于例外与成功的记忆表示，来访者曾经有过一些美好的经验，其人际脉络中可能具备一些独特条件与优势资源，是有机会让这些美好经验能再次发生的。

所以，咨询师需要能从来访者充满负面情绪的语言中，辨认出这些例外存在的可能性，并积极提醒之。如：

"你刚说，你很感慨你们'曾经'也能好好相处，我可以多问一下吗？'曾经'是指什么时候？那时你们怎么能好好相处？"

"你说你们为了管教小孩有时会吵架，这也表示你们两个对管教小孩都很投入。你说'有时'会吵架的意思是'有时'不会，是吗？你还记得你们为小孩的事情没有吵起来的时候吗？那时，你的感觉如何？你们是怎么处理的？"

SFBT咨询师常将关系问句与评量问句结合使用，不做评价地邀请来访者看到自己与对方知觉上的共识或落差，同时回顾过去有效的互动策略，以确立可以开始尝试的方向。例如：

"1分到10分，如果10分是最高分，1分是最低分，你对目前婚姻的满意度是几分？"

"你何以会打这个分数？你做了什么？你先生又做了什么？"

　　"如果让你的先生在同一维度进行评分，他会打几分？你猜你先生为什么会打这个分数？"

　　"你与先生各自看重的是什么？共同在意的又是什么？"

　　"若朝向你期待的方向前进一步，参考之前你们所做的，以及你与先生的立场，你觉得，如果发生什么，你的评分可能会提高1分？"

　　"当你先生看到什么时，他的打分也会增加1分？"

　　当然，若来访者有意愿练习新的人际互动方式，也需要考虑自己与对方目前的立场、各自能接受的程度，来逐步推进。例如，处于冲突冷战阶段的夫妻，不是要求自己与对方立即能以口头的方式表达爱意，而是可先如前一阶段那样拍拍对方肩膀，然后再慢慢增加简单的生活问候。由于不同的社会与家庭在表达爱意与关怀的方式上常有差异，通过双方过去的相处经验，探讨来访者目前"能够做到""愿意去做"的方式——这些方式也是对方能够接受的方式，对于考虑他人感受的华人来访者，是比较容易奏效的。

　　7. 动态考虑人际认可与社会评论

　　人际关系是彼此互动、相互影响的。若来访者与其重要他人的期待相违背，但来访者一开始决定坚持自己的目标，考虑到系统互动的SFBT咨询师，会先花一点儿时间与华人来访者讨论"如何争取别人的理解与认同"，因为获得重要他人的理解与认同，常是华人来访者的人际需求之一。例如，当成年的孩子（如大学生）希望向父母争取更高的自主性时，同时思考父母的标准、担忧与期望，而在自己决定范围里，增加让父母安心的选项或争取得到父母认可的机会，这会对来访者是一种有意义的助力；即使来访者需要等待一段时间，才会取得父母的认可，对不少华人来说，仍是值得的努力。如：

> "当你的爸妈看到你做些什么或展现什么时，会比较安心，认为你想当作家的这个选择，真的是你要的，或者适合你的？"

倘若来访者在努力后仍认为无法改变重要他人的想法，探讨"如何承受与面对"重要他人可能的负面评论（如被指责为自私自利）或不悦反应（如表现失望的情绪），常是一个需要跟进的应对方向；如此一来，来访者方能经得住他人反对的动荡，也才能在人际纷争中，继续稳定地朝向其目标迈进，而不会因为再次退缩而遭受打击。

当然，由于社会关系的复杂程度，华人来访者需要不断尝试与确认自己"'目前'能够承受与愿意承担"的决定。实际上，在进行尝试后，来访者常会根据实际的体验，再次调整自己原有的目标或决定。例如，有些来访者因为尝试后发现父母的关爱而愿意让步；这份超出预期的正面突破，有时让来访者也愿意做某种程度的退让。或者，也有来访者在努力之后，仍然感受到先生不愿照顾家庭之心，为了照顾孩子越发流露出强烈的失望情绪，来访者更愿意承担离婚的决定。

8. 小结：文化特色中人际循环的借力使力

与西方偏爱的个人主义（如强调独特性、自主性与个人自由）相比，亚洲社会更重视人际间的相互依赖性，强调群体的利益与和谐大于个人的兴趣与获益。在儒家文化的影响之下，一个人的个人福祉与其所属团体的联结很深，也与社会各系统的需要密切相关。华人对于个人的定位，不常以个人喜好为主，而常以个人在团体中的贡献及被分配的角色来判断。同样的道理，家庭是一个社会单位，每一个人都是其家庭的代表（如个人言行反映家教水平或关乎家族声望等），华人家庭的面子与羞耻议题，常比个人行为更重要。每位家庭成员在不同的角色分工中让家庭得以运作与维系，各家庭成员并非完全独立自主的，而是与其他家庭成员相互影响、彼此帮助的，而且出于遵从与尊重长者的考虑，有些家庭甚至会要求家庭成员将家庭的整体利益放在个人之前（陈秉华，2006；Hsu & Wang，2011；Kim，2014；Lin，2004）。当然，随着经济文化交流的增多，一些华人受到西方价值观的影响，处于不同时代的华人有了不同的价值取向，也因此产生了各种价值观的混淆或冲突，这是咨询师特别需要小心厘清与同步跟进的。

深受系统观点影响的SFBT，尊重来访者的参照架构中对社会人际的观点，特别能理解与善用来访者人际关系的影响力。在会谈中，关系问句的大量应用，常能引发重视人际关系的华人进行有效的思考，并能有助其各项人际互动与生活脉络的突破。一如SFBT创始人Berg（1994）所倡议的，咨询师不应企图推翻、瓦解来访者的信念系统，而应尊重来访者个人、家庭及文化的价值与界线（Wang & Hsu，2011）。SFBT咨询师持续持中立的态度，尊重并同步的陪伴对话，对于华人来访者修建人际网络，是相当重要的支持力量。不同来访者在人际关系中与不同亲密程度的重要他人的互动方式多有差异。对于华人来访者认为所谓有效的人际应对策略，或者需通过何种行动来达成所谓良好的目标，咨询师仍需保持着一贯未知的态度，而非立刻以西方的人际互动方式（如平起平坐、人我界线等）来予以引导、建议或质疑。当然，咨询师需要在考虑来访者所重视社会关系的认可，以及人我需求的平衡下，帮助来访者发展出个人自主性及合适的人我界线，形成适合自身人际议题的行动目标与应对策略，以期能持续发展来访者期望的人际互动模式以及在社会关系中的那个自己（Hsu & Kuo，2017）

三、治疗对话的文化回应性

（一）咨询互动的语言，深具文化意义

后现代咨询派认为，故事叙说出现于随时在进行的社会互动之中。社会互动将产生暂时性的共构内容。咨访关系也属于来访者社会人际系统的互动之一。通过咨询对话的历程，来访者的故事叙说，也会不断有新的修正与发展。

语言，深具文化意义，是充满意义建构及影响力的。一个人的语言描述，常决定了他认为的真实。所以，后现代咨询流派都相当关注会谈中来访者的语言表述及咨询师的语言运用。正如

SFBT创始人之一De Shazer所言，心理咨询对话是一种"语言游戏"（language game），咨询师会谈技术有其从疗效出发的设计意图，不同咨询取向将能创造来访者不一样的故事叙说方式，以及迥异的真实经验（Cade，2001）。

Bavelas等人（2013）强调，SFBT的独特之处在于：会谈的治疗性对话，以及，在这个治疗对话中，可供观察的社会沟通与互动。SFBT也坚称，语言是表达与建构个人意义的重要媒介，因而咨询师并不对来访者所叙述的内容进行臆测和分析，反而十分尊重来访者口语表达内容中的真实经验与重要记忆，接受来访者主观认知其在文化脉络中的合适位置与定位；这些内容、经验、记忆、位置与定位，皆与文化系统中的社会观点与成长价值有着密切的关联。

多元文化强调听见与尊重来访者眼中认为的解决方案；SFBT也认为，对于所谓的问题，并不只有唯一的解决之道。所以SFBT咨询师对于来访者含有文化信念与价值的世界观，充分展现尊重的态度（Lee，2003）。来访者通过咨询对话历程进行反思后，将会主动发现与建构自己所认定的解决之道，因此，SFBT不认为由咨询师来决定来访者解决方案的版本，而是需要来访者在其反映社会文化价值的参照架构中，促使自己所欲的改变发生。

SFBT看重来访者以语言表达为媒介的主观知觉，扩大与转换个人主观知觉则是SFBT的主要工作轴线，而语言与知觉，皆深深包含着文化的价值观。在咨询对话的过程中，SFBT非常强调咨询师在运用各种技术时，需要与来访者文化中的语言习惯同步，如成语的含义、地方用语的正面性、关键词汇的选用等，还需要尊重与理解来访者对求助、苦难、情绪、禁忌、对错、幸福、美满等的共有文化价值与个人独特观点，对于华人来访者也是如此。SFBT期望，咨询师通过持续倾听（listen）、选择（select）、建构（build）的专业活动，和来访者处于一个共同建构的对话历程中，让来访者逐步发展出新的、不同于之前的"解决式谈话"，以新的视角来谈论自己及所处的情境，也让其所欲未来与优势资源，成为一种真实的存在，进而使崭新多元的意义与各种解决之道的可能性，得以崭露头角（De Jong & Berg，2012）。

除此之外，系统思维导向的SFBT，相当关注来访者与其周围社会系统的互动，以及存于其中的交互影响力。例如，SFBT认为来访者对个人经验的语言描述（如对问题、目标、进展的界定），会存在着社会系统的观点（如重要他人的期望）。又例如，所谓的进展是：出现可被周围的人所能辨认的改变，进而带出新的人际互动。甚至，通过社会关系中的对话、行动后的新结果以及系统的循环互动，来访者的目标与改变，会随时有所调整（Holyoakea & Goldingb，2012）。所以，文化中的社会系统是一种关键力量，华人重视社会关系的这个文化价值亦为重要影响因素，而这是咨询师在会谈对话中需要特别谨慎思量之处。

（二）使用具体咨询技术时的文化调适

SFBT的咨询对话历程有其独特的语言运作效益。在具体咨询技术的运用上，除了本文前述的种种考虑之外，SFBT咨询师仍需熟练地运用基本咨询技术，如开放式问句、简述语意、摘要、复述等，并考虑引导的铺垫及对话速度。在会谈中，SFBT咨询师希望能尊重来访者个人语言中的文化含义，常会侧重采用来访者原有的用词，贴近来访者的推论架构，以及多次重复来访者的重视与优势之处，以便能鼓励来访者对目标达成与自我赋能产生更多的承诺与动力。

在应用SFBT代表技术时，可根据华人文化的特征进行适当调整。例如，将重新建构与一般化的技巧结合使用，突显来访者认同的价值中难得的美好，将反映出咨询师对来访者各个生命阶段以及种种生活情境的理解、宽容与接纳。相较于美国、加拿大等国家的SFBT文献，华人地区的文献中提及在SFBT中使用重新建构与一般化技术会较多，也特别为华人来访者所接受。这可能是因为重新建构与一般化的技巧，与华人文化系统中已经存在的"转念"相似，也可能是因为咨询师提出来访者隐而未觉的思考维度，而满足了华人来访者对咨询师"需提出专业观点"的期待。

SFBT的提问，是最为重要的介入方式。来访者在回答各种SFBT代表性问句的同时，往往自然接受了各问句中所镶嵌的预设立场，包括：自己是拥有资源与自发力量的、改变是有可能的、目标是由自己决定的、生命是充满希望的等。也就是说，顺着各问句的引导方向，借由自身语言的表达，来访者将能从关注问题与困境的位置，转而开始觉察到自身的愿景、目标与资源，更加认识到自己的推论架构，以及更为确认目前在现实环境中的相对位置，因而常能产生新的决定，出现走出困境的行动，如此一来，自然带动正面情绪与自我效能感的提升。

而在此提问过程中，厘清与建构来访者的愿景，是SFBT重要的会谈方向；对于理想情境与正面结果的探讨，亦为华人来访者所期待的。然而，如前所述，咨询师在使用奇迹问句时，需精心挑选语言、时机与变化形式，以使该问句能够被华人来访者接受。虽然，咨询师或可先采用容易被华人来访者接受的假设问句与评量问句，来发挥类似的重要疗效，但是奇迹问句仍是一个值得尝试且不应轻易被放弃的技术。至于例外问句及应对问句的优势导向，为华人来访者（特别是青少年）所爱，特别能补足华人社会互动中少有欣赏、赞美的表达以及希望被认可的社会需求。当能联结例外经验的成功要素于所欲目标时，来访者常能即刻采取对目前生活实际有用的行动，这对于华人来访者是非常重要的希望感与控制感来源，也十分能满足华人来访者对咨询所持有的能尽快协助突破困境的期待。

尤其是，顾及所属群体的社会舆论以及重要他人的思维，是影响华人来访者面对困境时的重要因素，经常会左右来访者对目标的设定以及行动的维持。社会关系支持的开拓与经营，是华人来访者可大大善用的力量与资源。因此，探讨人际循环的关系问句，是与华人来访者会谈时，相当重要的穿针引线工具。

（三）穿越文化藩篱的未知之姿

咨询大师Corey（2013）认为SFBT的诸多特征，极具多元文化咨询的适用性。Lightfoot Jr（2014）指出，SFBT之所以适用于多元文化咨询，是因为SFBT以来访者所属文化背景的故事为焦点，咨询师不对其故事及文化背景有所预设，也不以专家世界观为主轴，但是仍然会位于一个主动的位置，将来访者从被压迫的社会文化价值中解放出来，让来访者找到自己真正的目标，并以社会文化所能接受的小步骤，向前迈进。也就是说，虽然重视个人幸福（wellbeing）与自主性的SFBT，似乎是以西方个人主义世界观为基础的（Cheung，2009；Holyoakea & Goldingb，2012），但是SFBT咨询师较少强调个人主义，维持的是一个中立平等的未知态度，深入探究的是来访者偏爱的社会表现，希望来访者在"去专家化"的关系中及多元文化框架下进行叙说，因而，文化的意义，将被更大地突显出来，而能与多种文化相容（Holyoakea & Goldingb，2012），其中当然也包括华人文化。

对于每一个咨询流派，每一个文化环境会出现不同的反应或有着不一样的接受程度。关于各个咨询流派在不同地区的文化适用性，以及如何依据当地文化需求来进行调整，一直是一项被心理咨询专业关注的重要议题，因而咨询实务工作者的文化多元开放度以及文化敏感度，也是十分被看重的专业胜任力。对此，Bayard、Rambo与Richartz（2015）表示，咨询师并不是要去背诵来访者的文化价值或持有特定的文化信念，而是能够持续维持尊重、好奇、开放的态度，去探索每一个来访者在其文化脉络中独特的经验。Bayard、Rambo与Richartz也因此认为，SFBT咨询师以来访者的世界观为重要主轴，看重来访者文化语言的运用及生活经验的脉络，坚持采取未知态度，积极好奇地理解来访者认定的问题、目标与愿景等，都是对文化议题的开放态度及文化胜任力的展现。显而易见，关于SFBT咨询师文化敏感度与胜任力的提升，即将未知之姿及身后一步引导的精神发挥到极致之举（Kim，2014）。认同此观点的Zamarripa（2009）也呼应道："SFBT可以适用于各种文化群体，只要咨询师是'真的'跟随来访者的引导！"

有经验的SFBT咨询师关注着来访者生活的多元社会现实，对来访者的生活脉络有着高度的敏感性，因此，能够穿越文化的藩篱，快速辨认来访者独特的文化价值系统，以致能在激发来访者积极表达自己独特经验的同时，还能与来访者的会谈节奏与改变速度保持同步。亦即，SFBT咨询师在执行具有文化回应性的咨询技术、推进具有文化尊重性的对话过程里，持续落实着蕴含优势、赋能、多元价值的咨询实务工作（Kim，2014；Lee，2003）。

第六章 焦点解决团体咨询

　　SFBT除了在个体咨询以及婚姻与家庭治疗上蓬勃发展之外，也大量被应用于团体咨询工作中。焦点解决团体咨询（solution-focused group counseling，SFGC）即将SFBT的精神、理论基础与相关技术等元素，与团体动力与历程相结合，来进行团体咨询的工作。这使得SFGC不仅能发挥焦点解决取向的特色，也能借由团体咨询本身具有的优势与特性，促进团体成员的治疗性改变（Cooley，2009；LaFountain & Garner，1996；Sharry，2007）。

　　短期治疗与团体咨询工作的结合是时势所趋。团体治疗大师Yalom（1995）指出，在短期治疗架构中，结构性的处理策略是很重要的引领，因其可以将焦点放在团体的任务上，使得团体能够快速地进入所谓的对话之中。O'Connell（1998）强调，短期团体咨询并非比长期团体咨询少了什么要素，而是已然发展出有别于长期团体咨询的结构与历程。短期团体咨询的要素有：（1）团体的目标清楚明确，并且是可在一定时间内达成的任务；（2）在团体中，越快建立起团体凝聚力越好；（3）团体的主题是以现在或新近的议题为主；（4）团体聚焦于人际互动而非个人内在的议题；（5）团体成员有其同质性，如拥有类似的问题、目标或生活经验；（6）团体带领者是主动的、正面的、有开放性与影响力的。SFGC深受短期治疗思潮的影响，重视时效性、结构性及明确的咨询效益，强调在团体有限的次数中，设定明确的团体目标，并具有独特的团体咨询架构、历程与成效。将SFBT的概念应用于团体咨询中，不仅能维持团体咨询架构的简洁并丰富团体历程，还能因为SFGC疗效因子的作用，多方面地激发正面效果的产生，其治疗成效也已获得许多实证研究的支持（陈湘芸、许维素，2020；刘书琴，2015；Gong & Hsu，2017；Metcalf，1998；Sharry，2007）。LaFountain、Garner 与 Eliason（1996）以及 Johnson（2011）甚至认为，SFGC比仅讨论问题的团体咨询更能产生能量与构想，而且团体成员在SFGC中的收获是高于个体咨询的。

SFGC的发展，除了受到短期治疗理念的影响之外，也深受自助团体（self-help group）文化的熏陶（Sharry，2007）。同侪的支持与鼓励，是团体咨询中人际互动的重要需求，也是必然存在的要素。在二十世纪五十年代的美国，自助团体的运动逐渐取代会心团体的形式（Yalom，1995），对于健康心理学产生了重要的贡献，也特别适用于遭受某些特定困难的群体，如酗酒者、遇难者家属等。自助团体与短期治疗团体的发展有其重叠与平行之处，二者同样重视成员运用自身的优势来化解问题的能力，也都强调成员间彼此协助的力量而非全部依赖于外来的专家，甚至认为无须专家角色的介入，团体成员可以全然自行独立运作。尤其，SFGC十分重视积极开发与运用成员自身的资源，并在成员的彼此支持与相互鼓励下，朝向个人与团体的目标前进，所以是一种达成赋能效果与自我疗愈的团体咨询取向（Sharry，2007）。

本章将简单介绍SFGC的精神与原则、团体动力、团体发展阶段、带领者的角色和功能、关键因素与疗效因子，以及团体类型与方案，以期为希望运用SFGC的实务工作者提供一些参考。

一、焦点解决团体咨询的精神与原则

SFGC有别于传统团体咨询以问题为焦点，也不是一个聚焦于谈论成员议题及其发生过程的模式。SFGC乃是秉持SFBT、短期治疗及自助团体的精神，立足于优势取向，聚焦于目标、个人优势，以及成员想要有所不同之处（Cooley，2009）。关于SFGC的基本精神与原则，汇总各学者观点如下（陈湘芸，2014；张德聪，2006；刘书琴，2015；Cooley，2009；Lee，Sebold & Uken，2003；Metcalf，1998；Sharry，2007）。

（一）以胜任能力为基础，采取非病理的健康观点

SFGC积极开发成员的优势、潜能、成功经验、例外与资源，并让这些优势与力量，变为成员有力的支持。SFGC认为，成员虽然对生活有所抱怨，但仍具有解决自身问题的能力，尤

其，如果成员被给予发掘优势的空间、体验胜任感的经历，以及解决自身问题的机会，那么他们将能过上更想要的生活。换句话说，SFGC主要探讨的是成员的能量、优势、技能、知识、信念、社会支持网、复原力和成功经验，以及如何有意识地运用与发挥这些资源。团体带领者将通过不同形式的SFBT技术来表达对成员的尊重与好奇，关注成员能够做到的而非不足之处，以此来积极促使成员在团体中的成长与蜕变。

SFGC并不是否认或低估成员遭遇的困难，而是更相信：发掘成员自身的力量与优势，才是迈向正面改变最重要的途径。SFGC不以病理的角度来看待成员及其困扰，或者深究问题的肇因，因为这些都将使成员更为无力。在SFGC中，团体带领者会鼓励成员表达自己，并将成员的诉苦看作一般人正常的抱怨，而非病人的症状。当成员有所抱怨时，带领者便会发挥一般化的精神来给予支持，不让成员沉溺在失败与悲伤的情绪中，使团体保持在一个非病理的状态，并创造一个不批评、不面质、不分析的正面安全环境。

（二）建构未来导向的具体目标

未来是可以被创造的，也是可以通过协商来改变的。解决之道，不同于所谓已发生的问题，它是属于现在与未来的。解决之道不必然与问题有直接的相关，复杂的问题也不一定需要复杂的解决策略。解决之道往往不是所谓的客观现实，而是深具个人独特性、私人意义化、在地本土化的多种行为与活动。对未来的目标深深影响个人的活动与行为；个人化目标的形成，将能提高当前处理个人问题的责任感。

SFGC中解决之道的建构，是以成员个人想要的、可达成的未来目标为重要基石。协助成员发展并逐步迈向可行的目标，也是SFGC团体发展的核心轴线。在SFGC里，团体带领者会引导成员以不同的角度来理解问题（如对问题进行重新建构），或者通过SFBT的问句协助个别成员建构出高度个人化的独特未来景象，转而促使成员能对所谓的问题与解决之道，产生新的观点及可能性，从而增进成员对自身的信心和对未来的希望感。

除了协助成员拟定个人目标之外，带领者也会运用团体的力量，协助成员对彼此目标的可行性进行评估，将成员的个别目标进行联结，形成团体的共同目标，进而所有成员一起讨论团体共同目标的可行性及实现途径，以促成更强大的改变动力，带来成员的正面改变，并创造团体的共同利益。

（三）坚持未知之姿，强调共同合作的关系

SFGC认为每位成员都很独特，都是自身世界的专家。团体带领者会将自己置于未知的位置，以好奇、尊重的态度接纳成员的主观世界，积极聆听和理解成员独特的知觉与参照架构，相信只有成员知道什么样的目标与解决之道才是适合他们自己的，也会据此精神来适时修改团体的走向与活动方案。团体带领者这样的态度，特别能增进带领者与成员之间的合作。

在SFGC中，除了团体带领者与成员的合作，成员彼此之间

也是重要的合作伙伴关系。因此，团体带领者不会位于一个"知道问题的解答"的专家位置，反而会运用团体的力量，找出每位成员的独特资源，使各个成员在面对变动出现时有能量地释放与运用资源，进而集合成为所有成员之间的共同资源。这样一来，将促使成员更为投入到团体之中，也能拓展成员个人与这个团体更多的可能性。

（四）运用幽默与创造力，增加建构解决之道的弹性

当成员进入团体时，常为问题所困扰，在心境上常较为低落，因此，SFGC主张团体带领者应将有趣、愉快、自在和活力等能量导入团体，并以更为弹性化的方式来和成员互动。这些注入团体的正向能量能增进成员间的正面互动，提升团体的凝聚力与相互支持性，还能让团体活动进行的过程成为成员生活中的正面例外经验，使得成员参与团体活动这件事本身就具有治疗性。

尤其是幽默与创造力常能带出具有抚慰性的正面环境，让成员原本紧绷的情绪获得舒缓与转换。幽默与创造力还能开创头脑风暴式的团体氛围，促成团体的凝聚与合作，增加成员的正面情绪，从而增加各个成员面对各种困境的弹性思维以及提高创意建构解决之道的可能性。

（五）看重改变的必然性及尝试新事物的行动力

改变随时都在发生，问题的可变性将带出解决之道的可能性。对于成员对其问题发展的主观知觉与个人诠释，SFGC是

尊重而不忽略的，愿意倾听而不低估的，但是采取系统观点的SFGC，更强调任何已发生的、正面小改变的价值，并认为任何一个次系统的改变，都会引发成员个人与所处环境的大改变。例如，在时间与空间上的转变，即会促使变化的发生，或者团体内外的任何事件与活动，皆有可能成为成员迈向未来改变的基础。

SFGC的团体带领者不仅会在团体中发觉并扩大成员生活中已经发生的正面改变，还会鼓励成员勇于尝试一些可以开始执行的行动（如提议任务、家庭作业），以创造小改变。行动后的涟漪效应，可以进一步提高成员对于改变的期望，也可以协助成员明白：任何行动虽不保证成功，但其中仍有可供学习之处，当能视任何行动经验皆是迈向改变的重要基础时，将能增加日后行动的选择空间。所以，SFGC的团体氛围，是协助成员正面变化、完成任务的，并且是会欢庆改变的。

二、焦点解决团体咨询的动力

在团体动力上，SFGC与一般的团体咨询相同，相当重视提供一个安全的环境，使成员可以自由地探索他们想要的生活（Pichot & Dolan，2003）；而且，具有治疗性的SFGC会接纳成员对问题的表述，咨询师在倾听、接纳的同时，会一般化与重新建构成员的抱怨，发挥SFBT看重个人优势与资源的精神，通过团体成员的相互支持与彼此正面影响的过程，聚焦于未来愿景，从而使成员在趋近个人目标的同时，也能达成团体共同的目标。除此之外，Sharry（2007）还具体提出SFGC三项关键的团体动力，并认为保持这些团体动力之间的动态平衡是SFGC的重要任务。

（一）维持解决导向谈话，而非问题导向谈话

在SFGC中的团体对话，着重于优势、力量、资源、例外、希望、复原力、赋能等层面，主要关注在良好构成目标、正面的改变或有效的方法，鼓励成员间的正面观察与建设性回应，并扩大成员互动的正面影响力。这些团体对话的目的在于促进解决之道的发展及提高问题解决的可能性。所以，SFGC积极建立的团体动力与维护的团体氛围是：欣喜地去发现与挖掘成员潜藏的资源与解决力量，激发成员重新建构自己的生命故事，使得成员能从去病理化的思维中产生新的正面思考，并以成员与团体的优势与力量的角度，撰写整个团体独特的历史（Metcalf，1998；Tadd，1998）。

SFGC希望能帮助成员找到一个不被其问题所困扰的舒适位置，但这并不表示SFGC否认成员问题的存在或完全不谈论问题。在某些情境下，对问题的分享，反而可以带来问题普遍性的感受，甚至增加改变的动机。对于谈论问题与谈论解决之道这两者之间的平衡，Sharry（2007）提出的一个简单的准则是：让团体先将注意力集中在解决之道上，因为如果问题仍是问题，之后自然会再出现；或者，也可将团体80%的时间放在谈论解决之道

的内容和方向上，用20％的时间来谈论问题。所以，SFGC带领者需掌控谈论问题的时间比例，辨别其带给团体的影响与效益，并且持续将团体维持在迈向解决之道的对话方向上（陈湘芸，2014）。

（二）积极促进成员之间的互动，而非以带领者为中心

团体咨询的特色与价值之一是：来自成员之间互相激荡出的改变与能量。因此，SFGC带领者有责任多鼓励"以团体为中心"的互动方式，并让成员对团体的发展与收获负起责任（张德聪，2006）。

团体带领者的示范通常会带动成员的跟进。Sharry（2007）认为SFGC带领者可运用下列两种方式，逐渐让自己从团体历程中"去中心化"（decenter），以进一步促进成员之间更直接的互动：（1）"鼓励团体支持"——经由提问，邀请成员之间直接对话。当成员之间有了联结时，团体带领者需持续强化成员之间的支持与了解。（2）"鼓励正面反馈"——就如同叙事治疗中提及的"观众的治疗性力量"，在团体中鼓励成员彼此之间多进行正面的反馈，会比在个体咨询工作中产生更多的效益。

成员的正面特质与进展变化，都会感染团体中的其他成员，激发相互激励之效。成员之间给予的正面反馈，特别能促使成员进行反思与调整。反思与调整的内容包括：成员对自我的认识、其原有的思维方式及个人目标设定等。当然，团体带领者须避免成员在无意间对他人做出批判性的反馈与直接的建议，因此，带

领者通常会在团体后段或是在团体成员对彼此有相当程度的信任感时，再鼓励成员之间提供直接的正面反馈（陈湘芸、许维素，2020）。

（三）促使成员自行产生解决方案

团体咨询有时会带有一些教育性质，也可能谈及某特定问题的相关信息与处理方式，这就是所谓"治疗产生（therapy-generated）的解决方案"；由于它明确可行的特性，常能收到立竿见影的成效。然而，SFGC更重视"成员产生（client-generated）的解决方案"，因其相信成员的情况都是相当个别化的，而且团体之所以能发挥效用，是因为成员在建立了对彼此了解的基础上，共同探索、尝试，以及交换想法，而逐步发展出合适的方案（刘书琴，2015）。

于是，Sharry（2007）建议，在心理教育性质的团体咨询中，可运用以下四个建构解决之道的步骤：（1）预报（predicting）——鼓励成员先提出各种可能的方法；（2）检视（reviewing）——和成员一起审视大家提出的各种方法；（3）找到适合的（finding fit）——协助成员选出适合自己的方法；（4）计划（planning）——协助成员计划如何在生活中实施或尝试适合自己的新方法。如此，或能促使在"成员产生的解决方案"与"治疗产生的解决方案"之间取得适切的平衡，而其最终的目的仍是：要发展出能够考虑每位成员独特性的合适方案。

三、焦点解决团体咨询的发展阶段

团体发展阶段（stages of group development）常是团体成效的重要影响因素之一。多位学者及实务工作者曾对SFGC发展阶段的划分提出见解，这些见解主要可以归纳为以下四种类别（刘书琴，2015）。

（一）SFGC没有阶段之别

Walter与Peller（1992）认为，SFGC遵循SFBT"一次咨询的精神"，视"每次为第一次，也是最后一次团体"，故强调SFGC并无所谓的团体阶段性。

（二）以带领者任务进行划分

依循带领者在SFGC的任务来划分团体历程，Meltcalf（1998）认为团体历程可划分为：营造聚焦于解决之道的氛围、设立目标、寻找例外架构、提升行动力，以及发展团体任务等五个阶段。

Pichot与Dolan（2003）针对SFGC在小区或机构中的运用，对带领者提出了13个步骤的团体进程指引，依序为：

1. 提出引导性的问句。

2. 与成员一起来讨论并界定自己的问题，形成一个可以包含所有议题的、范围更广的大议题。

3. 澄清每个成员的大议题，归纳出成员之间的共同议题。

4. 带领者征询成员对共同议题的看法，并确立团体讨论主轴。

5. 提出关于共同议题的奇迹问句。

6. 尽可能探讨奇迹问句的细节。

7. 倾听例外及其相关信息。

8. 以评量问句确认成员目前迈向目标的程度。

9. 协助成员找出自己维持目前情况的实际行为。

10. 请成员以重要他人的角度为自己评分并说明原因。

11. 回顾本次团体历程和内容对每位成员朝向目标迈进的影响。

12. 邀请成员为自己设计家庭作业。

13. 带领者给予团体成员反馈。

（三）以团体任务作为划分依据

以团体任务作为划分团体发展阶段依据者，常因团体目标和参与成员的差异，而有不同的划分方式。Selekman（1991）设计的亲职团体方案，将团体的次数设定为六次，各次的主题活动依序为：新的想法和行动、寻找一小步的改变、方法有效就多做一点儿、方法无效就做点儿别的、让好的改变持续发生、庆祝改变与再见。

Webb（1999）提出"4P"治疗流程，包括目标（purpose）、潜能（potential）、计划（plan）与进展（progress），设计持续六周，另外还有两周后进行追踪的团体方案。此团体架构包括：协助成员建立正面目标，练习以不同的角度重新界定原有的问题，积极探询现在及过去经验所累积的潜能，发展成员之间的相互支持与帮助，发现更多已有的资源与学习问题解决的策略，以及通过计划和预演，练习将团体内的收获拓展应用到实际生活中。

Sharry（2007）则以更弹性的观点设计团体架构，认为无须把团体的阶段及任务视为固定不变的，因为许多团体的要素是贯穿在整个团体过程中的，掌握焦点解决精神与原则才更为重要。因此，他将团体分为第一次团体（the first session）、中间阶段团体（middle sessions），以及最后一次团体（the last session）三个阶段，并视团体的需要加入回顾追踪团体（review or follow-up sessions）阶段。在第一次团体中，团体带领者以"无问题的对话"（problem-free talk）展开互动，从中找出成员的力量与资源，让成员能于自在的环境中呈现自己的能力与资源；同时，协助团体成员确立团体规范，并讨论个人的目标，以及协商出团体共同的目标。每一次团体结束会有一段暂停时间，让成员与带领者都整理该次团体的收获；在暂停时间结束后，带领者给予成员正面反馈与提议任务。中间阶段团体，则以检视进步、聚焦于改变为重心，善用EARS系列技巧强化成员的改变；同时，让团体保持在焦点解决思维的轨道上，对原先个人与团体的目标、团体进行的方式与任务，进行定期的检视与修改，以确保团体符合成员的需求，并维持成员在团体中的主动性。在最后一次团体时，带领者除了协助成员回顾团体收获、反思参与团体历程中的正面转变之外，也会引导成员思考下一步的行动或计划团体后的生活，以巩固成员通过团体获得的经验与学到的内容。

（四）以团体发展阶段变化为分段标准

关于团体发展阶段的划分，LaFountain、Garner与Eliason（1996）宣称SFGC与其他团体咨询取向有相似和相异之处。SFGC在团体发展阶段，可分为初始阶段、对话、结束阶段三大阶段。Lee、Sebold与Uke（2003）认为，SFGC侧重于解决之道的探寻，会减少传统团体咨询发展阶段中转换历程的色彩，而成员对于自身优势与目标的思索，或者成员之间的聚焦于资源与行动的分享，都将增加成员改变的机会，因而将SFGC阶段分为目标发展（goal development）阶段、目标落实（goal utilization）阶段、巩固收获（consolidating）阶段。

汇总各学者观点（陈湘芸、许维素，2020；Gong & Hsu，2017；LaFountain & Garner，1996；Lee，Sebold & Uken，2003；Sharry，2007），SFGC的发展阶段可分为：

1. 目标发展的初始阶段

团体咨询的初始阶段是一个建立团体凝聚力的重要时段。带领者需事先让成员了解SFGC的主题与方式，并筛选出已准备好参加团体咨询的成员。有时，同意来参加的人，也并不表示他们真的已经准备好参与团体咨询。所以，在团体咨询的初始阶段，带领者会正面地、开放地对待每位成员，也会辨识成员参加团体的动机与澄清成员的期待。之后，带领者会引导成员一起讨论与设立团体规范（如保密，专注与尊重，参与讨论，禁止暴力、酒精、药物等），以维护团体咨询工作的安全运作。

在每次团体开始时，SFGC会开辟一个社交性的谈话时段，或以一个暖身（破冰）活动来催化成员开展社交性谈话。这个时段要避免问题导向的对话，让成员分享的是自己的兴趣、爱好、专长、小小的美好之处，如此，将能有效发展成员之间的联结，为成员提供相互支持、去除孤单感的机会，也能促使成员确认与继续发展生活中的美好。此时，带领者的积极参与颇为重要，而且带领者不是和成员带来的问题建立关系，而是要与成员本人有所联结。

在团体中，带领者常鼓励成员分享。对于成员所提及的个人困境，带领者会保持尊重态度，使用非病理化的语言，以营造一般化、去标签化的团体氛围。较为常见的是，当带领者以焦点解决问句向特定成员提问时，其他成员会通过参与观察，对自己的处境有所反思，而能增加后续分享时内容的丰富程度；当成员之间的观察与分享能如此正面循环时，将产生一种团体共构意义的过程，这对于成员个人目标的形成与团体目标的汇聚，也会大有帮助。

在SFGC的初始阶段，团体带领者会聚焦于协助成员形成目标，并促使成员向此目标迈进。这是一种具有未来导向的引导方式，将有助于成员回顾过去、反思自己（如对自己本人及所需的生活模式有更深的了解），从而将过去或目前的挫折，转化为一种可供学习的经验、需要再调适之处，或者转化为朝向目标迈进的决心与动力，如此，将会带给成员力量感与希望感。举例来说，在前三次团体中，带领者需要引导每位成员从抱怨的陈述方式转为能够表达出个人想要的、正面可行的目标，如询问成员：

"你不喜欢自己经常难过,那么你希望自己变成什么样子?"或者运用包含重要他人观点的关系问句,来协助目标尚未清楚的成员:"如果可能,你家人会希望你来参加团体后,有些什么转变?"再或者,奇迹问句也可早早被用于初始阶段的团体活动中,以促使成员发展其所欲愿景。较为常见的是,当团体使每位成员激发了多元的奇迹想象时,成员不仅会收下奇迹问句带来的希望感与乐观性,也会跳脱原先界定问题的框架,开始看到与接纳各种可能性的存在,进而产生合理的赋能感。有时,有些成员发展不出个人想要的目标,那么其他成员的反馈也会有所帮助。当其他成员提供反馈时,带领者需要在肯定之际,也需要协助被反馈者创造汇总思考与自主选择的空间。

SFGC的模式特别能减少一般团体咨询转换阶段时成员会出现的挣扎、冲突或焦虑。即使SFGC成员出现这种情况,带领者亦会以解决导向的方式予以化解。例如,当团体成员处于一片沉默或卡在无生产力的状况时,带领者可鼓励成员表达:"团体若做些什么不同的事,会对你有所帮助?"若成员有不利于团体的行为,则可引导其他成员提出建设性意见:"如果可能,这位成员做些什么不同的事情,会对我们的团体特别有帮助?"即使团体成员之间有些冲突,带领者仍会帮助成员之间能够相互赞美,以促进彼此的接纳与欣赏。

在每次团体结束前,带领者会向成员提供正面反馈与任务的提议,以鼓励成员在团体以外的时间,持续整理想法、检视生活、思考未来,从而提高成员的胜任感,激发成员改变的动力,维持成员对团体的投入，并对其生活产生实际的正面影响。关于任务的提议，带领者可以配合团体每次的主题予以构思，也可以依据成员个人的目标进行设计。例如："回想生命中谁对你有正面的影响？这个影响在你的生命里扮演了什么样的角色？这个影响是怎么发生的？什么样的小改变，会使你所在乎的人际关系有所改善？"带领者常在团体结束前才给任务的提议，这样才能让成员先专心于团体的过程。在后续每一次团体开始的时候，成员都会探讨自己在两次团体之间的差异与改变，并讨论如何继续维持与积累微小的进展，而任务的执行结果就是很好的讨论媒介。当然，带领者也可以依据情况弹性调整提议任务，例如，可以请成员自己设计提议任务，或者在团体开始、中间或即将结束时提出提议任务，并在之后的两次团体中讨论执行该任务的效益。

　　显而易见，在SFGC初始阶段，除了需要将团体维持在发展目标的轨道上，也需要让团体成员之间的积极互动与凝聚力能同时发展。当然，带领者需要在这两者之间取得平衡。除了协助成员形成个人目标之外，带领者还需发展出一种思维架构——以"如何对成员有利"为主轴，并以这样的思维架构来计划与设计后续团体。如此一来，将能在帮助成员形成个人愿景与目标的过程里，同时发展出团体的集体目标，从而减轻成员初到团体的焦虑，提升团体凝聚力，并提高成员的参与动机和改变意愿。

　　2.落实目标的对话

　　当团体进入对话阶段，团体凝聚力会更高，成员也开始致力于个人问题的解决或朝个人目标迈进。在此阶段，带领者会大量运用例外问句与应对问句，来帮助成员了解到自己原有的困扰并没有想象中那么艰巨，也让成员能够觉察到自己早已采取了遏制困难或减少麻烦的种种举动。换句话说，遭逢困境的事实虽然对成员原有的生活构成了挑战，剧烈的生活变化也可能给成员带来多重的失落、压力与影响，但是SFGC带领者会努力引导成员回想与分享一些有效的行动和想法，并鼓励成员"愿意"去尝试不同的、多样的"应对"策略。这样的做法将能协助成员在更加认识与接纳困境的同时，大为增强其处理与应对问题的胜任能力。尤为可贵的是，每位成员在团体里的经验分享将能丰富讨论资源与方法的多元性与可能性，也能促使每位成员更为细致地回忆与积极地整理本身已有的优势与策略。当团体成员更能认同自己早已拥有相关资源并更能掌握自身的力量时，其负面情绪会随之缓解或转化，也常会变得更有信心，更能够自我欣赏，拥有合理的掌控感。这些改变都将有助于成员的自我了解与当前僵局的突破，并使成员愿意继续发展与维持有效的解决方法、调适行动及参与团体的行为，甚至会出现出乎预料的巨大转变。

在此阶段，带领者除了配合预先设定的主题进行团体活动，以及继续维持信任、安全的团体环境之外，也会通过团体活动与对话，着重于引导成员看见自己在团体中、团体外的各种改变与诸多进展，还会鼓励成员分享执行解决方案的行动经验，以使团体能持续发展共同面对挑战的相互支持、相互学习的氛围。往往，这阶段的团体动力会给成员带来鼓舞效益，不仅能激发成员坚持努力的信心与决心，也有助于成员找回对人生的控制感。例如，为了将团体成员带入解决式对话氛围，带领者在每次团体的一开始，都会问每位成员："在这周与上周之间，你有什么不同？即使只是觉得自己好一点点？"接着，领导者会以EARS系列技术强化成员已有的变化。如询问："你是怎么做到的？谁注意到了你的不同？"然后再询问成员还有哪些微小的改变。在几次团体之后，成员的个人目标与团体的集体目标常会趋于具体与正面，因此，带领者会适时以评量问句询问成员：以1到10分进行评分，10分是自己最理想的状况（或目标达成的时候），1分是最不理想的状况。10分是什么样子？现在是几分？你是如何帮助自己获得现在这个分数的？未来如何帮助自己再前进一小步？如此，将能帮助成员和团体评估其达成目标的情况，并形成后续的行动方案。当然，关于成员个人目标及团体的共同目标，都需要在团体中给予回顾与修改的机会，这样的方式也可鼓励成员持续位于团体的中心或扮演主动的角色。

此外，如果团体停滞在无生产力的状态时，带领者则可运用假设问句询问成员，如："如果可能，团体中有哪些部分是你希望持续的？"以此协助成员发展出新的、有效的参与团体行为。同样，当成员表示自己没有什么改变，或者抱怨这周变得更糟时，带领者要能倾听和支持之，接着询问成员"何以没有更糟"等的应对问句，目的在于维持团体能持续保持在焦点解决思维的轨道上。在这个过程中，带领者不要去逼迫成员说出自己的改变，而是要以同步的态度先回应成员的分享，也可先引发其他成员对该成员的鼓励、支持；之后，再尝试探寻该成员何以能支撑自己的应对机制——即使他看似仍然停留在原地。这些做法都将协助该成员及整个团体能够继续开发应对资源。

3. 巩固收获的结束阶段

当成员能够获得一些与自己个人目标和团体共同目标相关联的成功经验时，即迈入第三阶段。此时，带领者会关注的信念是：小改变会带出后续更多的改变；其他面向的改善，也可能引发个人生活的系统性的转变。在第三阶段，团体凝聚力持续增加，成员之间也会自发地相互给予行动导向的鼓励，或者更为关注彼此的变化与进展；带领者则会注重引导成员掌握成功要诀并维持在改变的方向上，还会积极于激励成员懂得巩固团体中的学习与收获，并将习得的解决之道迁移应用到各种生活情境中。当成员的改变与进展，能实际发生在其现实生活里时，逐渐增强的掌控感及继续努力的意愿，将促使成员获得更多超过原先预期的成长，甚至各方面的成长还会持续扩大、带动相关正面循环，进而提升成员在日常生活中的人际互动与亲密关系中的处理能力，以及营造生活自主性与自我价值的能力。此外，团体后的任务提议仍是行动导向的、具体可行的，但是也需要与成员已经展现的进展有所关联，如此方能逐步协助成员继续建构其解决之道。评量问句常在这阶段被使用，以能保持团体的目标导向色彩，也能协助暂时卡住的成员。

当团体出现以下信号时，带领者便可以准备结束团体：（1）成员能拥有一个改变，且这个改变是可以维持的；（2）成员表示可以自行处理相关议题；（3）成员同意自己已处于解决问题的轨道上，或表示自己的问题已经获得解决；（4）成员能习惯性地具体检视自己的转变，并懂得探寻正面改变的可能性。在结束阶段，团体的目标为：巩固成员在团体中获得的新理解与新成就，帮助成员对未来形成计划，以使个人的改变能够有所进展并避免退步。带领者可以通过活动予以促进，如：鼓励成员相互反馈、支持及肯定；回顾整个团体历程，邀请成员分享参与团体前后的改变与收获，系统化地总结团体所得；以及，引导成员评估个人与团体目标的达成程度，等等。接着，带领者会邀请成员思考：如何让自己的改变持续发生，如何做好离开团体的准备，如何面对后续的种种挑战，如何继续获得支持，以及如何面对复发的可能性等。如此，将能协助成员在团体结束后，继续自行运用有效策略帮助自己，并持续朝向个人的成长之路迈进。

带领者也可以安排一两次追踪辅导团体，或者提醒成员在需要时再次寻求专业治疗的协助。当然，带领者也可鼓励成员在团体结束后彼此集结，进一步形成相互陪伴的自助团体。

四、焦点解决团体咨询带领者的角色与功能

SFGC的团体带领者除了需要接受SFBT的专业训练外，也需要对团体咨询有着一定程度的专业知识。在SFGC中，带领者扮演着多元化的角色，也会在不同的团体阶段或情境里发挥着不同的功能，是相当关键的人物（Pichot & Dolan，2003；Sharry，

2007）。陈湘芸（2014）将SFGC带领者的角色归纳为：积极的倾听者，正面的观察者，正面目标与例外经验的促使者，有利资源的整理者，正面改变与正面行动的推动者，以及意义的赋予者。

为了能发挥SFGC的精神并使团体拥有前述团体动力，SFGC带领者的功能至少包含以下几项（罗华倩，2000；陈湘芸，2014；张德聪，2006；Metcalf，1998；O'Connel，1998；Sharry，2007）：

（一）建构正面、安全的团体环境，创造合作、凝聚的团体氛围

SFGC的目的之一在于为成员提供一个环境，让成员可以自在地探索想要的生活，所以，建构并维持正面、安全的团体环境，是SFGC带领者重要的基本任务之一（Pichot & Dolan，2003）。

为了营造正面、安全的团体环境，SFGC带领者需维持着尊重、好奇、积极倾听的态度，以自然共情、一般化的姿态来了解与确认成员的表达，运用语言匹配的原则来与成员互动，并时时留意成员本身所具备的优势能力。在合适的时机，带领者会提出正向的重新建构观点，激励成员善用已有的资源，也会以建设性的回应方式开发成员的正面经验，以帮助成员提高其个人自尊与成就感，并且增加更多"自己拥有能力"的实际体验。带领者这样持续欣赏成员的姿态，也将带动成员之间的欣赏与包容，使得

正面、安全的团体气氛更为快速地建立起来。

在团体凝聚力方面，带领者除了会积极促进成员对团体的投入之外，也会在接纳与肯定每位成员观点的同时，汇集成员自行发现的想法，帮助成员一起发展出彼此合作的方式。此外，在帮助成员觉知自己的潜能之余，带领者还会帮助成员懂得借用他人的方法来自我协助，这样将能激发每位成员投入到其他成员寻求建构解决之道的过程中。当然，带领者也需依照团体及成员的独特性，发挥自身的创造力，弹性地带领团体，以营造出彼此信任的团体环境。幽默是一种回应团体现象的好方法；幽默可以减少成员惯有的自责、羞耻反应，营造出轻松有趣、具有正面能量的团体氛围。

简言之，有别于其他团体咨询，SFGC带领者不扮演评估与诊断的专家角色，相信团体成员是一群有能力解决自身问题的人。带领者也将自己放在一个"未知的位置"，让自己以好奇与尊重的态度来与成员互动，并致力于成为"解决之道的协同发现者与协同建构者"，以促使成员成为"自己生命的专家"。SFGC带领者会以合作伙伴的角色来创造相互尊重、开放对话的团体氛围，让团体中的每位成员都能自由创造、探索，并与其他成员共同完成他们想要的生命故事（Walter & Peller，1992）。

（二）运用赋能的语言，持续发展关于建构解决之道的对话

SFGC带领者是引领成员迈向解决之道的促进者，不走传统

咨询取向的深入探究问题路线。在尊重成员的具体语言表述及其参照架构的前提下，带领者会大量运用符合成员生命脉络的焦点解决技巧，选择优势导向、赋能导向、改变导向的语言，积极协助成员探索问题以外的正面力量，并设定出具体可行的个人目标。如此，将能促进成员以不同的、正面的眼光来看待问题与面对困境，个人的希望感与赋能感也会因此得到提升，当然对于整个团体形成其独特的解决导向交流方式与互动情境，也是大有帮助的。

SFGC带领者之所以常以预设的建设性问句提问，而不是提供答案，乃是因为提问的方式能激发成员觉察个人知觉，投入思考与回应，避免抽象的讨论，并为问题负起责任。例如，为帮助成员描绘未来蓝图，激发其希望感，带领者可以使用假设问句引导成员思考：当问题解决时，情况会与现在的有何不同？或者以评量问句邀请成员描述其理想的愿景，继而形成可掌握、可执行的下一小步。

SFGC并不会积极探索成员的负面情绪，而是注重如何创造与增加正面情绪，因而SFGC的带领者会大量运用例外与应对问句，以引导成员保持简单的方式来思考问题、解决问题，同时持续鼓励成员勇于挖掘不易制造冲突或降低危险的各种行动。带领者还会结合例外问句与外化技巧，询问成员何时比较能解决问题，以帮助成员将自己与问题分开，或视问题为"身外之物"。这会让成员了解到：生活虽会受到问题的影响，但是不会永远受其控制。必要时，带领者也会以正向或中立性质的词汇，复述成员的关注焦点，或者重新建构成员的负面自述或特定问题层面，从中找到正面的意义价值或成员的在乎与重视之处，使每个成员及整个团体能够继续朝着建构解决之道的方向迈进。

（三）位于时时反思、随时调整的行动位置

为了发挥SFGC的精神、营造SFGC独特的团体动力，Metcalf（1998）提醒SFGC带领者在团体进行的过程中，需时时自我提醒：

1. 视团体成员是会抱怨的一般人，而非有症状的病人。

2. 让团体保持远离病理化的状态，持重新建构的不同观点，再次描述成员的困境，让成员的固有问题能产生改变的可能性。

3. 聚焦在可能性与改变性的方向上，协助成员设定目标，进行具体化的思考，而不是陷在负面情绪中。

4. 在团体的互动中，集中讨论问题之外的例外经验。

5. 当注意到某成员在团体中表现出其能力时，带领者会不定时地给予肯定，并引导其他成员去注意与思考带领者的这些发现。

6. 帮助成员将问题予以"外化"，"孤立"问题，让问题变成只是影响成员而不总是控制成员的因素。

7. 避免通过解释让成员产生洞察的咨询介入方式，集中火力于了解成员应对困境的优势与复原力。

8. 接纳每位成员的观点，以降低其拒绝改变的可能性。持续思考：对成员来说，什么是重要的。

9. 复杂的问题不一定需要复杂处理。帮助成员保持在简单思维的脉络中。

10. 渐进地鼓励成员使用建构解决之道的思维方式，帮助成员理解到：新的策略是一种试验，而非成功的保证。无论新策略的结果为何，都是朝向改变的一种试验。

当然，带领团体的过程常常不是一帆风顺的。Metcalf（1998）鼓励带领者需经常以下列要点来检视与反省自己目前带领的团体是否正朝向解决之道迈进；这样做的目的在于能帮助带领者突破藩篱，继续推动团体发展：

1. 在忙乱的生活中，成员是如何找到时间来参加团体的？

2. 成员想要在团体中获得什么？达成什么目标？

3. 成员的目标与梦想是什么？这些目标与梦想反映了他们怎样的需求、特质及价值观？

4. 在团体中，有哪些线索可以辨识出成员平日生活中具有功能的部分？成员平时是如何与人交往互动的？又是如何回应自己所关心的焦点的？

5. 成员过去是如何成功地解决曾经面对过的种种问题的？他会如何解释与描述自己过去的成功？

6. 在团体的互动中，每一位成员独特的人际优势是什么？

7. 团体成员与彼此的关系如何？他们目前对彼此的理解与认识是什么？团体成员之间可以如何像彼此生活中的重要他人一般，来相互理解对方？如果别人对某成员产生了新的理解，那么哪些新理解是会对该成员有所帮助的？

8. 对于团体中所讨论的解决策略，各个成员的反应是怎样的？同意程度如何？回去执行的情形如何？运用的效果如何？改变的速度如何？

9. 成员生活中的重要他人（包括家人、朋友、咨询师）曾经有效帮助成员朝向解决之道前进的过程是怎样的？其中可以用来参考的方法是什么？

当然，SFGC带领者还需时时觉察自己、检视自己：是否想对成员的叙述做出负面或反对的回应？是否觉得自己无法理解成员为什么要那么做？是否对于成员的反应感到挫败或想防御？当答案为"是的"时，带领者很可能对于成员没有产生正面的理解，没能深入探究成员所持的"重要理由"，或者没能对他们的想法给予足够的欣赏（陈湘芸，2014）。

在面临团体中停滞不前的困境或挑战时，基于"做些不一样的尝试"之SFBT精神，Sharry（2007）认为一位优秀的SFGC带领者应该具有足够的弹性应变能力，并依据成员的独特性来与之合作。Metcalf（1998）也提醒带领者需要再次反思自己的位置，如：我如何看待团体成员的改变？团体成员需要我提供解决问题的方法吗？我是否认为自己需要成为团体成员的问题以及解决方法之间的桥梁？除这些反思之外，带领者也可以要求自己在下次进入团体时，以不同的方式看待成员，并且假装（pretend）带领者的任务只是在观察团体成员的优点而已，然后再对每位成员至少写下三项优点。

此外，Pichot与Dolan（2003）还强调设置另一位协同带领者的重要性。他们认为团体中能有另一双耳目来倾听与观察成员，并能在团体结束后提供带领者更为广泛的、多元的观点，将能给予成员更好的团体咨询质量，并减少带领者专业耗竭的可能性。Lee、Sebold与Uke（2003）也认同以多位工作人员形成团队的方式来运作团体，以能发挥协力合作的引导作用、拥有多元化的多样观点、分摊压力，以及能共同应对突发事件等。

五、焦点解决团体咨询治疗性改变的关键因素与疗效因子

（一）焦点解决团体咨询中促进治疗性改变的关键因素

Cooley（2009）基于个人实务经验以及Asay与Lambert（1999）的研究结果，提出SFGC促进成员改变的关键因素，至少包括：

1. 成员本身因素

Asay与Lambert（1999）的研究指出，"成员自身因素"占据治疗性改变的40%，是促使治疗成功最主要的一项关键因素。这与SFGC的一个基本假设相符：成员本身即拥有资源与能力来改变自己。Cooley（2009）表示，在SFGC中，带领者应重视成员本身所拥有的优势、才能、资源、天赋、社会支持、价值观等，即使他们的这些能力与资源不易被觉察或尚未完全发展。SFGC的团体互动会促使成员发挥其优势，因此，团体的目标之一，即以每位成员的优势为关注重点。

2. 关系因素

"关系（relationship）因素"占了治疗性改变的30%，是治疗产生成效的第二大关键（Asay & Lambert，1999）。SFGC强调带领者"身后一步的位置"，以"未知的姿态"来与成员建立合作的关系，这特别有利于此改变因素的产生。

团体咨询中的关系因素比个体咨询的关系因素更为复杂，其包括：带领者与个体成员的关系，带领者与整个团体的关系，每位成员与带领者、其他成员的关系，以及每位成员与整个团体的关系等。因此，Cooley（2009）特别指出，成员在团体中能否感受到安全与被接纳，是团体咨询能否成功的预测指标；在SFGC中，强调对成员尊重、接纳的态度，重视合作，相当有助于营造促进成员改变的合适环境或关系因素。

3. 希望或期待因素

虽然"希望或期待（hope or expectancy）因素"在治疗性改变中仅占了15%（Asay & Lambert，1999），但Cooley（2009）认为，在团体中，此项因素将使带领者位于一个绝佳的立场，因为当团体带领者真心相信成员真的能够拥有更为美好的未来时，这个信念将会在团体中产生感染力，点燃整个团体及成员的希望感。这正突显了SFGC在此项改变因素上的势胜，也说明SFGC带领者积极聚焦于提升希望感的重要性。

4. 工作模式或理论取向因素

Asay与Lambert（1999）的研究发现，"工作模式或理论取向"（model or theoretical orientation）仅占了治疗性改变的

15%，且没有任何一个咨询取向被证明是绝对优于其他咨询取向的。不过，Cooley（2009）仍提醒，理论取向会直接影响上述三项改变因素的作用，也是带领者最能掌握的一项改变因素。因此，对团体带领者来说重要的是，要去选择一个工作模式或理论取向——是能有效发挥各种治疗改变因素，同时能符合每位成员期待，还能与带领者的个人风格相契合的。

5. 团体本身因素

除了上述四项促使治疗性改变的关键因素，Cooley（2009）提出，"团体本身"为第五项改变因素，即强调团体本身即产生影响与创造改变的重要资源，因为团体成员很难抗拒来自团体中的互动与反馈的影响。陈湘芸、许维素（2020）表示，SFGC除了能使成员认识新朋友、扩展人际圈外，也会使每位成员从其他成员的经验中，学习到不同的正面观点、目标设定与成功经验；尤其，团体其他成员应对问题的方法与态度，也常成为具有激励作用的重要示范，不仅能促进每位成员对自身调适的检视，也有助于他们为面对未来做好心理准备。

（二）焦点解决团体咨询的疗效因子

Yalom（1985）认为治疗性改变是一个复杂的历程，是通过各种引导人类展现经验的"治疗因子"（therapeutic factors）而实现的。团体疗效因子是：在团体咨询过程中，有助于改善成员生理、心理、行为或症状等一切与团体有关的因素，可能涉及团体进行中的目标、过程、取向和参与者等各层面（李玉婵，1992）。换句话说，团体的疗效因子既是"影响团体成员改变的实际机制"（Yalom，1995），也是促使成员在团体咨询中有所成长的核心因素（MacNair-Semands & Lese，2000）。因而LaFountain 等人（1996）认为，通过对团体疗效因子的探讨，人们将更能了解特定团体咨询是如何发挥功能的，以及如何使团体成员发生改变的。

　　Yalom（1995）表示，团体治疗因子可代表团体及成员在改变历程中的各个不同部分，也可更精确地被视为改变的条件。一般团体在探讨哪些因素会促使团体成员有效改变时，多以Yalom（1995）在其实务与研究中提出的11项团体疗效因子作为基础进行讨论，包括：利他性、团体凝聚力、普遍性、人际学习、社交技巧的发展、信息传递、情绪宣泄、行为模仿、原生家庭经验得到矫正性的重视、注入希望、存在因素等（如表6-1）。

表6-1　Yalom（1995）提出的团体疗效因子

1. 利他性（altruism）：指团体成员之间"施与受"的互惠精神，以及自动自发地由内而生的助人与利他精神。
2. 团体凝聚力（group cohesiveness）：指团体内的和谐及吸引力。即成员感觉到团体或其他成员对其有吸引力，而愿意投入、接纳、支持整个团体，并且在团体中愿意表达真实的看法和感受。
3. 普遍性（universality）：团体成员之间的同质性，让大家在"同病相怜"的共鸣心态下更有归属感。
4. 人际学习（interpersonal learning）：团体中的其他人有如镜子，可让成员学习一些想法与行动。

5. 社交技巧的发展（development of socializing technique）：成员可逐步了解自己与人交往的方式，并尝试学习建立良好人际关系的技巧。

6. 信息传递（imparting information）：又称辅导（guidance）因素，指团体内成员之间或成员与带领者之间，互相提供信息或直接提出建议与指导。

7. 情绪宣泄（catharsis）：指成员能在团体中表露个人的正负面情绪。

8. 行为模仿（behaviors intimating）：经由观察、模仿、学习、认同其他成员的行为、态度、观点或思考模式，而能有所改变。

9. 原生家庭经验得到矫正性的重视（the corrective recapitulation of primary family group）：每位成员在团体内的思想、情感、行为，均受到其家庭经验的影响；团体可被视为一个家庭的缩影，重现个人在原生家庭经验中的表现和感受。

10. 注入希望（instillation of hope）：指团体中成员的互相支持，并因挖掘到"希望"而获得信心。

11. 存在因素（existential factors）：通过团体过程领悟到生命的有限性与无穷性，转以积极的生命观去生活。

然而，不同的团体种类与成员变项等因素，都会对团体疗效因子产生影响；各个团体疗效因子相对的重要程度，会因团体的类型、时间的长短、团体发展阶段的开展而有所差别，也会因不同自我功能的成员参与而有多元的变化。因此，Yalom（1995）也提醒，虽然所谓团体疗效因子可被区分为各项因素，但各因子之间是互相依赖且无法单独发生作用的（Yalom，1995）。

基于SFGC的独特性，Lee、Sebold与Uke（2003）通过实务与研究发现，SFGC的疗效因子则含有：（1）不孤单感（I am not alone），包括异同并存的多元观点，以及团体成员互动的正面影响（如视野的扩大）；（2）社交效益（social benefit）；（3）认可肯定（affirmation）；（4）明确的目标达成（specific goal accomplishment）；（5）分享的语言（language of sharing），并禁止指责的言论。Sharry（2007）则宣称SFGC因具有短期治疗、焦点解决思维与自助团体的特征，可将疗效因子整合为：团体支持、团体学习、团体乐观性、助人机会及团体赋能感等五项。

1. 团体支持（group support）

SFGC提供成员支持、相互陪伴、建立人际关系的机会。特别是对于拥有相同议题与困境的成员，在SFGC聚集支持的历程里，令人不觉得孤单或陷于自责，反而更能了解与接纳彼此的想法与感受，并提升个人的自我价值与内在力量。在SFGC中，团体凝聚力与普遍性的疗效因子，让成员更容易自然分享与接受负面情绪。

2. 团体学习（group learning）

SFGC营造正面沟通的氛围，因而团体历程本身即为成员提供了一个实际例外经验。通过成员彼此之间具有建设性的讨论分享或信息传递，每位成员皆可成为引发彼此学习的促进者。如此，也激发团体能产生更为多样化的助益性学习素材。此外，借由每位成员各种正面的人际行为的示范，或者经由角色扮演或其他结构性活动的体验与练习，成员可直接或间接地觉察与修正原有的人际互动模式。

3. 团体乐观性（group optimism）

通过具体目标的建立、强化个人的资源与力量、开发应对困境的正面例外经验等历程，SFGC相当能滋养成员的希望感及其对改变的正面期待。尤其是，当目睹陷于相似困境的其他成员能够走出瓶颈期时，成员将特别能激起自身对未来的乐观性。简言之，SFGC能滋长成员的希望与乐观，而希望与乐观正为重要的团体疗效因子。

4. 助人机会（opportunity to help others）

别人的问题就是自己议题的缩影。多数成员特别容易接受同质型伙伴的分享与建议，而且通过帮助别人，成员也可以思考自己遇到的情境。虽然这个疗效因子在团体中似乎不特别明显，但实际上团体确实提供了一个机会，让成员能通过彼此分享与反馈而帮助到其他人。这个隐而未觉的助人历程，让成员分担了团体带领者的角色，而成为另一位助人的专家，也会激发成员对彼此更深的关注及对团体更多的贡献，成员的自我价值感因而相应提高。

5. 团体赋能感（group empowerment）

在SFGC中，成员于相互支持、汇聚优势力量与形成共识之后，往往更能帮助自己面对现实生活中相似的种种挑战，也变得更懂得为自己发言、争取权利，因而更加拥有合理的控制感与力量感。此外，对问题的外化以及深入探讨应对机制，也是一个赋能的历程。

Sharry（2007）将其所提出的SFGC疗效因子以及Yalom（1995）所提出的团体疗效因子进行对照，认为在SFGC团体支持的疗效因子里，包含了Yalom（1995）提出的普遍性、团体凝聚力及情绪宣泄三个治疗因子。在SFGC团体学习的治疗因子中，有Yalom提出的信息传递、人际学习、社交技巧的发展、行为模仿、原生家庭经验得到矫正性的重视等因子，但其中最后一个因子不是SFGC会特别聚焦工作的。SFGC团体乐观性与注入希望的因素有相似之处；SFGC助人机会因素，则与利他性的因素有所重叠。团体赋能是SFGC所特有的一项疗效因子，是Yalom未提及的（如表6-2所示）。此外，许维素（2002）的研究发现，虽然Yalom所提出的存在因素，是Sharry认为未在SFGC中予以特别突显的，但是在涉及灾难或创伤主题的团体里，人们认为仍发现了SFGC确实发挥了存在因素的疗效，例如促使成员更能接受限制但不放弃希望，与问题共处，以及对生命各种可能性保持开放等。

表 6-2　团体疗效因素对照表

SFGC的疗效因子	一般团体的疗效因子（Yalom，1995）
团体支持	普遍性、团体凝聚力、情绪宣泄
团体学习	信息传递、人际学习、社交技巧的发展、行为模仿、原生家庭经验得到矫正性的重视
团体乐观性	注入希望
助人机会	利他性
团体赋能	无
无	存在因素

　　一如Yalom所言，团体疗效因子是相互影响的，在SFGC中亦然。SFGC促使成员聚集力量、相互支持，鼓励成员与其生命已有的资源重新建立联结，也获取他人的力量与智慧，从而获得

赋能与自愈的效果。尤其是，SFGC的主要工作方向是：建立成员个人目标和整个团体目标，发现并运用团体的集体力量，在不低估或否认成员的困难之下，于短期内实现这些目标。当SFGC团体成员因共同目标相聚时，成员不再有单打独斗的孤独感，甚至能从团体中获得力量，使其更能驾驭处理问题的步骤，更懂得应对原有的困境和压力，并主动负起建构解决之道的责任（Sharry，2007）。

六、焦点解决团体咨询的类型与方案

SFGC的团体类型与团体方案是相当多元化的。常见的几种团体类型有（Sharry，2007）：

1. 单次团体：单一的一次几小时的团体，如对日间病房的病人进行二至三小时的一次（one session）团体，或者连续一两日的工作坊。

2. 主题式的短期团体：通常进行四至八次，有特定的主题（如暴力、亲职），以高结构化设计的方式进行，或者以焦点解决导向的精神，设计练习正面思考、沟通技能或相关的成长活动。

3. 结合其他取向的团体：与其他咨询取向相结合来处理特定主题，如结合认知行为疗法来处理愤怒情绪等。通常进行八至十二次。

4. 训练教导团体：直接教导成员学习SFBT的技巧，提升其在特定领域的专业与自助能力，如咨询师团体、教练团体等。

5. 组织中的咨询团队团体：即在机构内进行专业咨询的团体。

在团体方案设计上，由于SFGC以发展解决式谈话为轴心、以正面思考为前进方向，所以带领者的工作重点不是在设计与实施团体方案，而是积极努力于如何形成与维持SFGC的团体动力以及推进SFGC团体发展阶段。Cooley（2009）也同意这样的观点，强调SFGC的关键不在于必须带领哪些活动，而是"如何"带领出符合SFGC精神的团体。例如，SFGC带领的方向如：（1）为成员提供发掘自身优势的机会；（2）使讨论朝向"现在"与"想要的未来"；（3）对解决之道持续感到强烈的好奇，并尝试组合已有的解决方案；等等。在前述的思维架构中，带领者同时考虑团体历程与主题、成员与团体的目标，或者结合各种相关心理学知识，弹性地设计方案，合宜地实施活动（Sharry，2007）。以下以不同形式简介SFGC的几种方案设计与团体活动。

（一）发挥SFGC精神的团体活动

SFGC带领者可以弹性地将团体活动与体验性活动结合，如在团体中运用绘画、雕塑、冥想、角色扮演、空椅等艺术性表达性媒介，以丰富成员的体会与收获（Metaclf，1998；O'Connel，1998）。此外，Sharry（2007）提出几个可在SFGC中运用的、具有创造力的、可带动团体发展的活动：

1. 水晶球冥想

运用奇迹问句的原则。带领者拿出一个水晶球，在引导团体成员放松并闭眼后，邀请成员轮流握着这个水晶球，并在内心想象一个奇迹发生的种种细节。之后，鼓励成员在团体中分享、反思与讨论，他们在冥想奇迹发生的过程中，联想得到的任何可用来协助其解决问题的灵感或素材。

2. 头脑风暴

此活动可以丰富成员解决问题的策略。带领者请某一位成员简短描述问题，接着协助该成员将问题设定为正面的具体目标。之后，邀请团体成员发挥头脑风暴的力量，自由地构想各种可能性或可行的方法。最后，请该成员对于各种可能性与方法进行评估，或构思如何选择与组合不同的方法。

3. 角色扮演或心理剧

如请成员到团体中心简短表演出问题的情形、预演解决方案的执行过程，或者进行相关技巧的训练。之后，通过彼此的经验分享与讨论，使成员产生广泛的思考，出现更多解决的方法。

4. 解决之道的绘图活动

请成员在图画纸的中心画一个代表解决方法的象征符号；接着请成员自由联想，与这解决之道图案有关的字词；之后，引导这位成员形成具体的解决步骤。

5. 对录像中的表现予以正面反馈

录下团体过程，再请所有成员就录像中的内容，寻找特定成员的微小良好表现，并予以正面反馈。

（二）单次SFGC团体方案范例

希望理论（hope theory）与SFGC的精神非常契合。希望理论提及，提高人们希望感的主要方向是：协助当事人厘清自己的目标、了解可以达成目标的路径，以及提升其行动的能量。刘书琴（2015）结合SFGC与希望理论架构，设计了八次大学生的SFGC（每次2.5小时）团体以提高成员的个人希望感。在此列举第三次团体方案，其内容如表6–3所示。

表6–3　刘书琴（2015）结合希望理论的SFGC团体方案（第三次团体）

活动名称	活动流程
1. "What's better?"（25 mins）	（1）第三次团体一开始，邀请成员分享上周的家庭作业："回想在这一周内，关于自己所期望的美好未来，有哪些部分在现在的生活中，其实已经悄悄出现了，即使只有一点点？" （2）询问分享的成员"它是怎么发生的"，以及"你做了什么促使它发生"，以确认改变的细节与有效的实际行动。 （3）如果成员表示没有发生，便邀请他分享"这周最令自己满意的时刻"，并尝试与其想要的美好未来进行联结。

续表

活动名称	活动流程
2.看见希望 （15 mins）	（1）引导成员回忆上次团体里通过回答奇迹问句所提及的未来愿景。 （2）与成员讨论"良好构成目标"需要符合哪些标准（参考SFBT设计目标的原则），并请成员就自己的未来愿景，练习设定良好构成目标。之后，再与团体分享。
3.希望之路 （40 mins）	（1）进行配合希望理论的绘图活动。说明活动图画的画法：请成员以"愿景及目标"为核心，尽可能联想各种迈向此核心所需要的"元素""方法"，或者可能经历的"过程"。之后，再与团体分享。 （2）运用评量问句，邀请成员评估目前的进展，必要时说明可能存在的阻碍。 ①"如果10分代表你稳健地朝着你的愿景迈进，1分代表目前毫无进展，你会给现在的自己打几分？" ②"□分代表什么？"引导成员具体表达何以能有进展的细节，以及可能阻碍自己只能到目前分数的因素。
3.希望之路 （40 mins）	（3）引导成员结合图画，寻找符合目前意愿及可以做到的一小步目标： ①"在图画中，你最想从哪个目标开始？怎么说呢？" ②"这个目标对你而言容易吗？怎么说呢？" ③"你愿意做些什么，好帮助自己开始向这个目标靠近一点儿？接下来呢？" ④"还有呢？"（数次）

活动名称	活动流程
4. 能量之泉 （30 mins）	（1）配合希望理论运用评量问句，邀请成员分别评估自己对朝目标前进的信心和动力。 　①"10分代表你对朝向愿景的进展非常有信心，1分代表毫无信心，你会给现在的自己打几分？" 　②"□分代表什么？怎么说呢？" 　③"这个分数对你而言足够吗？怎么说呢？" （2）"10分代表你有立刻愿意朝向愿景行动的动力，1分代表没有动力，你会给现在的自己打几分？" 　①"□分代表什么？怎么说呢？" 　②"这个分数对你而言足够吗？怎么说呢？"
5. 暂停 （15 mins）	（1）整理团体历程以及预备为成员提供赞美与任务提议。 （2）请成员整理自己这次在团体中的收获，并预备给予其他成员赞美。
6. 回馈 （25 mins）	（1）回顾本次团体历程。赞美每位成员。 （2）邀请成员分享收获。给予其他成员赞美。 （3）提议任务：说明向目标前进是一点一滴累积的过程，请成员在生活中继续维持现在的进展、保持目前的能量与动力，并尝试运用自己已经有的正面特质与能力，往可行的方向迈进一小步，朝向想要的愿景靠近一点点。同时，留意在未来这一周，觉得自己有朝向愿景、让自己最满意，或者对未来最充满希望感的那些时刻，并观察自己是如何做到的。

（三）两日工作坊范例

许维素（2002）以SFGC的精神带领地震灾区的大学生两日工作坊的方案细节，如表6-4所示。

表6-4　地震灾区SFGC工作坊方案大纲

时间	活动内容与步骤	活动目的
第一天上午	1.开场：带领者欢迎成员参加团体，并说明团体与一般课程的不同。	让成员对参与团体有更高的准备度。
	2.冥想：放音乐，请成员随带领者的指导语进行冥想。在冥想中，肯定成员来参加团体的行动，并促使成员预备进入团体。	（1）让成员静下心来进入团体。 （2）鼓励成员参与。
	3.自我介绍：带领者预先准备不同种类的鲜花，请成员现场挑选一朵喜欢的花，同样花种的成员一组，一组四人。	让成员彼此认识，促进团体凝聚力的形成。
	4.分享参加团体的期待：小组内每位成员分享个人来参加团体的期待，再综合小组分享内容，一人负责向团体报告。带领者予以汇总。	了解与澄清成员参加团体的期待，进入目标导向思维。
	5.说明团体目标，制订团体规范：就成员参加团体的期待，说明团体目标，并引导成员自由讨论希望团体的氛围与规范为何。带领者予以汇总并强调团体规范的落实。	建立团体正面目标与团体规范，营造安全、信任的环境。
	6."生命之树"活动： （1）冥想：放音乐，请成员想象一棵树来代表自己，并运用现场提供的各种彩笔，将代表自己的这棵树的样貌画在图画纸上。 （2）分组：将图画放在地板上，请成员寻找画风相像者，组成三人小组，分享图画内容所代表的意义。 （3）请成员回到团体，就刚才分享的内容，思考如何以最具代表性的三个形容词来描述自己所画的这棵树。	（1）让成员进行深度的自我探索与分享。 （2）促进成员之间的了解与信任。 （3）以SFBT技巧，企图引导成员开发自己的内在资源，增加对自己正面力量的了解，并发展团体的正面氛围。

续表

时间	活动内容与步骤	活动目的
第一天上午	（4）每位成员——展示图画，并说明何以选用这三个形容词来描述这棵树，其他成员可以就图画与分享内容进行提问。 （5）带领者就每位成员的分享，与成员对话，引导出各形容词的正面意义。	
第一天下午	7. 地震经验的回忆： （1）带领者提及生命的共同经验——"9·21南投地震"。 （2）请成员依序以1—4报号，之后，同号码者形成一组，一组四人。先在小组中分享个人在地震中的经历。 （3）依据四人的故事，以戏剧的方式自行编剧，"组合演出"他们印象最深刻的地震故事（不是演出特定成员的经历）。 （4）小组轮流上台演出。	（1）让成员相互分享，以回忆地震经历。 （2）以戏剧方式演出，以能激发成员的自发性。
第一天下午	8. 探索地震经历的意义： （1）请成员拿出上午所画的生命之树，在图上标示出这次地震经历在此生命之树的所在位置及意义，并将其放大画至第二张图画纸上。 （2）请成员寻找未同组演出地震经历的两位伙伴，三人组成一组。当小组成员分享所画的这张图时，其他两位只能询问图画内容的意义，不能给予任何评价。	（1）探索地震经历对成员的意义。 （2）不同成员组合成小组，企图持续增加彼此的互动。

时间	活动内容与步骤	活动目的
第一天下午	9.地震经历的转化： （1）请成员在大团体中，就第二张图画中（地震经历）的某一个部分，直接以第一人称轮流分享经验。 （2）成员逐一至团体中央分享。带领者将两张图画的内容进行联结，分别与每位成员对话，以开发与转化出地震经历的正面意义。 （3）其他成员自由地给予正面反馈。	试图以SFBT技巧，引导成员将地震的负面经验，转化成正面的生命意义。
第一天下午	10.成员的支持： （1）请成员将两幅图画摊开，并于旁边再放一张白纸。 （2）请成员彼此不交谈，带着笔，自由地对任何有触动的画，写下想支持、肯定与正面反馈的话语。 （3）成员回到自己的图画边，阅读其他成员给自己的反馈。	（1）增加成员彼此之间的支持与正面反馈。 （2）为成员提供汇总所得的机会，准备结束今日团体。
第一天下午	11.结束今日团体： （1）带领者肯定成员的投入。 （2）请成员以三句话分享今天的体会。	（1）结束团体。 （2）整理与了解成员的体会。
第二天上午	12.打招呼： （1）放轻快的音乐，请成员在团体中配合音乐自由地走动。 （2）请成员不说话，依序以眼睛、手、膝盖、脚跟、肩膀，自由地与不同成员以自在的方式触碰，并打招呼。 （3）引导成员形成二人小组，以背部来打招呼。之后，两人面对面坐下，分享此刻想说的话。	（1）暖身活动开始团体。 （2）以肢体接触增加彼此的亲近度。

续表

时间	活动内容与步骤	活动目的
第二天上午	13. 带领者回顾昨日团体流程，并整理地震经历对成员生命与选择的影响。	回忆昨日团体的重点，以开启今日活动。
	14. "生命之路"活动： （1）请成员在团体室内的一边，站成一横排。闭眼睛，放音乐，进行冥想。 （2）回顾从小到大的历程，收集成长中可贵的点滴，并请成员配合所回想的各个年龄，开始慢慢往前走。 （3）请成员走到现在的年纪，思考走到现在的自己，有哪些令自己欣赏的部分。 （4）请成员开始想象自己的未来：希望什么年纪达成什么梦想，希望有怎样的生命状态。 （5）请成员继续往前走，走到生命的自然尽头（约100岁的位置），停下来，想象此时自己的生命会有什么令自己满意的地方。	（1）请成员回顾生命，并以假设解决架构，引导成员发展生命的远景。 （2）为下个活动做准备。
	15. "墓志铭"活动： （1）请成员回到大团体，在纸上写"墓志铭"，即想象在死亡到来的这一刻之前，希望自己完成了什么样的生命任务，以及会指定哪位重要他人来念这墓志铭。 （2）成员轮流站起来，以这位重要他人的身份来朗诵自己的墓志铭。其他成员可以自由地询问不清楚之处，朗诵的成员以重要他人身份回答提问。 （3）带领者与每位成员对话，试图肯定每位成员的难能可贵处，以及强化对他们自己的正面期待。 （4）请成员找一位伙伴，分享心得并相互反馈。	（1）激发成员发展对生命的期待。 （2）以SFBT技巧，引导成员更具体地看到自己的生命目标。 （3）试图了解成员对死亡的看法，并以SFBT技巧，引导成员探讨个人生命与死亡的意义。 （4）为下个活动做准备。

续表

时间	活动内容与步骤	活动目的
第二天上午	16. "如果现在因为地震死掉了"活动: (1) 放音乐,请成员将昨日所画的图,以及今日的墓志铭放在一起。想象一下,如果现在因为地震而突然死亡了,会有什么想法?会想对谁说什么样的话?或者会有什么遗憾? (2) 带领者与成员对话,逐一协助成员处理突然死亡可能有的遗憾,并将其带至"现在可为"之处。 (3) 请成员各自写下心得与收获,并思考自己目前最想去做的事。	(1) 从人生的整体规划中去面对突然的外力(如地震)带来的影响,引导成员再次面对地震所带来的死亡焦虑。 (2) 以SFGT技巧介入,试图引导每位成员了解自己目前的关注焦点与生命的愿景。
第二天下午	17. "优点轰炸"活动: (1) 每位成员都要给予其他成员赞美,例如这一天半来对他新的欣赏与认识,并询问他是怎么做到的? (2) 被称赞的成员需要一一回答自己是怎么做到的(或者如何学到的,以及坚持的理念等)。	运用例外架构及振奋性引导,增加成员的自信,并对自己的优点有更多的意识。
	18. 目前生活中的挑战与应对方式: (1) 在大团体中,请成员回顾团体的历程与活动,集中思考现在最想去做什么事,或者目前想要解决的困难是什么。 (2) 请成员说明自己的目标或困难,并在大团体中自行邀请四位成员一一给予反馈与建议。 (3) 带领者适时介入与澄清,引导成员看到自己过去是如何成功处理困难的,并将其他成员给予的赞美与反馈、分享的成功应对经验,带入解决之道的建构中。	(1) 让成员回到现在的生命议题。 (2) 以例外架构引导成员看到自己过去的成功经验,学习别人的方法,并将其迁移到自己目前的生活挑战中。

续表

时间	活动内容与步骤	活动目的
第二天下午	19. "自我鼓励"活动： （1）请成员离开自己的座位，然后面向自己的座位或坐垫站立。成员彼此之间不要面对面。 （2）请成员闭眼回顾团体的收获及对自己生命的了解与欣赏。 （3）以原座位、坐垫代表自己。请成员在心里，对自己说一些肯定、鼓励的话。	（1）让成员整理团体所得，并强化成员对自己的肯定。 （2）准备结束团体。
	20. 三个礼物的祝福：成员轮流送出象征祝福的三个礼物，一个礼物给团体，一个礼物给自己，一个礼物给团体中想送的人，并说明送礼物的心意。	结束团体，并让成员彼此说再见。
	21. 离别：请成员依序简短地分享离开团体后，会如何珍惜在这个团体中的体验，以及如何让这个体验在自己的生命中发挥特定意义或正面作用。	让成员将团体结束的离别阶段，化为生命中的正面力量。
	22. 结束团体： （1）放音乐，请成员彼此自由地说再见。 （2）请成员手牵手围成圆圈，带领者再次肯定成员，并强调保密原则。 （3）成员自由分享还想表达的离别心情。 （4）带领者做总结，以毕业典礼的心情鼓励成员。结束团体。	再次强调保密原则，并结束团体。

（四）完整团体方案大纲范例

关于一个SFGC完整的团体方案，O'Hanlon和Bertolino（1998）针对受虐幸存者进行五次团体的方案大纲，如表6-5所示：

表6-5 O'Hanlon和Bertolino（1998）的受虐幸存者SFGC方案大纲

第一次团体

1. 讨论团体目标。

2. 请成员想象自己的未来愿景，并分享。

3. 请每位成员以1至100分来评估自己目前所在的位置（100分代表未来愿景已经实现）。接着，请每位成员评估，若分数增加到几分时，便表示自己目前正在经历的问题已经解决了。

4. 请成员填写"焦点解决复原量表"。

5. 带领者事先设计好有关询问受虐经验的SFBT问句清单。

6. 当每位成员分享自己的故事时，其他成员需从SFBT问句清单中选择一个问句轮流来提问。在此过程中，带领者对分享者适时地给予支持，并以一般化的技巧回应，同时，尝试让成员从回忆受虐的经历中走出来，以不同的正面角度重新描述此受虐经历，并能开始创造新的体验。

7. 每位成员轮流教导带领者与其他成员：在分享完受虐经历后，希望别人如何回应自己。

8. 邀请一位成功走出受虐经历者（非团体成员）在团体中分享其个人的经验与心得。

9. 结束团体。

第二次至第四次团体

1. 询问与探究每位成员在两次团体之间，有哪些微小的改变以及他们是如何做到的。

2. 请成员以评量问句评估自己的改变。继续探问成员希望达成的小目标。

3. 带领者心理卫生教育（5—10分钟）：每次一个小主题，分别说明受虐后可能会有的反应，如在自我状态、与人的界线等方面会有的起伏或疑惑，或者会出现的一些重复模式等。

4. 请成员讨论与分享自己与这次心理卫生教育主题的相关经验，并参考带领者提供的相关资料进行检核与自我提醒。

5. 成员讨论与分享目前已经做到如何应对困境的成功经验，以及未来可做的一小步行动。

续表

第五次团体
1. 分享本周内的改变。
2. 带领者心理卫生教育（5—10分钟）。主题：仪式化，关于在回到正常生活的转换阶段过程里，可做的一些仪式化活动。
3. 参考带领者提供的资料，请成员思考自己目前已经在做的有效策略，以及可以再尝试去做的仪式化行动。
4. 成员回顾与分享参与五次团体的整体改变。
5. 邀请成员在一个月后写信给带领者，并在信中分享其后续改变以及对自己未来的期待或想法。

Selekman（1999）以SFGC的精神设计提升家长亲子效能的训练团体。其方案如下：

表6-6 Selekman（1999）的SFGC亲子效能训练团体方案大纲

第一次团体：新的想法和行动
1. 带领者自我介绍。
2. 邀请成员相互认识，介绍个人的兴趣、职业、专长和能力等。从中认识每位成员的优点和能力，并作为后续讨论以及处理亲子议题的资源。
3. 厘清与设定成员个人参与团体的目标。
4. 带领者具体讲解SFBT对于改变的七个信念和假设，包括：改变是无可避免的；合作是一定会发生的；改变要从一小步做起；父母和孩子都有改变的能力和资源；所谓的问题，常是采用了无效的解决方法；没有问题是永远不变的；对于同一个问题的看法乃有很多角度，没有唯一正确的。
5. 在团体结束前，给予适合每位成员的提议任务。

第二次团体：寻找一小步的改变
1. 在团体一开始，带领者以类似"有什么好事发生了"的问法，询问成员在提议任务中记录到的成功经验。
2. 从执行提议任务的经验中，引导每位成员开启一小步的改变。
3. 在团体结束前给予适合每位成员的提议任务。

第三次团体：有用的方法继续多做

1. 带领者先以具有建设性预设立场的问句，询问成员进行提议任务时记录到的成功经验与正面改变，接着给予鼓舞并扩大其影响力。

2. 引导成员回顾和发现过去有效的亲职策略和管教孩子的成功经验，鼓励成员多做一些原本就有效的教养行为。

3. 提议任务与前一次相同；请成员注意和观察自己在生活中做了哪些事，而使得孩子有所改变，并鼓励成员继续如此做。

第四次团体：方法无效就试点儿别的

1. 带领者以评量问句邀请成员评估自己接近目标的情形，引导成员讨论朝向目标的进展。

2. 对于成员已有的改变，带领者予以鼓励。

3. 提供"做些不一样的事"之提议任务，邀请成员对孩子的行为做出不同于以往的反应。

第五次团体：让好的改变继续发生

1. 邀请成员分享进行提议任务的执行经验及已有的正面改变。

2. 对于每位成员的进步予以赞美；对于成员创意的问题解决与应对策略，予以肯定。

3. 鼓励成员勇于尝试下一步。

第六次团体：庆祝改变与道别

1. 请每位成员发表结束感言与学习心得，谈谈自己和孩子之间的关系在这段时间有了什么样的变化。

2. 带领者反映每位成员在团体中的进展与改变，并以下列提问协助成员整合已有的收获：

（1）你对自己作为父母的角色，产生了什么新的想法？哪些想法是你认为其他父母也应该要学习或具备的知识？

（2）假如你的孩子现在就坐在这里，我们问他对你有了什么新的观察或看法，你猜他会说你已经有了哪些正面的转变？

　　陈湘芸、许维素（2020）对于经历过分手失落（loss）的女性成人，设计了八次、每次120分钟的结构性团体。其SFGC团体方案大纲如表6-7所示。

表6-7 陈湘芸、许维素（2020）分手痛苦辅导的SFGC方案大纲

周次	团体目标	主要活动与提议任务
1	正面开场与团体前的改变	·团体形成：以成果问句引导成员表达参加团体所期望的改变，并讨论团体规范。 ·请成员分享：从分手到现在，自己已经有何转变。 ·探讨分手至今的过程里一些重要转折点，以及希望继续维持之处。 ·提议任务：观察希望继续发生的事情的相关细节。
2	探讨应对方法与例外时刻	·播放有关分手议题的、悲伤的流行歌曲来进行暖身活动。 ·请每位成员分享容易触景生情的生活情境。一般化成员的反应，并探问如何应对与度过这些难熬的时刻。 ·探究例外经验：未如预期那样触景生情的时候，或者分手影响力没那么大的时刻及细节。深究其资源与力量。 ·提议任务：继续去做那些有效帮助自己的事。
3	重新建构分手的意义，并具体化转变	·每位成员以"一株植物的样貌"描述分手到现在的自己，或者自己在这一周的美好小改变。 ·成员进行集体的头脑风暴，并在大海报上写下各种"单身后的好处"。之后，邀请每位成员思索哪些好处是自己已经体会过或希望能够拥有的。 ·成员依据个人的状况，就分手事件的一体两面意义，重新建构分手经验，探究其可能蕴含的正面价值，进而从中发觉分手调适过程中的个人优势及特质。 ·提议任务：继续维护分手带来的正面意义，以及持续发挥个人优势的影响力。

周次	团体目标	主要活动与提议任务
4	通过奇迹问句聚焦于正面目标	·成员回顾当周最满意的一天，探询当天充满希望的闪亮时刻及其细节，再与成员的个人优势进行联结。 ·以奇迹问句邀请每位成员进行冥想并描绘：未来不再受到分手事件困扰时，可能会有的美好生活样貌及其细节。之后，对照奇迹发生后的生活，与现在的生活有何差异。 ·提议任务：尝试执行提高奇迹发生可能性的一小步。
5	拓展正面资源与应对力量的影响力，确立可行的下一小步	·成员分享能够唤起"奇迹图像"的一个象征物及其含义。 ·成员根据自己参与团体以来在分手调适过程中的信心与能力的起伏变化，在白纸上写下评量问句的分数并画出曲线图。 ·成员分享自己在低落时刻是如何帮助自己撑住的，或者是如何让自己仍能向前迈进的。 ·以评量问句评估目前的位置离奇迹愿景的距离为何，想象再前进一小步的可能状态及其与现在状况的差异，进而探讨如何帮助自己再前进一小步的各种资源。 ·提议任务：尝试执行可朝向奇迹愿景迈进的一小步行动。
6	放大有效应对策略的影响力，运用关系问句促进后续行动	·成员分享"代表自己一路走来的进展（或支撑自己的力量、有效的方法等）"的象征物及其含义。 ·成员对应奇迹或愿景图像，以评量问句检视个人当下的位置与状态；接着，评估目前面对分手调适的信心与决心。 ·以关系问句探究一些欣赏自己的重要他人可能观察到的自己的转变。进而探讨：当能前进一小步时，对方可能会有的发现。 ·提议任务：执行让自己能有小小进展的一个行动。

周次	团体目标	主要活动与提议任务
7	运用评量问句，具体化改变进展与突显改变要素	·每位成员对应奇迹或愿景图像，通过评量问句检视自己当下的位置与状态。 ·成员画图，以不同颜色与图案来分别表示：刚分手时、参加第一次团体时，以及现在的自己。对照与分享各阶段发生改变的细节，以发觉有效的自助方法。 ·成员相互反馈在团体中观察到对方的具体变化。 ·提议任务：执行能持续维持正面改变的有效方法。
8	探讨团体的正面经验，以及未来维持改变的策略	·播放歌曲。主题是关于未来的自己的。 ·成员回顾前七次团体历程。 ·成员具体描述团体结束后，希望能继续维持的改变及会持续执行的行动。接着，讨论未来可能有的挑战及应对方式。 ·成员画出以"未来幸福蓝图"为主题的卡片，作为团体结束后，时时提醒自己有关团体支持与收获的象征物。

七、结语

　　SFGC聚焦于所谓对的、有效的部分，聚焦于改变的可能性，聚焦于每位成员及整个团体的目标，以及聚焦于细微的差异与小小的进展；贯穿整个团体过程的是解决式谈话及活动，以期能有效协助团体成员建构解决之道。深受自助团体与短期治疗风潮的带动，SFGC强调降低对团体带领者的依赖，重视团体成员的自发性、生命自主性与胜任力，期望将团体营造成为一个安全的环境，让成员能从团体的集体智慧中获得能量，进而创造正面的改变（刘书琴，2015；Pichot & Dolan，2003）。因此，SFGC带领者在团体中的任务，是致力营造成员相互支持、学习、滋养、合作与交流的团体氛围与正面动力，以促使成员的个人优势和团体资源得到最大程度的发挥，也让成员在彼此欣赏、理解、陪伴之下，激发生命的疗愈力量与自我的成熟蜕变（陈湘芸、许维素，2020；Sharry，2007）。

参考文献

李玉婵. 实习教师效能训练与同侪支持小团体辅导在团体历程、治疗因素及效果之比较. 台湾师范大学教育心理与辅导系硕士论文（未发表）.

C. E. Hill, & K. M. O'Brien. 助人技巧：探索、洞察与行动的催化（第四版）. 林美珠，田秀兰，译. 台北：学富文化出版社，2017.

宫火良，许维素. 焦点解决短期疗法应用效果的分析. 心理与行为研究. 2015，13（6）：799-803.

张佳雯. 焦点解决取向咨商心理师之替代性复原力研究. 台湾师范大学教育心理与辅导系博士论文（未发表）.

张佳雯，许维素，陈秉华. 台湾咨商辅导人员知觉焦点解决短期心理治疗之文化合适性研究. 本土咨商心理学学刊. 2019，10（3）：1-35.

陈秉华，许维素. 焦点解决咨商的多元应用. 台北：张老师文化事业股份有限公司，2006：131-172，443-468.

陈湘芸. 焦点解决团体咨商对未婚成年女性爱情分手失落调适之辅导效果. 台湾师范大学教育心理与辅导系硕士论文（未

发表）.

陈湘芸，许维素. 焦点解决团体咨商对未婚成年女性爱情分手失落调适之辅导效果. 教育心理学报. 2020，52（1）：139-161.

黄宗坚. 从文化心理学再思华人家庭关系：一些田野经验的观察. 2007 家族治疗学术研讨会主题论坛. 彰化：彰化师范大学.

许维素. 灾区大学生焦点解决团体咨商效果之研究. 咨商辅导文粹. 2002，7：27-52.

许维素. 焦点解决短期心理治疗：理论与实务. 台北：心理出版社，2014.

许维素. 焦点解决短期心理治疗入门手册. 台北：心理出版社，2017.

许维素，李玉婵，洪莉竹，张德聪，贾红莺，樊雪春. 焦点解决短期心理治疗. 台北：张老师文化事业股份有限公司，1998.

许维素，陈宣融. 焦点解决短期心理治疗于台湾学校辅导的应用成效. 心理研究. 2015，8（4）：16-22.

许维素，郑惠君. 焦点解决短期心理治疗基本技巧的奥秘. 咨商与辅导. 2006，247，15-23.

G. Corey. 咨商与心理治疗的理论与实务（第四版）. 台北：双叶书廊，2016.

刘书琴. 焦点解决团体咨商工作同盟发展历程及希望感之成效研究. 台湾师范大学教育心理与辅导系硕士论文（未发表）.

刘淑慧，卢怡任，彭心怡，洪瑞斌. 易经变易哲学对生涯咨商的启发. 台湾辅导与咨商学会2013年暨学术研讨会. 台北：台北市立大学，2013.

罗华倩. 焦点解决团体咨询对高职学生辅导效果之研究. 高雄师范大学辅导研究所硕士论文（未发表）.

Bannink, F. (2010). *1001 Solution-focused questions: Handbook for Solution-focused interviewing.* New York: W. W. Norton & Company.

Bannink, F. (2014). *Post traumatic success: Positive psychology and solution-focused strategies to help clients survive and thrive.* New York: W.W. Norton & Company.

Bannink, F. (2015a). *101 Solution-focused questions for help with depression.* New York: W.W. Norton & Company.

Bannink, F. (2015b). *101 Solution-focused questions for help with trauma.* New York: W.W. Norton & Company.

Bavelas, J. (2011). Connecting the lab to the therapy room: Microanalysis, co-construction, and solution-focused brief therapy. In C. Franklin, T. Trepper, W. J. Gingerich, & E. McCollum (eds.) *Solution-focused brief therapy: From practice to evidence-informed practice.* Oxford, UK: Oxford University Press.

Bavelas, J., De Jong, P., Franklin, C., Froerer, A., Gingerich, W., Kim, J., Korman, H., Langer, S., Lee, M. Y., McCollum, E. E., Jordan, S. S., & Trepper, T. S. (2013). *Solution-focused therapy treatment manual for working with individuals (2nd ed.)*. Retrieved from http://www.sfbta.org/research.html.

Bayard, G. L., Rambo, A. Richartz, J. (2015). Culturally competent Solution-Focused conversations with Caribbean American Youth: A case example. *International Journal of Solution Focused Practice, 3*(1), 1–7.

Berg, K. I. (2006). *The training manual of Solution-Focused brief therapy*. Taipei.

Berg, I. K., & Dolan, Y. (2001). *Tales of solution: A collection of hope-inspiring stories*. New York: W.W. Norton & Company.

Berg, I. K. & Steiner, T. (2003). *Children's Solution Work*. New York: W.W. Norton & Company.

Blundo, R. G. & Simon, J. (2015). *Solution-focused case management*. New York: Springer Publishing Company.

Bolton, K.W., Hall, J. C., Blundo, R., & Lehmann, P., (2017). The role of resilience and resilience theory in Solution-focused practice. *Journal of Systemic Therapies, 36*(3), 1–15. https://doi.org/10.1521/jsyt.2017.36.3.1.

Byrd-Craven, J. , Geary, D.C. , Rose, A.J. , & Ponzi, D. (2008). Co-ruminating increases stress hormone levels in women. *Hormones & Behavior, 53*, 489–492.

Cade, B. (2001). Building alternative futures: The solution-focused approach. In S. Cullari (ed) *Counselling and psychotherapy*.

Needham Heights, MA: Allyn and Bacon.

Chan, S. T. & Chung, Ada Y. L. (2017). Chinese cultural values and Solution-focused therapy. In Hogan, D., Hogan, D., Tuomola, J., & Yeo, Alan K.L. (eds.) *Solution Focused Practice in Asia*. Singapore: Routledge.

Chen, H., Liu, X., Guz, S. R., Zhang, A., & Franklin, C. (2018). The use of Solution-focused brief therapy in Chinese schools: A qualitative analysis of practitioner perceptions. *International Journal of School Social Work, 3*(1), 1–12.

Cheung, S. (2009). Solution-focused brief therapy. In J. Bray & M. Stanton (eds.) *The wiley-blackwell handbook of family psychology*. West Sussex, United Kingdom: Wiley-Blackwell Publishers.

Cohn, M. A., & Fredrickson, B. L. (2009). Positive emotions. In S. J. Lopez & C. R. Snyder (eds.) *Oxford handbook of positive psychology (2nd ed)*. New York: Oxford University Press.

Connie, E. E. (2018). Introduction. In A. Froerer, J. Cziffra-Bergs, J. Kim, & E. Connie (eds.) *Solution-focused brief therapy with clients managing trauma* . New York: Oxford University Press.

Cooley, L. (2009). *The power of groups: Solution-focused group counseling in schools*. California: Corwin Press.

Corey, G. (2013). *The theory and practice of counseling and psychotherapy (10th ed.)*. Pacific Grove: Brooks / Coles, Cengage

Learning.

Cziffra-Bergs, J. V. (2017). Strengths rebriefing, not trauma debriefing: SFBT and trauma. *Psychotherapist and CPD workshop training facilitator*. Retrieved from file:///C:/Users/user/Downloads/SF-strength-rebriefing-not-trauma-debriefing%20.pdf

Cziffra-Bergs, J. V. (2018). SFBT and violence crime. In A. Froerer, J. Cziffra-Bergs, J. Kim, & E. Connie (eds.) *Solution-focused brief therapy with clients managing trauma* . New York: Oxford University Press.

D'Arcy, J., & Holmes, A. (2020). *Tools for hard conversations in the helping professions: Practical tool from abstract theories*. Glass House Books.

David, T. E., & Osborn, C. J. (2000). *The Solution-focused school counselor.* Accelerated development.

Debernardi, N., & Wang, C. D. (2008). *Help seeking attitudes: Exploring the role of attachment and ethnic identity*. Poster session presented at the 2008 American Psychological Association annual convention, Boston, MA, USA.

De Jong, P. (2019). Brief, informal history of SFBT as told by Steve de Shazer and Insoo Kim Berg. *Journal of Solution Focused Practices, 3* (1), 9–16.

De Jong, P. D., & Berg, I. K. (2012). *Interview for solutions (4th ed.).* Pacific Grove: Brooks/Cole.

De Shazer, S., Dolan, Y. M., Korman, H., Trepper. T., McCollum, E., & Berg, I. K. (2021). *More than miracles: The state of the art of Solution-focused brief therapy(2nd).* Philadelphia, PA: Haworth Press.

De Shazer, S., & Miller, G. (2000). Emotions in solution-focused therapy: A re-examination. *Family Process, 39(1),* 5–23.

Eads, R., & Lee, M. Y. (2019). Solution focused therapy for trauma survivors: A review of the outcome literature. *Journal of Solution Focused Practices*, *3*(1), Article 9.

Fiske, H. (2008). *Hope in action: Solution-focused conversations about suicide.* New York: Routledge.

Fiske, H. (2018). Preventing suicide in the aftermath of trauma. In A. Froerer, J. Cziffra-Bergs, J. Kim, & E. Connie (eds.) *Solution-focused brief therapy with clients managing trauma.* New York: Oxford University Press.

Folkman, S., & Moskowitz, J. T. (2000). Positive affect and the other side of coping. *American Psychologist*, *55*(6), 647–654.

Frank, J. D., & Frank, J. B. (1991). *Persuasion and healing (3rd ed.).* Baltimore, MD: Johns Hopkins University Press.

Franklin, C. Gus, S., Trepper, T. S., McCollum, E. E., & Gingerich, W. J. (2011). *Solution-focused brief therapy: A handbook of evidence-based practice.* New York: Oxford University Press.

Franklin, C., Gus, S., Zhang, A., Kim., J., Zheng., H., Hai., A. H.,

Cho., Y. J., & Chen. J. (2020). Solution-focused brief therapy for students in schools: A comparative meta-analysis of the English and Chinese literature. *Society for Social Work and Research.* Preprint.

Franklin, C., Zhang, A., Froerer, A., & Johnson, S. (2016). Solution-focused brief therapy: A systematic review and meta-smmary of process research. *Journal of Marital and Family Therapy, 43*(1), 16–30.

Fredrickson, B. L. (2004). The broaden-and-build theory of positive emotions. *Philosophical Transactions: Biological Sciences, 359,* 1367–1377.

Froerer, A. S., & Connie, E. E. (2016). Solution-building, the foundation of Solution-focused brief therapy: A qualitative Dephi study. *Journal of Family Psychotherapy, 27*(1), 20–34.

Froerer, A., Kim, J., & Cziffra-Berg, J. V., (2018). Language creates new reality. In Froerer, A., Cziffra-Bergs, J., & Kim, J. (eds.) *Solution-focused brief therapy with clients managing trauma.* New York Oxford University Press.

Froerer, A., Cziffra-Bergs, J., Kim, J., & Connie, E. (2018). *Solution-focused brief therapy with clients managing trauma.* New York: Oxford University Press.

Geroge, E. (2010). *Disadvantages of Solution- focused.* Retrieved from https://www.brief.org.uk/resources/faq/disadvantages-ofsolution-focus.

Goldenberg, I., & Goldenberg, H. (2000). *Family therapy: An overview.* Australia: Brooks/Cloe.

Gong, H., & Hsu, W. S. (2016). The Effectiveness of Solution-Focused Group Therapy in Ethnic-Chinese School Settings: A Meta-Analysis. *International Journal of International Group therapy, 67*(3), 383-409.

Gong, H., & Hsu, W. (corresponding author) (2017). The effectiveness of Solution-focused group therapy in ethnic Chinese school settings: A meta-analysis. *International Journal of Group Psychotherapy, 67*(3), 383–409.

Gonzalez, K., & Franklin, C., & Kim, J. (2016). Solution-focused brief therapy with Latinos: A systematic review. *Journal of Ethnic & Cultural Diversity in Social Work, 25*, 50–67.

Henden, J. (2020). A broad overview of Solution-focused severe trauma & stress recovery work, with the Introduction of two additional SF instruments to promote thriverhood. *Journal of Solution Focused Practices, 4* (2), 1–14.

Holyoakea, D., & Goldingb, E. (2012). Multiculturalism and Solution-focused psychotherapy: An exploration of the non-expert role. *Asia Pacific Journal of Counselling and Psychotherapy, 3*(1), 72–81.

Hsu, W. S., & Kuo, B. C. (2017). Working with Taiwanese mother-daughter relational conflict using the solution-focused brief therapy framework: A practice-based reflection. In D. Hogan., D. Hogan, J. Tumola., & A. Yeo (eds.) *Solution Focused Practice in Asia*. Singapore: Routledge.

Hsu, W. S., & Wang, C. C. (2011). Integrating Asian clients' filial piety beliefs into Solution-focused brief therapy. *International Journal for the Advancement of Counseling, 33* (4), 322–334.

Huey, S. J., & Tilley, J. L. (2018). Effects of Mental Health Interventions with Asian Americans: A Review and Meta-Analysis. *Journal of Consulting and Clinical Psychology, 86*(11), 915–930.

Iveson, C. (2014). SOL Listserv Posting. http://SFT-L@listserv.icors. org.

Iveson, C. (2019). Leaving no prints. *Journal of Solution-Focused Brief Therapy, 3* (1), 17–26.

Iveson, C. & McKergow, M. (2016). Brief therapy: Focused description development. *Journal of Solution Focused Brief Therapy, 2* (1), 1–17.

Johnson, D. (2011). A Solution-focused approach to group dynamics in counseling: Or, Sister Hazel explains it all for you. Retrieved from http://daviddeanjohn son.blogspot.tw/2013/04/a-solution-focused-approach-to-group.html.

Kim, H. (2006). *Client growth and alliance development in Solution-*

focused brief family therapy. Unpublished doctoral dissertation, State University of New York, Buffalo, NY.

Kim J. S. (2014). *Solution-focused brief therapy: A multicultural approach.* London: Sage.

Kim, J. S., Brook, J., & Akin, B. (2016). Solution-focused brief therapy with substance-using individuals: A randomized controlled trial study. *Research on Social Work Practice, 14*(5), 336–343.

Kim J. S., & Franklin C. (2015). Understanding emotional change in Solution-focused brief therapy: Facilitating positive emotions. *Best Practices in Mental Health, (11)*1, 25–41.

Kim, J. S., Franklin, C., Zhang, Y., Liu, X., Qu, Y., & Chen, H. (2015). Solution-focused brief therapy in China: A meta-analysis. *Journal of Ethnic & Cultural Diversity in Social Work, 24*(3), 187–201.

Kim, J., & Froerer, A. (2018). Intersection of SFBT and Trauma. In A. Froerer, J. Cziffra-Bergs, J. Kim, & E. Connie (eds.) *Solution-focused brief therapy with clients managing trauma.* New York: Oxford University Press.

King, E. (1998). Role of affect and emotional context in Solution-focused therapy. *Journal of Systemic Therapy, 17* (2), 51–64.

Korman, H. (2011). *The Workshop of Solution Focused Brief Therapy.* Beijing.

Korman, H., De Jong, P., & Jordan, S. S. (2020). Steve de Shazer's theory development. *Journal of Solution Focused Practices*, *4* (2), Article 5.

Kuo, B. C. H. (2004). Interdependent and relational tendencies among Asian clients: infusing collectivistic strategies into counseling. *Guidance and Counseling, 19,* 158–162.

Kuo, B. C. H., Hsu, W., & Lai, N. (2011). Indigenous crisis counseling in Taiwan: An exploratory qualitative case study of an expert therapist. *International Journal for the Advancement of Counselling, 33*(1), 1–21.

LaFountain, R. M., & Garner, N. E. (1996). Solution-focused counseling groups: The results are in. *Journal for Specialist Group Work, 21*, 128–143.

LaFountain, R. M., Garner, N. E., & Eliason, G. T. (1996). Solution-focused counseling groups: A key for school counselors. *The School Counselor, 43*, 256–267.

Lee, M. Y. (2003). A Solution-focused approach to cross-cultural clinical social work practice: Utilizing cultural strengths. *Families in Society, 84*(3), 385–395.

Lee, M. Y., Sebold, J., & Uken, A. (2003). Solution-focused treatment of domestic violence offenders: Accountability for change. New York: Oxford University Press.

Lightfoot Jr, J. M. (2014.) Solution-focused therapy. *International Journal of Scientific & Engineering Research, 5*(12), 238–240.

Lin, Y. N. (2004). The application of converged counseling themes with Taiwanese clients. *Counseling Psychology Quarterly, 17*(2), 209–222.

Lipchik, E. (2002). *Beyond technique in solution-focused therapy: Working with emotions and the therapeutic relationship.* London: Guilford.

Liu, X., Zhang, Y. P., Franklin, C., Qu, Y., Chen H. & Kim, J. S. (2015). The practice of Solution-focused brief therapy in Mainland China. *Health Social Work, 40(2): 84–90.*

Lubin, J., Hendrick, S., Thornhill-Miller, B., & Lubart, T. (2019). Toward a synergistic version of Solution-focused brief therapy: Enhanced efficacy through the body and emotion. *Health, 11,* 1644–1663.

Macdonald, A. J. (2011). *Solution-focused therapy: Theory, research & practice (2nd ed.).* London: Sage.

MacNair-Semands, R. R., & Lese, L. P. (2000). Interpersonal problems and the perception of therapeutic factors in group therapy. *Small Group Research, 21,* 158–174.

McGee, D., Del Vento, A., & Bavelas, J.B. (2005), An interactional model of questions as therapeutic interventions. *Journal of Marital and Family Therapy, 31*(4), 371–384.

Metcalf, L. (1998). *Solution-focused group therapy: Ideas for group in private practice, school, agencies, and treatment program.* New

York: Free Press.

Metcalf, L. (2017). *Solution-focused narrative therapy.* Springer Publishing Company

McKergow, M. (2019). Solution Focused work as an aesthetic. *Journal of Solution-Focused Brief Therapy, 3* (1), 35–46.

McKergow, M. (2021). *The next generation of Solution focused brief therapy: stretching the world for possibility and progress.* New York: Routledge

Mikhalsky, A., Panayotov, P., & MacDonald, A. (2019). It will never be the same again. *Journal of Solution-Focused Brief Therapy, 3* (1), 27–34.

Murphy, J. J.(1997). Working with that works: A solution-focused approach to school behavior problem. *School Counselor, 42*(1),59–65.

Murphy, J. J. (2008). *Solution-focused counseling in schools (2nd ed.).* Alexandria, VA: American Counseling Association.

McNeilly., R. B. (2000). *Healing the whole person: solution-focused approach to using empowering language, emotions, and actions in therapy.* New York: John Wiley & Sons.

Nelson, T. S., & Thomas, F. N. (2007). Assumptions and practices within the solution-focused brief therapy tradition. In T. S. Nelson, & F. N. Thomas (eds.), *Handbook of Solution-Focused Brief Therapy: Clinical Applications.* Binghamton. New York:

Haworth.

O'Hanlon, B., & Bertolino, B. (1998). *Even from a broken web: Brief, respectful solution-oriented therapy for sexual abuse and trauma.* New York: John Wiley & Sons.

O'Connell, B. (1998). *Solution-focused therapy*. London: Sage.

O'Connell, B. (2001). *Solution-focused stress counseling.* New York: Continuum.

Osborn. C. J . (1999). Solution-focused strategies with "involuntary" clients: Practical applications for the school and clinical setting. *Journal of Humanistic Counseling, Education & Development, 37*, 169–182.

Panayotov, P. A. (2011). *Simple therapy*. Sofia.

Panayotov, P., Macdonald, A., & Strahilov, B. (2015). T*he difficulties and benefits of being a simple therapist.* Retrieved from https:// pikcenter.eu/library/the_difficulties_and_benefits_of_being_a_ simple_therapist.pdf.

Pichot, T., & Dolan, Y.M. (2003). *Solution-focused brief therapy: Its effective use in agency settings*. Haworth Clinical Practice Press.

Puvimanasinghe, T., Denson, L. A., Augoustinos, M., & Somasundaram, D. (2015). Vicarious resilience and vicarious traumatisation: Experiences of working with refugees and asylum seekers in South Australia. *Transcultural Psychiatry, 52,* 743– 765.

Ratner, H., George, E., & Iveson, C. (2012). *Solution focused brief therapy: 100 key points & techniques*. New York: Routledge.

Selekman, M. (1999). The solution-oriented parenting group revisited. *Journal of Systemic Therapies, 18*(1), 5–23.

Sharry, J. (2007). *Solution-focused groupwork (2nd ed.)*. Thousand Oaks, London: Sage.

Tadd, T. (1998). Foreword. In L. Metcalf (ed) *Solution-focused group therapy: Ideas for group in private practice, school, agencies, and treatment program*. New York: Free Press.

Tedeschi, R. G., & Calhoun, L. G. (2004). Posttraumatic growth: Conceptual foundations and empirical evidence. *Psychological Inquiry*, 15, 1–18.

Thomas, F. N. (2013). *Solution-focused supervision: A resource-oriented approach to developing clinical expertise*. New York: Springer Science+Business Media.

Thomas, F. N. (2016). Complimenting in Solution-focused brief therapy. *Journal of Solution-Focused Brief Therapy, 2*(1), 1–21.

Trepper, T. S., McCollum, E. E., De Jong, P., Korman, H., Gingerich, W., & Franklin, C. (2010). *Solution-focused therapy treatment manual for working with individuals*. Retrieved from http://www.sfbta.org/research.html.

Tuomola, J. (2017). Introduction to Solution-focused practice in therapeutic settings in Asia. In Hogan, D., Hogan, D., Tuomola,

J., & Yeo, Alan K. L. (eds) *Solution Focused Practice in Asia.* Singapore: Routledge.

Tylor, L. (2009). *The training manual of Solution-Focused brief therapy.* Taipei.

Walter, J. L., & Peller, J. E. (1992). *Becoming solution-focused in brief therapy.* New York: Brunner/Mazel.

Webb, W. H. (1999). *Solutioning: Solution-focused intervention for counselors.* New York: W. W. Norton & Company.

Worsley, L., & Hjemdal, O. (2020). The psychometric of the adult resilience doughnut model, a Solution-focused, ecological model of resilience. *Journal of Solution Focused Practices. 4*(2), 15–18.

Yalom, I. D. (1985). *The theory and practice of group psychotherapy.* New York: Basic Books.

Yapko, M. D. (2001). *Treating depression with hypnosis: Integrating cognitive-behavioral and strategic approaches.* Philadelphia, PA: Brunner-Routledge.

Zamarripa, M. (2009). Solution-focused therapy in the south Texas borderlands. *Journal of Systemic Therapies, 28*(4), 1–11.

Zhang A., Franklin C., Currin-McCulloch, J., Park, S., & Kim. J. (2017). The effectiveness of strength-based, Solution-focused brief therapy in medical settings: A systematic review and meta-analysis of randomized controlled trials. *Journal of behavioral medicine, 41*(2), 139–151.